Kohlhammer

Valerija Sipos
Ulrich Schweiger

Therapie der Essstörung durch Emotionsregulation

3., erweiterte und überarbeitete Auflage

Verlag W. Kohlhammer

Dieses Werk einschließlich aller seiner Teile ist urheberrechtlich geschützt. Jede Verwendung außerhalb der engen Grenzen des Urheberrechts ist ohne Zustimmung des Verlags unzulässig und strafbar. Das gilt insbesondere für Vervielfältigungen, Übersetzungen, Mikroverfilmungen und für die Einspeicherung und Verarbeitung in elektronischen Systemen.

Pharmakologische Daten, d. h. u. a. Angaben von Medikamenten, ihren Dosierungen und Applikationen, verändern sich fortlaufend durch klinische Erfahrung, pharmakologische Forschung und Änderung von Produktionsverfahren. Verlag und Autoren haben große Sorgfalt darauf gelegt, dass alle in diesem Buch gemachten Angaben dem derzeitigen Wissensstand entsprechen. Da jedoch die Medizin als Wissenschaft ständig im Fluss ist, da menschliche Irrtümer und Druckfehler nie völlig auszuschließen sind, können Verlag und Autoren hierfür jedoch keine Gewähr und Haftung übernehmen. Jeder Benutzer ist daher dringend angehalten, die gemachten Angaben, insbesondere in Hinsicht auf Arzneimittelnamen, enthaltene Wirkstoffe, spezifische Anwendungsbereiche und Dosierungen anhand des Medikamentenbeipackzettels und der entsprechenden Fachinformationen zu überprüfen und in eigener Verantwortung im Bereich der Patientenversorgung zu handeln. Aufgrund der Auswahl häufig angewendeter Arzneimittel besteht kein Anspruch auf Vollständigkeit.

Die Wiedergabe von Warenbezeichnungen, Handelsnamen und sonstigen Kennzeichen in diesem Buch berechtigt nicht zu der Annahme, dass diese von jedermann frei benutzt werden dürfen. Vielmehr kann es sich auch dann um eingetragene Warenzeichen oder sonstige geschützte Kennzeichen handeln, wenn sie nicht eigens als solche gekennzeichnet sind.

Es konnten nicht alle Rechtsinhaber von Abbildungen ermittelt werden. Sollte dem Verlag gegenüber der Nachweis der Rechtsinhaberschaft geführt werden, wird das branchenübliche Honorar nachträglich gezahlt.

Dieses Werk enthält Hinweise/Links zu externen Websites Dritter, auf deren Inhalt der Verlag keinen Einfluss hat und die der Haftung der jeweiligen Seitenanbieter oder -betreiber unterliegen. Zum Zeitpunkt der Verlinkung wurden die externen Websites auf mögliche Rechtsverstöße überprüft und dabei keine Rechtsverletzung festgestellt. Ohne konkrete Hinweise auf eine solche Rechtsverletzung ist eine permanente inhaltliche Kontrolle der verlinkten Seiten nicht zumutbar. Sollten jedoch Rechtsverletzungen bekannt werden, werden die betroffenen externen Links soweit möglich unverzüglich entfernt.

3., erweiterte und überarbeitete Auflage 2022

Alle Rechte vorbehalten
© W. Kohlhammer GmbH, Stuttgart
Gesamtherstellung: W. Kohlhammer GmbH, Heßbrühlstr. 69, 70565 Stuttgart
produktsicherheit@kohlhammer.de

Print:
ISBN 978-3-17-038120-9

E-Book-Formate:
pdf: ISBN 978-3-17-038121-6
epub: ISBN 978-3-17-038122-3

Wir widmen dieses Buch der ehrwürdigen Ayya Khema. Sie lehrte uns die Prinzipien der Achtsamkeit. Die Begegnung mit ihr beeinflusste unseren Lebensweg entscheidend.

Inhalt

Danksagung zur 1. Auflage 12

Danksagung zur 2. Auflage 13

Danksagung zur 3. Auflage 14

Vorwort 15

Zum Umgang mit dem Manual 17

Teil 1 Therapiemodule

1 **Modul Symptome der Essstörung** 21
    1.1   Für wen ist das Manual geeignet? 21
    1.2   Symptome einer Essstörung 21
    1.3   Häufig mit Essstörungen verbundene Probleme
           (Komorbidität) 26

2 **Modul Selbstmanagement-Tools** 29
    2.1   Warum ist dieses Modul wichtig? 29
    2.2   Dialektische Betrachtungsweise 29
    2.3   Was bedeutet sich verändern? 30
    2.4   Werte und Ziele 33
    2.5   Planen lernen 36
    2.6   Umgang mit dialektischen Dilemmata lernen 37
    2.7   Lerntheorie 40
    2.8   Commitment 42
    2.9   Ernährungsprotokoll führen 43
    2.10 Kettenanalysen lernen 46
    2.11 Verhaltensanalyse erlernen 48
    2.12 Anwendung der Kettenanalyse und der Verhaltensanalyse ... 54
    2.13 Verhaltensanalyse mit der Matrix 54

3 **Modul Achtsamkeit und Akzeptanz** 59
    3.1   Wie kann Achtsamkeit geübt werden? 59
    3.2   Achtsamkeitsübungen erlernen 63

3.3	Achtsamkeitslenkung auf das Essverhalten	73
3.4	Anwendung von Achtsamkeit innerhalb der Therapie der Essstörung durch Emotionsregulation	80
3.5	Validierungsstrategien erlernen	80
3.6	Radikale Akzeptanz	83
3.7	Anwendung von Validierung und radikaler Akzeptanz	83

4 Modul Gesundes Essverhalten — 84

4.1	Warum ist dieses Modul wichtig?	84
4.2	Warum ist gesundes Essverhalten für emotionale Stabilität wichtig?	84
4.3	Ernährungsgrundwissen	88
4.4	Normalisierung des Bewegungsverhaltens	90
4.5	Abbau von Störfaktoren für gesundes Essverhalten	92
4.6	Folgen von gestörtem Essverhalten	94

5 Modul Umgang mit Emotionen — 96

5.1	Warum ist dieses Modul wichtig?	96
5.2	Was können Sie lernen?	96
5.3	Was wissen wir über Emotionen?	96
5.4	Achtsamkeit auf Emotionen	105
5.5	Probleme mit Emotionsvermeidung	106
5.6	Emotionen akzeptieren, ohne sie zu verändern	107
5.7	Entgegengesetztes Handeln: Mit oder gegen die Emotion handeln?	107
5.8	Mitgefühl	108
5.9	Wissenswertes über wichtige Emotionen	109
5.10	Emotionale Labilität vermindern	132
5.11	Emotionale Feinkörnigkeit erhöhen	134
5.12	Interpersonelle Emotionsregulation nutzen	142
5.13	Anwendung des Moduls »Umgang mit Emotionen« innerhalb der Therapie der Essstörung durch Emotionsregulation	143

6 Modul Interpersonelle Fertigkeiten — 144

6.1	Warum ist dieses Modul wichtig?	144
6.2	In folgenden Bereichen und Situationen können Sie üben	144
6.3	Was wissen wir über interpersonelle Fertigkeiten?	146
6.4	Wie wirken interpersonelle Fertigkeiten?	146
6.5	Planung interpersoneller Situationen	146
6.6	Wie kann man interpersonelle Fertigkeiten üben?	147
6.7	Selbstunsicheres und aggressives Verhalten	162
6.8	Schädigende Beziehungen	163
6.9	Konfliktbewältigungsstrategien	163
6.10	Lernen aus problematischen Interaktionen	165

7	**Modul Stresstoleranz**	**167**
	7.1 Prinzipien der Anwendung von Stresstoleranz-Fertigkeiten	167
	7.2 Anspannung	168
	7.3 Sport zur Steigerung der Stresstoleranz	169
	7.4 Thermische Reize zur Steigerung der Stresstoleranz	170
	7.5 Akustische Reize zur Steigerung der Stresstoleranz	170
	7.6 Geschmacks- und Geruchsstimuli zur Steigerung der Stresstoleranz	170
	7.7 Schwierigkeiten bei der Anwendung von Stresstoleranz-Fertigkeiten	171
	7.8 Sich von Problemverhalten ablenken	171
	7.9 Aktivitäten aufbauen	172
	7.10 Aktivitätenliste	172
	7.11 Imagination eines sicheren Ortes	182
	7.12 Notfallplan	183
	7.13 Anwendung von Stresstoleranz-Fertigkeiten im Rahmen der Therapie der Essstörung durch Emotionsregulation	184
8	**Implementierung des Manuals in verschiedene Settings**	**185**
	8.1 Stationäres oder teilstationäres psychotherapeutisches Intensivprogramm	185
	8.2 Ambulante Einzeltherapie	189

Teil 2 Grundlagen und Hinweise für die Therapie

1	**Merkmale schwerkranker Patientinnen mit Essstörung**	**193**
	1.1 Anorexia nervosa, Borderline-Persönlichkeitsstörung und histrionische Persönlichkeitsstörung	193
	1.2 Anorexia nervosa mit extremem Untergewicht, Major Depression, Zwangsstörung, posttraumatischer Belastungsstörung und Borderline-Persönlichkeitsstörung	194
	1.3 Bulimia nervosa, Major Depression, soziale Phobie, Borderline-Persönlichkeitsstörung und schizotype Persönlichkeitsstörung	196
	1.4 Binge-Eating-Störung, Borderline-Persönlichkeitsstörung und soziale Phobie	197
	1.5 Binge-Eating-Störung, Borderline-Persönlichkeitsstörung, Cannabisabhängigkeit und Alkoholmissbrauch	198
	1.6 Bulimia nervosa als Notfall	199
	1.7 Bulimia nervosa und Diabetes	200
	1.8 Bulimia nervosa und Hypokaliämie	201
	1.9 Anorexia nervosa und ein »Bagatelltrauma«	202
	1.10 Subklinische Anorexia nervosa in der Kinderwunschsprechstunde	203
	1.11 Bulimia nervosa und Zahnprobleme	204

1.12	Anorexia nervosa in der Adoleszenz	204
1.13	Anorexia nervosa bei einer Leistungssportlerin	205
1.14	Anorexia nervosa und Depression	206
1.15	Anorexia nervosa und histrionische Persönlichkeitsstörung	208
1.16	Anorexia nervosa und asketische Ideale	209
1.17	Bulimia nervosa	210
1.18	Subklinische Anorexia nervosa bei einem Mann	211
1.19	Bulimia nervosa und vermeidende Persönlichkeitsstörung	212

2 Rationale für den Ansatzpunkt Emotionsregulation in der Therapie der Essstörung ... 213
2.1 Emotionsregulation und Essstörung: empirische Befunde ... 213

3 Theoretische Grundlagen der Behandlung ... 216
3.1 Grundhaltung des Therapeuten ... 216
3.2 Gestaltung der Rahmenbedingungen der Therapie ... 217
3.3 Therapeutische Techniken ... 225

4 Erläuterungen für Therapeuten zu den Modulen ... 236
4.1 Modul Symptome der Essstörung ... 236
4.2 Modul Selbstmanagement-Tools ... 236
4.3 Modul Achtsamkeit und Akzeptanz ... 237
4.4 Modul Gesundes Essverhalten ... 239
4.5 Modul Umgang mit Emotionen ... 240
4.6 Modul Interpersonelle Fertigkeiten ... 245
4.7 Modul Stresstoleranz ... 248

5 Essstörung – Basiswissen für den Therapeuten ... 251
5.1 Die spezifische Psychopathologie von Essstörungen ... 251
5.2 Screening auf das Vorliegen einer Essstörung ... 252
5.3 Der diagnostische Prozess bei Verdacht auf eine Essstörung ... 253
5.4 Medizinische Diagnostik bei Essstörung ... 260

6 Nützliches medizinisches Hintergrundwissen in der Behandlung von Essstörungen ... 269
6.1 Energiestoffwechsel bei Mangelernährung ... 269
6.2 Hypercortisolismus ... 271
6.3 Niedriges-T3-Syndrom ... 271
6.4 Sexualhormone bei Essstörung ... 272
6.5 Essstörung und Infertilität ... 272
6.6 Essstörung und Schwangerschaft ... 273
6.7 Anorexia nervosa und Wachstumsfaktoren ... 273
6.8 Anorexia nervosa und Knochendichte ... 273
6.9 Bulimisches Verhalten, Zähne und Speicheldrüsen ... 274
6.10 Essstörung, hämatologische Komplikationen und Infektionskrankheiten ... 274

6.11	Essstörung und das Herz	275
6.12	Essstörung und Elektrolytstörungen	275
6.13	Essstörung und Niere	276
6.14	Ödeme beim Beendigen von Purging Verhalten	277

7 Essstörung und Komorbidität **278**
    7.1   Epidemiologie von Komorbidität bei Essstörung 279
    7.2   Besonderheiten der Therapie bei Essstörung und
           Komorbidität 283

Literatur **284**

Stichwortverzeichnis **289**

Danksagung zur 1. Auflage

Viele Einflüsse kommen in diesem Buch zusammen. Es beruht auf einer jahrzehntelangen Erfahrung in der Zusammenarbeit mit Frauen und Männern, die unter einer Essstörung leiden oder litten. Grundlegende Erfahrungen konnten wir von 1988 bis 1999 an der Psychosomatischen Klinik Roseneck in Prien am Chiemsee sammeln. Ganz besonders danken wir dem Team, allen Ärzten, Psychologen, Pflegefachkräften, Ergotherapeuten und Sozialpädagogen der Borderline-Station der Universität zu Lübeck und den dort behandelten Patientinnen und Patienten. Dort haben wir beginnend im Jahr 1999 ein DBT-Behandlungskonzept für Patientinnen mit Borderline-Persönlichkeitsstörung und Essstörung etabliert. Ebenfalls an der Universität zu Lübeck entstand das Konzept des Selfish Brain, das großen Einfluss auf die Gestaltung der Essstörungsbehandlung hat. Namentlich erwähnen möchten wir Professor Fritz Hohagen, den Direktor der Klinik für Psychiatrie und Psychotherapie in Lübeck, der uns vertraut und uns stets bedingungslos gefördert hat, Professor Manfred Fichter, Pionier der verhaltenstherapeutischen Essstörungsbehandlung in Deutschland, Prof. Achim Peters, Leiter der klinischen Forschergruppe »Selfish Brain«, dessen Forschung zu einem neuen Verständnis des Zusammenhangs zwischen Metabolismus und Emotionen geführt hat, Prof. Martin Bohus, der DBT in Deutschland etabliert hat, sowie Prof. Christopher Fairburn, Entwickler der kognitiv-behavioralen Therapie der Essstörung, der unermüdlich an der Fortentwicklung kognitiver Therapien und an der Wissenschaftsbasierung der Essstörungsbehandlung arbeitet. Wir danken der Christina-Barz-Stiftung für die finanzielle Unterstützung bei der Erstellung und Erprobung des Manuals. Wichtige Personen unserer Arbeitsgruppe, die zu dem Buch beigetragen haben, waren Dr. Oliver Korn, Dr. Kristin Heinecke, Johanna Zabell, Dr. Eva Fassbinder, Dr. Niclas Wedemeyer, Dr. Sebastian Rudolf, Dr. Matthias Anlauf, Mirco Penshorn, Stephanie Friedrich, Dr. Alexia Friedrich, Katharina Burde, Nicole Bach, Stephanie Koglin, Sven Krüger sowie Doris Gressing, Silke Berg und das gesamte Pflegeteam. Sie haben mit ihrem Einsatz besonders die Umsetzung und Erprobung des Konzepts im stationären Bereich gefördert. Für kritische Lektüre danken wir Izabella Donczewski. Weiterhin danken wir Herrn Dr. Ruprecht Poensgen für die stets sehr wohlwollende verlegerische Betreuung.

Danksagung zur 2. Auflage

Viele Patientinnen und Patienten haben mit ihren Erfahrungen und Rückmeldungen dazu beigetragen, dieses Buch zu verbessern. Hierfür möchten wir uns herzlich bedanken. Prof. Hohagen möchten wir dafür danken, dass er uns die Möglichkeit gegeben hat, das Konzept auch in den teilstationären und ambulanten Kontext zu transferieren. Bedanken möchten wir uns ganz besonders beim akademischen Team der Station 4 der Klinik für Psychiatrie und Psychotherapie der Universität zu Lübeck und dem Pflegeteam unter der Leitung von Silke Berg und Iris Wischnewski, die bei der praktischen Umsetzung des Manuals geholfen und es auf eine kontinuierliche Erfahrungsbasis gestellt haben. Wichtige Personen in unserem aktuellen akademischen Team sind Dr. Kristin Heinecke, Christina Beckers, Dr. Till Wagner, Dr. David Brandt, Marie Dettbarn, Laura Heikaus und Nora Dietrich. Sehr hilfreich ist auch das Feedback aus der DBT Community. Viele haben an unseren Workshops teilgenommen und uns an ihren Erfahrungen bei der Benutzung des Manuals teilhaben lassen. Ganz besonders erwähnen möchten wir hier Andreas Schnebel, den Leiter von ANAD in München, der das Konzept im Bereich intensivtherapeutischer Wohngruppen und Beratungsstellen anwendet.

Danksagung zur 3. Auflage

Ein Buch in der 3. Auflage ist etwas ganz Besonderes. Erneut haben viele Patientinnen und Patienten mit ihren Erfahrungen und Rückmeldungen dazu beigetragen, das Manual weiter zu verbessern. Hierfür möchten wir uns herzlich bedanken. Die Wissenschaft ist seit der letzten Auflage weitere Schritte gegangen. Von besonderer Bedeutung für unser Buch ist die »Theory of Constructed Emotions«, die von Lisa Feldman Barrett entwickelt wurde und von der wir annehmen, dass sie die Art, wie Emotionsregulation in der Psychotherapie vermittelt wird, deutlich beeinflussen wird. Bedanken möchten wir uns erneut bei den akademischen Teams und den Pflegeteams der Station 4 und der Tagesklinik der Klinik für Psychosomatische Medizin der Universität zu Lübeck, die bei der praktischen Umsetzung des Manuals geholfen und es auf eine kontinuierliche Erfahrungsbasis gestellt haben. Wichtige Personen aus den aktuellen Teams, die neu erwähnt werden sollten, sind PD Dr. med. Jan Philipp Klein, Alisa Roller, Peter Westermair, Susanne Havemann, Wojciech Bahr, Andreas Fahs, Daniela Tegtmeyer, Christian Weißgerber, Annett Ahrens-Hahn, Simone Eifrig, Telse Ehlers-Belhadj, Andreas Antonia Rickmann, Ronja Hermanns, Bettina Besser, Svenja Orlowski, Svenja Haeger, Moritz von Iljin, Kristina Borchfeld und Miriam Trautmann.

Vorwort

Bereits seit der Antike ist bekannt, dass psychische Störungen und Auffälligkeiten des Essverhaltens eng zusammenhängen, beispielsweise Appetitlosigkeit und beeinträchtigte Stimmung (Melancholie). Die Anorexia nervosa als erste spezifische Essstörung wurde bereits im 19. Jahrhundert beschrieben (Gull, 1997; Lasegue, 1997), Bulimia nervosa (Russell, 1979) und Binge-Eating-Störung (Spitzer, 1991) erst gegen Ende des 20. Jahrhunderts. Spezifische Therapieformen für Essstörungen wurden erstmals in den letzten Dekaden des 20. Jahrhunderts entwickelt.

Das am besten evaluierte manualisierte verhaltenstherapeutische Konzept zur Therapie von Essstörungen ist die von Chris Fairburn entwickelte Cognitive-Behavioral Therapy – Expanded (CBT-E). Diese Therapiemethode verwendet ein Störungsmodell, bei dem das Phänomen, dass insbesondere restriktives Essverhalten die Funktion haben kann, gestörtes Selbstwertgefühl zu stabilisieren, im Mittelpunkt steht (Fairburn, 2011). CBT-E ist unabhängig vom Schweregrad der Erkrankung erfolgreich in der Symptomreduktion. Bei kurzer Erkrankungsdauer, Fehlen von Komorbidität und günstigen psychosozialen Rahmenbedingungen ist es geeignet, auch global psychosoziale Funktionsfähigkeit und Lebensqualität wiederherzustellen. Warum also weitere verhaltenstherapeutische Methoden entwickeln? Zum einen lassen die Remissionsraten, die mit CBT-E erzielt werden, mit etwa 45 % erheblichen Spielraum nach oben. Deutliche Limitationen ergeben sich in der Behandlung von Essstörungen, wenn diese in komplexe Störungen der Emotionsregulation eingebettet sind.

Das vorliegende Manual setzt deshalb einen anderen Schwerpunkt. Wissenschaftliche Daten zeigen, dass eine Störung der Emotionsregulation eine wesentliche Ursache von Psychopathologie und auch ein wesentlicher Aspekt von Essstörungen ist (Prefit et al., 2019). Im vorliegenden Manual gehen wir deshalb von der Grundannahme aus, dass unzureichende Fertigkeiten in der Emotionsregulation der wesentliche aufrechterhaltende Faktor der Störung sind. Für diesen Ansatzpunkt spricht, dass ein Training der Fertigkeiten der Emotionsregulation sich bereits bei Patientinnen mit Borderline-Persönlichkeitsstörung und Komorbidität bewährt hat. Weitere prominente Arbeitsgruppen im Bereich der Therapieentwicklung für Patienten mit Essstörung setzen in ihren Manualen mittlerweile ebenfalls einen Schwerpunkt im Bereich Emotionsregulation, und zwar die Gruppe um Ulrike Schmidt und Janet Treasure vom King's College in London (Schmidt et al., 2019) und die Gruppe um Stephen Wonderlich und Jim Mitchell von der University of North Dakota in Fargo (Wonderlich et al., 2015).

Das vorliegende Manual sieht sich im Rahmen der Psychotherapieentwicklung der dritten Welle der Verhaltenstherapie. Gemeinsames Element dieser Entwicklung ist die Abkehr von einer abstrakten Auseinandersetzung mit Inhalten von sogenannten dysfunktionalen Kognitionen (beispielsweise der Kognition »Ich bin zu dick« bei einer Patientin mit Anorexia nervosa). Stattdessen setzen sich die Methoden der dritten Welle mit den Fertigkeitsdefiziten spezifischer Patientengruppen in interpersonellen, emotionalen und metakognitiven Bereichen auseinander. Psychotherapie widmet sich an dieser Stelle vermehrt prozeduralen und emotionalen Lernprozessen. Ein weiteres gemeinsames Merkmal ist, dass Themen wie Akzeptanz, Achtsamkeit, Dialektik, Werte, Spiritualität, Fusion–Defusion, Schemata, Beziehung, Metakognition und andere Fortentwicklungen der kognitiven Psychologie vermehrte Aufmerksamkeit bekommen und zunehmend integriert werden. Ein lerntheoretischer Rahmen wird dabei strikt beibehalten, kontextualistische Philosophie ist ein wichtiger Bezugsrahmen (Hayes et al., 2011).

Das Manual basiert auf der mittlerweile über 30-jährigen Erfahrung der beiden Autoren in der Behandlung von Patientinnen mit einer Essstörung, die wir am Max-Planck-Institut für Psychiatrie, an der Klinik Roseneck in Prien am Chiemsee und in unserer Spezialstation für Patientinnen mit einer Essstörung und einer Persönlichkeitsstörung sowie durch die ambulante Behandlung von Patientinnen mit Essstörung erwerben konnten. Ideen zu diesem Manual und psychotherapeutische Techniken wurden im Laufe dieser Zeit aus einer Vielzahl von Quellen, durch den Besuch von Workshops und die Lektüre von Büchern sowie persönliche Gespräche aufgenommen und für die Behandlung der Patientinnen mit Essstörung modifiziert. Besonders erwähnen möchten wir Frederic Kanfer (Kanfer et al., 2011), Karl-Martin Pirke (Pirke et al., 1986), Manfred Fichter (Fichter, 1989), Marsha Linehan (Linehan, 2014), Martin Bohus (Bohus und Wolf, 2018), Matthew McKay (McKay et al., 2019), Steven Hayes (Hofmann und Hayes, 2018), James McCullough (McCullough Jr et al., 2012), Adrian Wells (Wells et al., 2011), Mark Williams und Zindel Segal (Segal et al., 2018), Jon Kabat-Zinn (Kabat-Zinn, 2020), Christopher Fairburn (Fairburn, 2011), Achim Peters (Peters und McEwen, 2015; Peters et al., 2007; Peters et al., 2004), David Barlow (Barlow et al., 2017), Thomas Joiner (Hames et al., 2013) sowie als Meditationsmeister die ehrwürdige Ayya Khema (Khema, 1988) und den ehrwürdigen Nyanabodhi. Eine wichtige philosophische Quelle war das Buch von Peter Sloterdijk: »Du musst dein Leben ändern« (Sloterdijk, 2010).

Das vorliegende Manual beschreibt eine Therapieoption für Patientinnen mit Essstörung – Anorexia nervosa (AN), Bulimia nervosa (BN), Binge-Eating-Störung (BED) oder nicht näher bezeichnete Essstörung (EDNOS) –, insbesondere dann, wenn komorbide eine Borderline-Persönlichkeitsstörung oder weitere psychische Störungen vorliegen.

Zum Umgang mit dem Manual

Das Manual sollte der Patientin schrittweise oder im Ganzen ausgehändigt und von ihr durchgearbeitet werden. Es ist die gemeinsame Arbeitsgrundlage der Patientin und ihres Therapeuten. Das Manual kann entweder systematisch von vorne durchgearbeitet oder es kann individuell, ausgehend von der Problematik der Patientin, eine Auswahl getroffen werden. Eine solche Schwerpunktsetzung ist typischerweise erforderlich, wenn das Manual im Rahmen eines zeitlich begrenzten stationären Aufenthalts genutzt wird. Das Manual kann im Rahmen stationärer oder ambulanter intensivtherapeutischer Angebote eingesetzt werden. In diesen Rahmen ist es naheliegend, Gruppentherapie, Einzeltherapie, therapeutisch begleitetes Essen, Sport- und Bewegungstherapie, Achtsamkeitsübungen, Aufbau sozialer Kompetenz sowie weitere komplementäre Angebote zu integrieren. Es ist aber auch im ausschließlich einzeltherapeutischen Setting oder als Selbsthilfemanual anwendbar.

Das Manual enthält Informationsmaterialien und Arbeitsblätter, es sollte trotzdem nicht als Kochbuch missverstanden werden. Im Mittelpunkt bleiben das individuelle Störungsmodell der einzelnen Patientin und die Frage, welche Fertigkeiten die Patientin braucht, um langfristig dem Teufelskreis der Essstörung zu entkommen. Der Therapeut wählt die zu bearbeitenden Arbeitsblätter ausgehend von diesem Ziel aus. Alle Arbeitsblätter[1] dieses Buchs können Sie als PDF-Datei kostenfrei unter folgendem Link herunterladen: https://dl.kohlhammer.de/978-3-17-038120-9

Der erste Teil des Manuals wendet sich mehr an Patientinnen als Arbeitsgrundlage für Selbststudium und die Zusammenarbeit mit einem Therapeuten. Der zweite Teil wendet sich mehr an Fachleute und enthält auch manchmal schwer verständliches Fachwissen. Wenn Sie als Patientin etwas nicht verstehen, fragen Sie Ihren Therapeuten nach genaueren Erklärungen.

---

1 Wichtiger urheberrechtlicher Hinweis: Alle zusätzlichen Materialien, die im Download-Bereich zur Verfügung gestellt werden, sind urheberrechtlich geschützt. Ihre Verwendung ist nur zum persönlichen und nichtgewerblichen Gebrauch erlaubt. Jede Verwendung außerhalb der engen Grenzen des Urheberrechts ist ohne Zustimmung des Verlags unzulässig und strafbar. Das gilt insbesondere für Vervielfältigungen, Übersetzungen, Mikroverfilmungen und für die Einspeicherung und Verarbeitung in elektronischen Systemen.

Teil 1 Therapiemodule

1 Modul Symptome der Essstörung

1.1 Für wen ist das Manual geeignet?

Die Therapie einer Essstörung durch Emotionsregulation richtet sich an Patientinnen, die unter einer Essstörung und damit verbundenen weiteren Problemen leiden. Ziel dieses Moduls ist, Experte in eigener Sache zu werden. Essstörung hat vielfältige individuelle Varianten. Um ihre Behandlung genau planen zu können, ist es wichtig, dass Sie wissen, welche Symptome vorliegen und welche nicht. Wenn Sie unsicher sind, ob eine Essstörung bei Ihnen ein wesentliches Problem ist, arbeiten Sie das Modul genau durch und diskutieren Sie alle offenen Fragen mit Ihrem Therapeuten.

Um von einer Essstörung zu sprechen, müssen zwei Kriterien erfüllt sein:

1. Das Essverhalten ist verändert (z. B. intensives Fasten, Erbrechen von Mahlzeiten) und
2. das veränderte Essverhalten führt zu körperlicher Gefährdung (z. B. Untergewicht, Störung im Mineralstoffwechsel) oder zu psychischer Beeinträchtigung (z. B. gesamte Aufmerksamkeit wird durch Gedanken an Essen aufgesogen, Depression).

Essstörungen sind häufig mit Problemen der Emotionsregulation verbunden. An dieser Beziehung zwischen Emotionen und Essverhalten setzt das Manual an.

1.2 Symptome einer Essstörung

Wenn Sie sich fragen, ob Sie an einer Essstörung leiden, oder wenn Sie an einer Essstörung leiden und Ihre Erkrankung genauer beschreiben wollen, dann gehen Sie die folgende Liste durch und überlegen welche Krankheitszeichen für Sie zutreffen (▶ Arbeitsblatt 1[2]).

---

[2] Alle Arbeitsblätter stehen als PDF-Datei unter folgendem Link zum kostenfreien Download zur Verfügung: https://dl.kohlhammer.de/978-3-17-038120-9

Arbeitsblatt 1

Besteht Untergewicht oder Übergewicht?

Um das festzustellen, müssen Sie Ihr Körpergewicht und Ihre Körpergröße kennen. Verwenden Sie zur Messung möglichst eine geeichte Waage und ein geeichtes Längenmessgerät (z. B. bei Ihrem Hausarzt). Wiegen Sie sich am besten morgens vor dem Frühstück in leichter Bekleidung. Die Messung der Körpergröße muss ohne Schuhe erfolgen. Aus den Daten lässt sich nach der Formel BMI = Gewicht (kg)/Größe^2 (m^2) der Body-Mass-Index errechnen. Im Internet finden Sie verschiedene BMI-Rechner, z. B. www.bmi-rechner.net.

Der BMI ist bei jungen Frauen zu niedrig, wenn er unter 18 kg/m^2 liegt und zu hoch bei über 26 kg/m^2. Das sogenannte Idealgewicht mit einer maximalen Lebenserwartung liegt bei einem BMI von etwa 19 (Hirko et al., 2015). Gesundheitsgefährdende Adipositas beginnt bei einem BMI von etwa 30 kg/m^2, dabei wird die Wechselwirkung zwischen Adipositas und Mortalität mit dem Alter stärker (Masters et al., 2013). Zu beachten ist auch die Wechselwirkung zwischen Gewichtsverlauf und Mortalität. Am günstigsten ist stabiles Gewicht, Adipositas mit weiterer Gewichtszunahme, aber auch Gewichtsrückgang bei vorherigem Normalgewicht ist mit erhöhtem Risiko belastet (Zheng et al., 2013).

Für Männer gilt der gleiche Zusammenhang zwischen BMI und Gesundheit wie für Frauen, auch wenn teilweise in Tabellen höhere Grenzwerte angegeben werden.

Für Frauen und Männer, die Kraftsport betreiben, gelten höhere BMI-Obergrenzen. Im Laufe des gesunden Alterungsprozesses nimmt der BMI leicht zu, d. h. ein etwas höherer BMI ist mit einer maximalen Lebenserwartung verbunden.

Für Kinder gibt es keine einfache »Daumenregel« für den Normalbereich des Gewichts. Es ist deshalb notwendig, spezielle Tabellen im Internet (ebenfalls unter www.bmi-rechner.net) oder in Lehrbüchern der Kinderheilkunde heranzuziehen, um herauszufinden, ob der BMI eines Kindes oder einer Heranwachsenden im Referenzbereich liegt. Diese Tabellen arbeiten mit Perzentilen. Von Untergewicht bzw. Übergewicht wird ausgegangen, wenn das Gewicht unterhalb der 3. oder 5. bzw. oberhalb der 95. oder 97. Perzentile liegt.

Bauchumfang: Die Messung des Bauchumfangs ist eine Technik, die Körperfettverteilung zu schätzen. Wenn bei einer Frau der Taillenumfang 88 cm und bei einem Mann 102 cm überschreitet, ist vermutlich das Volumen des Bauchfetts (viszerales oder intraabdominelles Fett) zu hoch. Die Messung wird mit einem Maßband im Stehen, waagerecht, auf halber Strecke zwischen unterem Rippenbogen und oberem Beckenrand, ausgeatmet, mit entspannter Bauchdecke vorgenommen. Wenn Sie sich unsicher sind, lassen Sie die Messung von Ihrem Arzt durchführen.

Beschäftigen Sie sich in Gedanken sehr stark mit Nahrung und nahrungsbezogenen Themen?

Denken Sie ständig an Nahrungsmittel? Denken Sie häufig über Ihr Essverhalten nach? Braucht das viel Zeit oder schränkt Ihre Konzentrationsfähigkeit ein? Dies ist ein wichtiger Hinweis auf eine Essstörung.

Schränken Sie Ihre Kalorienzufuhr ein?

Überprüfen Sie, welche der folgenden Verhaltensweisen für Sie charakteristisch sind:

- Mehrfach tägliches Wiegen, um Veränderungen des Körpergewichts engmaschig zu kontrollieren
- Nahrungsmenge wird nach dem aktuellen Gewicht oder Gewichtsveränderung ausgerichtet
- Vermeidung von hochkalorischen, fetthaltigen oder kohlenhydrathaltigen Nahrungsmitteln
- Auslassen von Mahlzeitbestandteilen wie Nachtisch oder ganzen Mahlzeiten
- Kauen und Ausspucken von Nahrungsmitteln
- Genaue Bestimmung des Kaloriengehalts von Mahlzeiten, z. B. durch Abwiegen und Benutzung von Kalorientabellen
- Vermeidung von Nahrungsmitteln, deren Kaloriengehalt nicht eindeutig bestimmbar ist, z. B. wenn eine andere Person Suppe gekocht hat
- Regelmäßige oder intermittierende Verwendung von synthetischen oder pflanzlichen Süßstoffen (z. B. Aspartam, Cyclamat, Saccharin oder Stevia), Zuckeraustauschstoffen (z. B. Sorbit oder Xylit), Fettersatzstoffen (z. B. Olestra oder Carrageen) und Light-Produkten
- Verwendung von Appetitzüglern oder Nikotin zur Dämpfung des Appetits
- (Selbst-)Beschränkung auf eine oder zwei Mahlzeiten pro Tag
- Beschränkung auf eine bestimmte Zahl sehr kleiner Mahlzeiten
- Zufuhr von großen Flüssigkeitsmengen vor den Mahlzeiten, um die Nahrungsaufnahme zu begrenzen
- Beschränkung der Flüssigkeitszufuhr, um die Nahrungsaufnahme zu erschweren (z. B. durch Durst oder trockene Schleimhäute)
- Einkaufen von Nahrungsmitteln, von denen Sie wissen, dass Sie sie nicht gerne essen, um die Nahrungszufuhr gering zu halten
- Horten von Nahrungsmitteln, die betrachtet, aber nicht gegessen werden
- Verwendung von Salz, Pfeffer und anderen Gewürzen, um Nahrungsmittel zu versalzen oder so scharf zu würzen, dass sie nur noch schwer essbar sind
- Einsatz von bildhaften Vorstellungen oder Gedanken, um den Konsum von Nahrungsmitteln unattraktiv zu machen, die Sie sonst gerne essen würden. Beispielsweise die Vorstellung, dass Schokolade durch Mäusekot oder Maden verunreinigt ist, oder die Vorstellung, dass der Koch in die Suppe gespuckt hat
- Vermeidung von Essen in Gemeinschaft, um Ablenkung beim Essen zu vermeiden
- Vermeidung von Essen in Gemeinschaft aus Scham über das eigene Essverhalten oder um Kommentare anderer über das eigene Essverhalten zu vermeiden
- Verwendung von einengenden Bauchgürteln, beengender Kleidung oder Muskelanspannung, um beim Essen ein frühzeitiges Völlegefühl zu erzeugen
  Nutzung von Zungenpiercings oder Selbstverletzungen im Mundraum, um die Nahrungsaufnahme zu erschweren

Steuern Sie gegen, wenn Sie etwas gegessen haben?

Hier sind alle Verhaltensweisen gemeint, die dazu dienen, aufgenommene Energie oder Flüssigkeiten rasch wieder aus dem Organismus zu entfernen.

- Erbrechen, entweder automatisch, nach Reizung des Rachenraums, unterstützt durch chemische Substanzen, die Erbrechen fördern (wie Hustensaft, Salzlösungen), oder auch unterstützt durch Ekelvorstellungen
- Einnahme von pflanzlichen oder chemischen Abführmitteln (Laxanzien)
- Einnahme von pflanzlichen oder chemischen wassertreibenden Substanzen (Diuretika)
- Einnahme von Schilddrüsenhormonen (um den Grundumsatz zu erhöhen)
- Exzessiver Sport, d. h. Sport, der nicht mehr der Fitness oder dem Wohlbefinden dient, sondern nur dem Kalorienverbrauch
- Absichtliches Anspannen der Muskulatur (isometrische Übungen)
- Absichtliches Frieren (durch unangemessen dünne Kleidung), um Kalorien zu verbrauchen
- Absichtliches Schwitzen, um Flüssigkeit zu verlieren (z. B. verlängerte Saunabesuche ohne angemessenen Flüssigkeitsausgleich)
- Weglassen von Insulin (wenn Sie Typ-1-Diabetes haben), um Zucker mit dem Urin auszuscheiden

Essen Sie zu ungewöhnlichen Zeiten oder ohne feste Struktur?

- Ist das Essen ohne feste Mahlzeiten über den ganzen Tag verteilt?
- Essen Sie Süßigkeiten anstelle von Mahlzeiten?
- Essen Sie unter Stress zusätzlich außerhalb der Mahlzeiten?
- Essen Sie nur eine Mahlzeit pro Tag?
- Essen Sie mehr als vier Mahlzeiten und Zwischenmahlzeiten pro Tag?
- Essen Sie Ihre überwiegende Nahrungsmenge nachts, nach 20:00 und vor 06:00 morgens?
- Essen Sie nachts, wenn Sie aufwachen?

Haben Sie Essanfälle?

Der Begriff Essanfall beschreibt eine Episode von Nahrungsaufnahme, bei der die übliche Fähigkeit zur Selbststeuerung verloren geht, geschwächt ist oder erst gar nicht ausgeübt wird. Einen Essanfall zu unterbrechen oder abzubrechen ist deshalb sehr schwer oder wird als »unmöglich« angesehen. Dies schließt nicht aus, dass der Essanfall bewusst begonnen wurde und bereits vor mehreren Stunden geplant wurde. Werden während des Essanfalls Nahrungsmengen zugeführt, die hinsichtlich ihrer Kalorienzahl den Rahmen einer normalen Mahlzeit sprengen, spricht man von einem objektiven Essanfall. Eine genaue Kaloriengrenze ist nicht definiert, häufig werden aber 1.000 kcal als Grenze angenommen. (Eine Ausnahme von dieser Regel stellen Mahlzeiten dar, die an Tagen mit intensiver körperlicher Arbeit oder sportlicher Betätigung eingenommen werden.) Episoden von Nahrungsmittelaufnahme, die ungeplant oder unerwünscht sind, aber objektiv keine aus dem Rahmen fallenden Mengen darstellen, können subjektiv ebenfalls als Essanfälle wahrgenommen werden. Typischerweise werden bei Essanfällen Nahrungsmittel gegessen, die ansonsten »verboten« sind oder gemieden werden. Bei einer langzeitig bestehenden Essstörung werden Essanfälle häufig genau geplant, d. h. es werden für einen Essanfall geeignete Nahrungsmittel eingekauft, Vorräte angelegt und dafür gesorgt, dass niemand den Essanfall oder nachfolgende gegensteuernde Maßnahmen beobachten kann oder stört. Wenn Sie sich unsicher sind, ob Sie Essanfälle haben oder nicht, machen Sie genaue Aufzeichnungen und besprechen Sie diese mit Ihrem Psychotherapeuten oder Arzt.

Gibt es Zeichen einer körperlichen Gefährdung?

Essstörungen gefährden Ihre körperliche Gesundheit und können zu gefährlichen Folgeschäden führen. Achten Sie vor allem auf folgende Punkte und sichern Sie sich durch medizinische Untersuchung bei einem Arzt ab!

- Untergewicht
- Übergewicht
- Störungen des Elektrolytstoffwechsels (am häufigsten: zu niedrige Konzentrationen von Kalium oder Phosphat im Serum)
- Störungen des Herzrhythmus
- Veränderungen des Blutdrucks
- Störungen der Nierenfunktion
- Störungen der Sexualhormone (z. B. Zyklusstörungen)
- Störungen des Knochenstoffwechsels (z. B. bei geringen Belastungen aufgetretene Knochenbrüche, erniedrigte Werte bei einer Knochendichtemessung)
- Zahnschäden

Sind Sie furchtlos bezüglich der Gefährdung durch die Essstörung?

Menschen mit einer Essstörung erleben häufig keine Angst oder kein Gefühl der Bedrohung durch ihre Symptome oder ihr Gewicht. Essstörung »tut nicht weh«. Während Partner, Angehörige oder Freunde sagen:»Das ist gefährlich, das macht mir Angst«, sagt die Betroffene häufig: »Es geht mir gut, ich werde daran schon nicht sterben!« Auch subjektiv erleben sie keine Furcht oder Angst. Die moderne Psychologie geht davon aus, dass es sich hier um eine »erworbene Furchtlosigkeit« handelt. Die Erfahrung, dass gestörtes Essverhalten keine unmittelbaren gefährlichen Auswirkungen hat, aber auch Erfahrungen beispielsweise mit dem Überleben von schwerer Erkrankung, Gewalt, Missbrauch, Drogenkonsum, selbstschädigendem Verhalten können in Furchtlosigkeit münden.

Sind Sie durch die Essstörung in Ihrer Lebensqualität oder Leistungsfähigkeit eingeschränkt?

Essstörungen können zu erheblichen Einschränkungen der Leistungsfähigkeit in Schule und Beruf führen, da sie Konzentration und Energie eines Menschen weitgehend beanspruchen (Tabler & Utz, 2015). Weiterhin leidet die Lebensqualität (Mitchison et al., 2015). Beschäftigung mit Nahrung tritt an die Stelle von Freizeitaktivitäten oder der Pflege von Freundschaften, es besteht die Gefahr, in Isolation zu geraten und am Leben nicht mehr teilzuhaben. Zu beachten ist, dass gerade bei Essstörungen mit Untergewicht in der Anfangsphase der Erkrankung auch erhöhte Leistungsfähigkeit und Aktivität auftreten können. Dies kann zunächst darüber hinwegtäuschen, dass es sich bei der Essstörung um eine Erkrankung handelt. Dieser aktivierte Zustand ist nicht von Dauer.

Wenn mehrere der obigen Punkte zutreffen und Ihre Lebensqualität beeinträchtigt ist, sollten Sie – falls Sie dies noch nicht getan haben – mit einem Fachmann sprechen, der dann eine genaue diagnostische Einordnung vornehmen kann.

1.3 Häufig mit Essstörungen verbundene Probleme (Komorbidität)

Eine Essstörung ist manchmal das einzige psychische Problem eines betroffenen Menschen. Häufig tritt sie jedoch in Verbindung mit weiteren Störungen auf. Bitte überlegen Sie, was auf Sie zutrifft.

Depression

- Überwiegend schlechte Stimmung
- Kein Interesse mehr für Dinge, die früher wichtig oder erfreulich waren
- Schlafstörungen (keine Erholung mehr durch Schlaf, zu wenig Schlaf oder zu viel Schlaf)
- Fehlender Antrieb
- Vermehrte Wahrnehmung von Schmerzen und anderen unangenehmen Körperempfindungen
- Grübeln (Nachdenken über frühere Fehler)
- Gedanken, nicht mehr leben zu wollen, oder Gedanken daran, sich zu töten

Angst

- Vermeidung von Menschenmengen, Kaufhäusern, U-Bahn, Zugreisen, Autofahrten, Höhen, Flugreisen, bestimmten Personen oder Situationen, in denen

man im Mittelpunkt steht oder von anderen beobachtet oder beurteilt werden kann.
- Panikattacken (plötzliche starke Angst mit körperlichen Zeichen und Angst zu sterben oder verrückt zu werden)
- Sorgen (häufige Gedanken darüber, was in der Zukunft alles Schlechtes passieren könnte, ohne eine konkrete Gefahr)
- Zwänge (Gedanken, die einem übertrieben vorkommen, aber einen dazu veranlassen, etwas zu tun. Beispielsweise der Gedanke: »Ich habe gefährliche Bakterien auf den Händen, nachdem ich die Türklinke angefasst habe«, der dann dazu führt, dass man sich ständig die Hände wäscht). Dabei verursachen die Gedanken und das zugehörige Verhalten einen erheblichen Zeitaufwand.
- Sich aufdrängende Erinnerungen (Erinnerungen an schlimme Situationen, die man erlebt hat, und die sich ständig ungewollt aufdrängen).
- Vermeidungsverhalten (Angst behindert einen bei wichtigen Dingen wie Partnerschaft, Arbeit, Freizeit)

Substanzmissbrauch

- Trinken von Alkohol in ungesunden Mengen
- Gebrauch von illegalen Drogen wie Cannabis, Opiaten (Heroin) oder Stimulantien wie Amphetaminen, Methamphetaminen, MDMA (Ecstasy), Kokain
- Tägliches Rauchen von Tabak

Emotionale Instabilität (Borderline-Persönlichkeitsstörung)

- Gefährliches impulsives Verhalten (z. B. schnelles Autofahren, gefährliche Sportarten, Diebstähle, Sex mit Unbekannten)
- Rasche Stimmungsschwankungen auch ohne erkennbare Auslöser
- Rascher Wechsel in zwischenmenschlichen Beziehungen
- Schwierigkeiten allein zu sein
- Selbstverletzungen (z. B. durch Schneiden oder Brennen)
- Dissoziative Zustände (Zustände wie in Trance, fehlende Erinnerung an Situationen oder Gespräche, eigene Person oder Umgebung wird wie fremd wahrgenommen)

Schüchternheit und Abhängigkeit von anderen Personen

- Situationen, in denen man beurteilt werden könnte, werden vermieden (z. B. sich melden in der Schule, sich um eine neue, anspruchsvolle Stelle bewerben, jemanden ansprechen, den man mag oder attraktiv findet)
- Die eigene Attraktivität und Leistungsfähigkeit werden sehr gering eingeschätzt
- Entscheidungen werden anderen überlassen

Zwanghaftigkeit

- Extreme Ordentlichkeit (alles muss geordnet sein, Bedürfnis nach Symmetrie)
- Eingeschränkte Flexibilität (Ausnahmen von Regeln können nicht gemacht werden, fehlende Regelmäßigkeit ist sehr beunruhigend)
- Hohe Bedeutung von Rechthaben
- Perfektionismus (Überzeugung, dass alles fehlerlos gemacht werden muss, Dinge lieber gar nicht machen als Fehler riskieren)

Wenn einer oder mehrere der obigen Punkte zutreffen, sollten Sie – falls Sie dies noch nicht getan haben – mit einem Fachmann sprechen, der dann eine genaue diagnostische Einordnung vornehmen kann.

2 Modul Selbstmanagement-Tools

2.1 Warum ist dieses Modul wichtig?

In diesem Modul erhalten Sie grundlegende Informationen zur Selbstbeobachtung und dazu, wie Sie im Rahmen einer Psychotherapie Ihr Verhalten verändern können.

2.2 Dialektische Betrachtungsweise

Dialektische Philosophie besagt, dass es zu vielen Dingen des menschlichen Lebens gegensätzliche Standpunkte (These und Antithese) gibt. Wenn man diese Gegensätze gleichzeitig berücksichtigt, kann sich daraus etwas Neues ergeben, das mehr ist als einfach nur ein Kompromiss. Kompromisse entstehen häufig über die Bereitschaft, teilweise von den eigenen Wünschen abzurücken, teilweise nachzugeben. So können Kompromisse auch dazu führen, dass beide Parteien sich als Verlierer wahrnehmen und durch den Kompromiss nur eben etwas weniger verloren haben. Eine dialektische Lösung führt zu einer neuen Betrachtungsweise bei beiden Parteien. Ähnliches gilt für innerpsychische Konflikte, beispielsweise Zielkonflikte. Dialektische Betrachtungsweise in der Psychotherapie bedeutet, dass sich das Verständnis für eine Erkrankung und Veränderungsprozesse daraus ergeben, nicht nur die Nachteile einer Störung zu betrachten, sondern auch ihren Nutzen und ihre Funktion für den betroffenen Menschen. Essstörung ist beispielsweise nicht einfach nur schlecht für die Gesundheit. Es gibt auch klare Vorteile: Fasten kann zumindest kurzfristig Gefühle von Angst, Scham oder Ekel reduzieren. Essanfälle können innere Anspannung dämpfen und Erbrechen kann die Angst vor Gewichtszunahme vermindern. Die Bewältigung der Störung muss diese Vorteile genauso berücksichtigen wie die Nachteile.

Dialektik bedeutet

- Gegensätze zusammenführen
- Darauf achten, was vorhanden ist und was fehlt
- Sowohl-als-auch-Denken statt Entweder-oder-Denken
- Die aktuelle Situation sehen und Veränderung bewirken

- Liebevoll-fürsorglich und fordernd-konfrontierend sein können
- Vernunft und emotionale Bedürfnisse zusammenbringen

2.3 Was bedeutet sich verändern?

Eine Essstörung überwinden, wieder gesund werden ist ein komplizierter Vorgang. Er erfordert etwas anderes als den Wunsch, die Essstörung einfach nicht mehr zu haben. Dieser Wunsch, die Essstörung nicht zu haben, hält Sie möglicherweise sogar in der Essstörung fest, weil Sie dann dazu neigen, nicht genau hinzusehen und die Essstörung und alle damit verbundenen Angelegenheiten nicht wahrhaben zu wollen. Und wer nicht genau hinsieht, der kann schlecht eine Strategie planen.

Hilfreicher ist eine Haltung, mit der Sie die aktuelle Situation sehen können: »Ja, ich habe eine Essstörung. Und ich habe gute Gründe, eine Essstörung zu haben. Die Essstörung hat mir geholfen, bestimmte Gefühle nicht wahrzunehmen, weniger zu leiden. Sie war eine natürliche Reaktion auf das, was ich in mir oder in meiner gegenwärtigen oder vergangenen Umwelt erlebt habe.«

Wenn Sie der Meinung sind, dass Sie entweder die Essstörung weiter unbedingt brauchen, das Kosten-Nutzen-Verhältnis der Essstörung bei Ihnen günstig ist oder der Versuch einer Veränderung bei Ihnen aussichtslos ist, dann lesen Sie trotzdem weiter, vielleicht finden Sie doch einige für Sie interessante oder nützliche Informationen.

Wenn Sie sich überlegen, eine Veränderung herbeizuführen, wenn das Kosten-Nutzen-Verhältnis nicht mehr stimmt und Sie überwiegend leiden oder wenn Sie schon ernsthaft entschlossen zu einer Veränderung sind, dann ist dieses Manual genau das Richtige für Sie.

Bevor Sie anfangen, sich zu verändern, ist es klug innezuhalten, über den Prozess der Veränderung nachzudenken, die notwendigen Ansatzpunkte und Abläufe mit Ihrem Therapeuten durchzusprechen und in der Vorstellung durchzugehen, bevor Sie sich tatsächlich anders verhalten.

Veränderung ist nur selten ein schmerzloser Prozess. Wenn Sie sich dazu entscheiden, an einer mehrwöchigen Expedition durch ein unbekanntes Gebirge teilzunehmen, können Sie voraussehen, was auf Sie zukommt: Sie werden schwitzen, frieren, Angst und Schmerzen erleben, Muskelkater haben, schlecht schlafen, auch mal denken, dass Sie nicht weiter machen können oder wollen und am Ende vermutlich sehr stolz auf das sein, was Sie geschafft haben. Sie müssen während der ganzen Zeit Ihre gesamte körperliche und seelische Kraft aufwenden, um die Expedition erfolgreich zu bewältigen. Ähnliches gilt für die Überwindung einer seelischen Störung: Sie müssen wesentliche Teile Ihrer seelischen Energie in den Veränderungsprozess investieren und den Schmerz der Veränderung durchleben.

2.3.1 Die Matrix der Veränderung

Verhalten wird auf drei Ebenen gesteuert: Durch innere und äußere Auslöser, durch Gewohnheiten und durch Pläne, die auf Werte und Ziele ausgerichtetes Verhalten bedeuten. Dann kann man Annäherungs- und Vermeidungsverhalten unterscheiden. Bei Annäherungsverhalten erfolgt ein Verhalten, das durch Belohnung aufrechterhalten wird, z. B. indem ein erwünschtes Ergebnis erreicht wird. Bei Vermeidungsverhalten ist das Verhalten darauf ausgerichtet, dass eine negative Konsequenz nicht eintritt, z. B. dass Schmerzen vermieden werden. Hieraus ergibt sich eine Matrix der Verhaltens- und Veränderungsmöglichkeiten. Die in Tabelle 1 zusammengestellten Beispiele aus dem Alltag erläutern diese Matrix (▶ Tab. 1).

Tab. 1: Die Matrix der Verhaltensmöglichkeiten

	Annäherung	Vermeidung
Innere und äußere Auslöser (stimulusbezogen)	Einen Apfel essen Belohnung: Nahrung, Sättigung	Bei Rot auf die Bremse treten Vermiedene Bestrafung: Unfall Vermiedene Emotion: Angst, Schuld
Gewohnheit	Jeden Morgen eine Tasse Kaffee trinken Belohnung: Stimulation, sich wach fühlen	Pünktlich zur Arbeit gehen Vermiedene Bestrafung: Kritik durch den Chef Vermiedene Emotion: Ärger (beim Chef)/Angst (bei sich selbst)
An Werten oder Zielen orientiertes Verhalten	Eine CD des Lieblingskomponisten auflegen Belohnung: Musikgenuss Vorträge in der Volkshochschule hören Belohnung: Bildung Für eine kranke Nachbarin einkaufen Belohnung: höheres Selbstwertgefühl	Eine Vollkaskoversicherung für das Auto abschließen Vermiedene Bestrafung: finanzielle Schwierigkeiten bei Unfall Vermiedene Emotion: Besorgnis

Veränderung kann auf allen sechs Feldern ansetzen. Es ist erforderlich, mit alltäglichen und überraschenden Situationen (Stimuli) in neuer Weise umzugehen, neue Gewohnheiten einzuüben und neu über eigene Werte und Ziele nachdenken. Weiterhin ist es wichtig, sich darauf vorzubereiten, dass bisher vermiedene Emotionen sich während Veränderungsprozessen mit ungewohnter Heftigkeit melden werden.

Es ist wichtig, einem Problemverhalten etwas auf derselben Ebene entgegenzusetzen: Wenn ein bestimmtes Nahrungsmittel wie Chips der Trigger für Essanfälle ist,

Tab. 2: Beispiele bei einer bulimischen Essstörung

	Annäherung	Vermeidung
Stimulusbezogen	Den Schokoladenvorrat (fünf Tafeln) aufessen Belohnung: Nahrung oder Genuss	Einladung der Freundin zu gemeinsamem Essen ablehnen Vermiedene Bestrafung: Gewichtszunahme Vermiedene Emotion: Angst oder Scham
Gewohnheit	Den Kühlschrank gefüllt halten Belohnung: Verfügbarkeit von Nahrungsmitteln	Jeden Abend einen Essanfall haben Vermiedene Bestrafung: Hunger und Anspannung Vermiedene Emotion: Einsamkeit
An Werten oder Zielen orientiertes Verhalten	Sonst vermiedene, attraktive Speisen beim Essanfall essen Belohnung: Genuss am Essen	Gewichtszunahme durch Erbrechen verhindern Vermiedene Bestrafung: Gewichtszunahme Vermiedene Emotion: Angst

ist es erforderlich, dieses Nahrungsmittel für eine bestimmte Zeit nicht zu Hause zu haben und gezielt andere Nahrungsmittel einzukaufen. Noch wichtiger sind neue Gewohnheiten. Wenn Sie vorher tagsüber gefastet haben und abends alleine einen Essanfall hatten, sollte die neue Gewohnheit damit nicht vereinbar sein. Sie können üben, dreimal am Tag eine vorher festgelegte Portion zu essen, dies abends zusammen mit Ihrer Freundin zu tun und dann immer Ihre Wohnung zu verlassen und etwas zu unternehmen.

Neue Ziele geben häufig die neue Richtung vor. Wenn Sie unsicher sind, ob die neuen Ziele zu Ihnen passen, können Sie auch erst einmal experimentieren, indem Sie sich zur Probe vorstellen, Sie hätten sich für das neue Ziel entschieden und sich eine Woche dem neuen Ziel entsprechend verhalten.

Die Veränderung von Situationen durch Vermeidung oder Hinzufügen von Elementen nennt man Stimuluskontrolle. Bei einer bulimischen Essstörung kann es beispielsweise hilfreich sein, für eine bestimmte Zeit nur noch in Gesellschaft zu essen und Nahrungsmittel, die vorher wichtige Bestandteile von Essanfällen waren, nicht einzukaufen.

Die Veränderung von Verhaltensgewohnheiten setzt es voraus, alte Gewohnheiten »über den Haufen zu werfen«, d. h. zu stoppen, das Verhalten bewusst nicht zu tun und »Nein« zu sagen (inhibitorische Kontrolle) und neue (gesündere) Gewohnheiten einzuüben. Hierfür sind häufig erhebliche Zeiträume erforderlich. Auch gut geübte neue Gewohnheiten können in belastenden Situationen oder bei Ablenkung vorübergehend verlorengehen. Deswegen ist häufig eine Kombination von neuen Gewohnheiten, inhibitorischer Kontrolle und Stimuluskontrolle erforderlich, um erfolgreich neues Verhalten zu etablieren.

Die Veränderung von Wahrnehmungsgewohnheiten kann zum einen durch das Aufsuchen neuer Situationen erreicht werden, zum anderen durch das gezielte Herangehen an Situationen »als wenn man sie das erste Mal erleben würde« (Beginner's Mind). Beispielsweise widmen Menschen mit sozialen Ängsten und Essstörungen ihre Aufmerksamkeit häufig ihrem eigenen Aussehen, wenn sie sich in Gesellschaft befinden, oder sie achten ausschließlich auf schlanke junge Frauen oder Männer und vergleichen sich mit diesen. Wenn Sie das nächste Mal auf einer Party sind, nutzen Sie die Strategie »Beginner's Mind«, stellen Sie sich vor, Sie würden niemanden auf der Party kennen und sehen Sie sich alle Gäste genau an. Dabei ist es wichtig, dass Sie alles beobachten und beschreiben, aber nicht als gut, schlecht, schön, hässlich, mag ich oder mag ich nicht bewerten. Sie werden mit völlig neuen Wahrnehmungen nach Hause gehen.

Beachten Sie bei Veränderungsprozessen die Unterschiede zwischen »planen«, »grübeln« und »sich Sorgen machen«. Planen richtet sich danach, welche Fähigkeiten und Verhaltensmöglichkeiten Sie haben und welche Konsequenzen sich mit welcher Wahrscheinlichkeit aus Ihrem Verhalten ergeben werden. Wenn Sie planen, dann werden diese Informationen abgewogen und es wird eine Entscheidung getroffen. Grübeln dagegen versucht die Vergangenheit auszuwerten, um frühere Fehler nicht zu wiederholen. Eine zielorientierte Problemlösung erfolgt dabei nicht. Sorgen machen orientiert sich an der Vermeidung zukünftiger Katastrophen. Dabei beschäftigen sich Ihre Gedanken mit möglichen negativen Ereignissen, die nicht aktuell vorliegen, sondern unter bestimmten Umständen eintreten könnten. Weder Grübeln noch Sich-Sorgen führt zu einem angemessenen Blick auf reale Möglichkeiten der Problemlösung in einer Situation, in der Problemlösung erforderlich ist. Ganz im Gegenteil: Ihre Gedanken kreisen um die immer gleichen Dinge und Sie behindern sich damit im Prozess der Problemlösung.

Veränderung kann von »Innen nach Außen« erfolgen. Hier besteht der Ausgangspunkt in neuen Plänen oder erfolgt aus neuen emotionalen Zuständen heraus hin zu neuem Verhalten. Veränderung von »Außen nach Innen« experimentiert mit neuen Verhaltensweisen und testet, welche Auswirkungen die Erfahrungen mit dem neuen Verhalten auf eigene innere Zustände haben. Veränderung von »Außen nach Innen« wird häufig als schwieriger und kontraintuitiv erlebt. Genaueres hierzu lesen Sie unter dem Stichwort »entgegengesetztes Handeln«.

2.4 Werte und Ziele

Werte sind Bereiche und Themen, die für einen Menschen wichtig sind und auf die er sein Leben ausrichten möchte. Bei Werten kann man verschiedene Dimensionen unterscheiden:

- Was ist wichtig (z. B. welches Verhalten führt dazu, dass ich Sinnhaftigkeit erlebe?)?

- Wer ist wichtig (z. B. welche Beziehungen geben meinem Leben Sinn?)?
- Welche Qualität muss mein Verhalten haben (z. B. wie muss ich die Beziehung zu meinem Partner gestalten, damit ich mich wohl fühle? Welche Eigenschaften muss mein Verhalten haben?)?

Krankheiten wie eine Essstörung führen dazu, dass werteorientiertes Verhalten aus dem Blickfeld gerät und nur noch vermindert durchgeführt wird. Hieraus ergibt sich ein Defizit an Belohnungserfahrungen. Wenn man sich dem Thema Werte annähern möchte, hilft es, mit Wertebereichen zu starten. Beispiele sind Bildung, Beruf, Partnerschaft, Familie, Musik oder Natur. Innerhalb eines Wertebereichs kann dann ein individueller Wert noch genauer formuliert werden. Beispielsweise: »eine beständige, enge, intime Partnerschaft mit einem Mann führen«. Werte sind in Abgrenzung zu Zielen niemals endgültig erreichbar. Aus einem Wert ergeben sich fortlaufend neue Ziele. Werte geben die Richtung und die Orientierung vor. Eine passende bildliche Vorstellung ist, dass ein oder mehrere Leuchttürme einem Schiff bei der Orientierung helfen, sich in die erwünschte Richtung zu bewegen. Die gleiche Funktion haben Werte im Leben. Sie lenken das Verhalten in eine Richtung. Ziele sind konkrete Schritte in Richtung eines Werts. Morgen pünktlich mit allen Hausaufgaben in der Schule zu erscheinen, wäre beispielsweise ein Ziel, das zu dem Wertebereich Bildung passen würde. Sich mit einem Mann oder einer Frau zu verabreden, um ihn oder sie besser kennenzulernen, wäre ein Ziel, das zum Wertebereich Partnerschaft passt. Es ist günstig, Ziele möglichst nah an der Gegenwart und Realität, im Rahmen der eigenen Möglichkeiten und möglichst konkret und vorstellbar zu formulieren. Wenn das Ziel eine Fähigkeit ist, die man noch nicht hat, sind Lernziele gut, z. B. Tanzstunden besuchen, wenn man gerne tanzen möchte. Das Leben bleibt im Gleichgewicht, wenn mehrere Wertebereiche berücksichtigt und entsprechende Ziele verfolgt werden. Beispielsweise kann man in jeder Woche Beruf, Bildung, Partnerschaft, Sport und Musik ausreichend Zeit widmen. Das alleinige Verfolgen eines Wertebereiches führt zu einem einseitigen Lebensstil, beispielsweise einem ausschließlichen Fokus auf Arbeit. Zum (Wieder-)Entdecken von eigenen Werten helfen die Arbeitsblätter 2 und 3.

Diese Arbeitsblätter sollten im Verlauf der Therapie mehrfach ausgefüllt werden. Am Anfang gibt es eine erste Orientierung, wohin Ihr Leben gehen sollte und woran Sie durch die Essstörung gehindert werden. Das Arbeitsblatt unterstützt Sie dabei, Abstand zu gewinnen von einer ausschließlichen Verfolgung kurzfristiger Problemlösungen. Sie können Ihren Blick dafür öffnen, in welche Richtung sich Ihr Leben langfristig entwickeln soll. Hieraus ergibt sich die Planung von Schritten in Richtung auf ein sinnhaftes Leben.

Arbeitsblatt 2 – Wertebereiche

Wertebereich	Wichtige, persönliche Aktivitäten in diesem Bereich	Bedeutung des Wertebereichs	Wie viel Zufriedenheit erwächst aus diesem Bereich?
Liebe, romantische Beziehungen und Sexualität			
Freundschaften und andere zwischenmenschliche Beziehungen			
Arbeit			
Bildung und Ausbildung			
Beziehung zur Ursprungsfamilie			
Eigene Familie, Elternrolle			
Hobbys			
Natur (Erlebnisse in der Natur, Leben im Einklang mit der Natur)			
Spiritualität und Religion			
Soziales und politisches Engagement (Mitarbeit in Parteien, sozialen Projekten, Nichtregierungsorganisationen wie Amnesty International)			
Selbstfürsorge im Bereich Sport			
Selbstfürsorge im Bereich gesunde Ernährung			
Selbstfürsorge im Bereich Entspannung und Körperpflege			

Erläuterung zum Arbeitsblatt Wertebereiche: In der Spalte »Wertebereich« finden Sie eine Auflistung häufiger Wertebereiche. Schreiben Sie in der nächsten Spalte auf, welche wichtigen Aktivitäten Sie in diesem Bereich aktuell haben. In der nächsten Spalte geht es dann um die Bedeutung des Wertebereichs. Benutzen Sie hier eine 10-stufige Bewertung: 0 = völlig unwichtig bis 9 = sehr hohe Bedeutung in meinem Leben. Sie müssen daraufhin auch eine Rangfolge vergeben. Besonders wichtig sind die Plätze 1 bis 5. Bewerten Sie anschließend, wie viel Lebenszufriedenheit Sie aus dem Bereich ziehen oder wie viel Unglück aus diesem Bereich erwächst. Benutzen Sie auch hier eine 10-stufige Bewertung: 0 = weder Zufriedenheit noch Unzufriedenheit, 9 = sehr hohe Zufriedenheit, -9 = sehr ausgeprägte Unzufriedenheit.

Arbeitsblatt 3 – Ziele

Mein Ziel ist:
_____
_____

Genaue Beschreibung des Ziels
Wie wären die Situation und Ihr Verhalten, wenn Sie das Ziel erreicht hätten?
Was würden Sie nicht tun?
_____
_____
_____
_____
_____

Die notwendigen Schritte

1.
_____
_____
_____

2.
_____
_____
_____

3.
_____
_____
_____

2.5 Planen lernen

Gute Planung des eigenen Verhaltens erfordert Bewusstsein für die eigenen Werte und Ziele, Erkennen der aktuellen Situation und Achtsamkeit. Das heißt, ich gehe von dem aus, was mir wichtig ist, wo ich stehe und wie meine Wirklichkeit aussieht und beobachte und informiere mich genau über meine Möglichkeiten und Einschränkungen sowie über meine Chancen und Risiken.

Stellen Sie in einer konkreten Situation als Grundlage für Ihre Planungen Fragen, auf die es auch eine mögliche Antwort gibt:

- Was ist mir wichtig?
- Was brauche ich, um meine Werte und Ziele mit Leben zu füllen?
- Welches sind meine Fähigkeiten?
- Welche Behinderungen nehme ich wahr?
- Was sind meine Handlungsmöglichkeiten?
- Was sind die Chancen und Risiken meiner Handlungsmöglichkeiten?

Gehen Sie diese Fragen immer wieder durch, wenn es um neue Pläne oder die Überarbeitung älterer Pläne geht.

Fragen, auf die es keine oder nur vage Antworten gibt, helfen nicht beim Planen und können auch unbeantwortet bleiben:

- Warum bin gerade ich in der Situation?
- Was ist, wenn eine Katastrophe passiert?

Oft ist es hilfreich, in einer Vorstellungsübung genau zu überprüfen, was man erreichen möchte, und jeden Schritt dahin in der Fantasie genau durchzugehen. Wenn Sie unsicher sind, was Sie können oder möchten, können Sie Verhaltensproben oder Experimente machen (beispielsweise ein Praktikum machen, wenn Sie unsicher sind, wie sehr Ihnen eine bestimmte berufliche Tätigkeit gefällt).

2.6 Umgang mit dialektischen Dilemmata lernen

Sie werden bei Selbstbeobachtung oder beim Planen von Handlungen immer wieder feststellen, dass Sie an zwei extrem weit auseinander liegende Alternativen denken und sich nicht entscheiden können. Betrachten Sie folgende Beispiele:

> Frau Müller liebt Ordnung und Genauigkeit. Alles ist aufgeräumt. Die Schränke sind geordnet wie im Kaufhaus. Sogar im Kühlschrank ist alles genau rechtwinklig angeordnet. Mahlzeiten werden genau geplant. Frau Müller kauft nur ein, was auf dem Einkaufszettel steht. Jede Zutat wird genau abgewogen, die Kalorienzahl anhand einer Tabelle bestimmt und in eine Tabelle eingetragen.

> Frau Meier lebt im Chaos. Nichts ist aufgeräumt. Die Wohnung sieht aus wie nach einem Überfall, bei dem alles durchwühlt wurde. Im Kühlschrank liegen frische und verdorbene Lebensmittel übereinander. Frau Meier kauft im Supermarkt das, was sie »anlacht«. Sie kocht »nach Gefühl« und hat keine Einschätzung zu dem, was sie isst.

Möglicherweise finden Sie sich dabei wieder, dass Sie mit einer der beiden Frauen sympathisieren oder denken: »Genau so läuft das auch bei mir«. Keines der beiden geschilderten Verhaltensmuster ist »richtig«, aber beide Muster enthalten Verhaltensweisen, die im Einzelnen sehr nützlich und hilfreich sein können. Denken Sie darüber nach, wie ein Mittelweg aussehen könnte!

Folgende Dilemmata sind häufig:

Tab. 3: Dilemma Autonomie vs. Abhängigkeit

Autonomie	Abhängigkeit
Sich unabhängig machen	Sich an andere anpassen
Ungewöhnliche Wege gehen	Sich nach der Meinung der anderen richten
Misstrauisch sein	Dem, was andere sagen, Glauben schenken, anderen vertrauen
Eigene Regeln setzen	Gesellschaftliche Normen einhalten
Eigenes Anderssein akzeptieren	Anderssein verbergen
Beziehungen meiden	In Beziehungen aufgehen

Tab. 4: Dilemma Stolz vs. Bescheidenheit

Stolz	Bescheidenheit
Sich in den Mittelpunkt stellen	Sich ausschließen, am Rand bleiben
Das eigene gute Aussehen betonen	Sich unauffällig herrichten
Die eigene Leistung betonen	Die eigene Leistung herunterspielen
Eigene Meinung wichtig nehmen	Eigene Meinung gering achten
Eigene Emotionen wichtig nehmen und ausdrücken (z. B. Liebe, Wut, Ärger)	Eigene Emotionen zurückhalten und verbergen

Tab. 5: Dilemma Offenheit vs. Selbstschutz

Offenheit	Selbstschutz
Eigene Meinung sagen	Meinung zurückhalten
Über eigene Schwierigkeiten und wunde Punkte sprechen	Schwierigkeiten und wunde Punkte verschweigen
Den eigenen Körper herzeigen	Den eigenen Körper verbergen
In sexuellen Dingen auf andere zugehen	Sexuelle Wünsche nicht äußern

Tab. 6: Dilemma Flexibilität vs. Rigidität

Flexibilität	Rigidität
Ausnahmen von Regeln machen können	Regeln immer einhalten (z. B. Ernährungs-, Gesundheits-, Höflichkeitsregeln, Ordnung, Pünktlichkeit, soziale Rangfolge, Gesetze, Vorschriften)
Neues ausfindig machen	An Altem festhalten
Reisen, Wohnort wechseln	In der vertrauten Umgebung bleiben
Neue Beziehungen entwickeln	Nur vertraute Beziehungen pflegen
Auf Kontrollierbarkeit verzichten	Alles kontrollieren

Ungelöste Dilemmata können zu innerer Unruhe, rasch wechselnden Emotionen und auch gestörtem Essverhalten beitragen. Die Auflösung der Dilemmata ist nur selten einfach ein Kompromiss. Häufig geht es um ganz neue Lösungen und eine Differenzierung des Einsatzes der Verhaltensweisen.

Betrachten Sie nochmals das Beispiel mit Frau Müller und Frau Meier:

Frau Müller braucht mehr Flexibilität: Es ist wichtig, auch spontane Entscheidungen zuzulassen, beispielsweise wenn sie interessante Nahrungsmittel auf dem Markt sieht. Sie kann Vertrauen in gute Gewohnheiten entwickeln und braucht dann nichts mehr abzuwiegen, keine Kalorienzahlen mehr nachschlagen und protokollieren. Sie kann die Erfahrung machen, dass ihr Wunsch nach Stabilität auch ohne dauernde Kontrolle erfüllt werden kann.

Frau Meier braucht Planung: Für sie ist es hilfreich zu lernen, ein Haushaltsbuch zu führen und Einkaufszettel zu schreiben. Sie kann sich einmal pro Woche einen Termin setzen, an dem sie aufräumt und verdorbene Lebensmittel wegwirft. Sie kann bei der Volkshochschule einen Kurs zu gesunder Ernährung und einen Kochkurs besuchen und damit ihr Essverhalten mehr nach Gesundheitsprinzipien anstatt nach der jeweiligen Werbung im Supermarkt ausrichten. Frau Meier kann die Erfahrung machen, dass ihr Wunsch nach Spontaneität auch dann in Erfüllung geht, wenn sie grundsätzliche Strukturen einhält.

An den Beispielen wird deutlich, dass Frau Müller übertrieben zwanghaft und Frau Meier übertrieben impulsiv ist. Es geht nicht darum, dass Frau Müller etwas Chaos zulässt und Frau Meier zwanghaft wird (was einen Kompromiss darstellen würde), vielmehr brauchen beide neue Fertigkeiten (was im Sinne der Dialektik eine Synthese darstellt), um ihre Ziele in ihrem persönlichen Umfeld auf angemessene Weise zu erreichen.

2.7 Lerntheorie

Wenn Sie eine Essstörung überwinden möchten, ist es wichtig, grundlegende Veränderungsstrategien zu kennen. Die Lerntheorie zeigt Strategien und Prinzipien auf, die angewendet werden können, um erwünschte Verhaltensweisen häufiger zu zeigen und unerwünschte Verhaltensweisen seltener zu haben (bei sich selbst und bei anderen).

Verstärker sind Ereignisse, die dazu führen, dass ein Verhalten häufiger auftritt. Verstärkung bezieht sich immer auf ein Verhalten, nicht auf eine Person. Das verstärkende Ereignis kann eine natürliche Konsequenz des Verhaltens sein (natürlicher Verstärker) oder eine willkürlich durch einen selbst oder eine andere Person eingebrachte Konsequenz (arbiträrer Verstärker). Wenn Sie Ihre Schüchternheit überwinden, zu einer Party gehen und erleben, dass andere sich freuen, Sie zu sehen, dann ist der angenehme Kontakt mit anderen für Sie der natürliche Verstärker. Wenn Sie sich auf eine Klausur gut vorbereiten und 87 % der Fragen richtig beantworten, dann ist die Note 1,7 eine willkürliche Konsequenz, denn sie ist von anderen einfach so festgelegt worden. Die Zufriedenheit über Ihr Wissen ist die natürliche Konsequenz. Im Zweifelsfall ist natürliche Verstärkung nachhaltiger als willkürliche Konsequenzen. Sie werden vermutlich nicht langfristig eine langweilige Veranstaltung besuchen, nur weil es dort kostenlos Kaffee gibt. Die Note 1,7 wird Sie nur dann bestärken, weiter zu lernen, wenn Sie das Fach interessiert.

Der Zeitpunkt ist von besonderer Bedeutung. Verstärkung ist dann besonders wirksam, wenn sie unmittelbar nach dem Verhalten erfolgt. Wenn Ihr Partner sagen würde:»Das Essen, das du vor drei Wochen gekocht hast, war wirklich gut!«, würde Sie das eher seltsam berühren, als veranlassen, häufiger besondere Speisen zu kochen. Unmittelbar zu sagen:»Mmh, dieses Essen schmeckt wirklich hervorragend!«, hat eine ganz andere Wirkung.

Positive Verstärkung steigert ein Verhalten durch eine Belohnung (z. B. Kontakt, körperliches Wohlbefinden, Lob, Geschenk). Eigenes zielführendes Verhalten positiv zu verstärken, ist genauso wichtig, wie das Verhalten anderer zu verstärken. Wenn positive Verstärkung wegfällt, wird sich das Verhalten reduzieren (Löschung, Extinktion). Das Verhaltensprogramm bleibt aber erhalten und kann reaktiviert werden. Problemverhalten, das durch positive Verstärkung aufrechterhalten wird, ist relativ leicht zu verändern, wenn die Umstände oder Umgebung, in denen das Verhalten auftritt, verlassen werden. Eine Rückkehr in die alte Umgebung führt aber dann schnell zum Wiederauftreten des Verhaltens. Ein wichtiges Beispiel ist Essverhalten, das durch einen Partner aufrechterhalten wird, der selbst Essanfälle hat und sagt:»Komm iss doch auch mit!«. Dieses Verhalten wird vermutlich durch einen Krankenhausaufenthalt rasch unterbrochen. Die Veränderung ist aber zu Hause dann schwer aufrechtzuerhalten.

Negative Verstärkung steigert ein Verhalten, indem es eine unangenehme Konsequenz wegnimmt oder verhindert, dass eine negative Konsequenz eintritt. (Beispiele: Sport führt dazu, dass innere Unruhe nachlässt, eine Schlafstörung verschwindet, Sie können besser entspannen. Die Einnahme von Acetylsalicylsäure führt dazu, dass Ihre Kopfschmerzen nachlassen. Das Auftragen von Sonnencreme führt dazu, dass

Sie bei einem Besuch am Strand keinen Sonnenbrand davontragen.) Häufig werden Erkrankungen durch Prozesse negativer Verstärkung aufrechterhalten. Da sowohl Fasten wie Essanfälle und Erbrechen unangenehme emotionale Zustände abschwächen können, führt dies zu einer negativen Verstärkung des problematischen Essverhaltens. Verhalten, das sich über negative Verstärkung aufrechterhält, ist kurzfristig schwerer zu verändern als Verhalten, das über eine positive Verstärkung aufrechterhalten wird. Sich von negativen Zuständen zu befreien ist oft attraktiver als neue Erfahrungen zu machen. Veränderung erfordert, das Erleben von unangenehmen Zuständen zuzulassen. Ein wichtiges Beispiel ist. Eine Frau macht die Erfahrung, dass bei ihr körperbezogene Scham und die Beschäftigung mit Gedanken, von ihrem Partner verlassen zu werden, nachlassen, wenn sie nach Mahlzeiten erbricht (negative Verstärkung). Diese Frau wird, wenn sie nach Mahlzeiten nicht mehr erbricht, diese unangenehmen Emotionen zunächst häufiger erleben und keine anderen Verhaltensweisen verfügbar haben, die ihr einen Umgang mit diesen Emotionen ermöglichen.

Um komplizierte oder schwierige erwünschte Verhaltensweisen aufzubauen, ist es wichtig, jeden Schritt zum Ziel zu verstärken (Chaining). Dabei werden auch erste Annäherungen an ein erwünschtes Zielverhalten belohnt (Shaping). Erst das perfekte Verhalten zu verstärken, ist weniger erfolgreich. Wenn Sie sich beispielsweise erst dann loben würden, wenn Sie die Essstörung völlig überwunden haben, wäre das Lob ungeeignet, um für die Energie zu sorgen, die der Veränderungsprozess benötigt. Schon die ersten Schritte in die richtige Richtung erfordern Lob. Sie bekommen dadurch mehr Kraft auf dem weiteren Weg bis zur Zielerreichung.

»Löschen« vermindert die Häufigkeit eines unerwünschten Verhaltens dadurch, dass dem Verhalten keine Beachtung geschenkt wird und dadurch keine Belohnung erfolgt. Das funktioniert aber nur, wenn gleichzeitig andere konstruktivere Verhaltensweisen belohnt werden. Wenn das Verhalten, das Sie verändern wollen, früher verstärkt wurde, kann es zuerst noch einmal zunehmen. Daraus sollte nicht abgeleitet werden, dass eine Veränderung nicht möglich ist. Vielmehr ist es gerade an dieser Stelle wichtig, bei der Veränderung zu bleiben und den Weg fortzusetzen. Wie bei der Überquerung eines Berges bei einer Tour erreichen Sie die andere Seite erst, wenn der Gipfel überwunden ist.

Bestrafung vermindert die Häufigkeit von unerwünschtem Verhalten durch die Koppelung an unangenehme Konsequenzen. Bestrafung funktioniert am besten, wenn es sich um natürliche oder zum Fehlverhalten passende Konsequenzen handelt, die sofort eintreten. Unangemessen dünne Kleidung führt zu Frieren und Sie werden sich das nächste Mal wärmer anziehen. Zuspätkommen führt möglicherweise zum Ausschluss aus einer Gruppe und Sie werden das nächste Mal pünktlich sein.

Wichtig ist es aber auch, die Problemseite von Bestrafung zu kennen. Viele Patientinnen mit Essstörungen versuchen, ihr Verhalten durch Selbstbestrafung zu verändern, und erleben dabei Misserfolge. Bestrafung führt nicht dazu, dass neues Verhalten erworben wird. Wenn kein alternatives Verhalten vorhanden ist, muss Strafe langfristig wirkungslos bleiben. Insbesondere Verhaltensweisen, die wie Essstörungen durch negative Verstärkung (d. h. Wegfall eines unangenehmen Zustandes) aufrechterhalten werden, sind resistent gegen Bestrafung. Selbstbestrafung in dieser Situation intensiviert im Gegenteil Emotionen wie Traurigkeit, Wut oder

Selbsthass, die dann wieder durch gestörtes Essverhalten abgeschwächt werden. Um Problemverhalten aufzulösen, das durch negative Verstärkung aufrechterhalten wird, ist es wichtig zu lernen, auf welchen anderen Wegen die Ziele (z. B. Reduktion von unangenehmen Emotionen) erreicht werden können, und sich für den Aufbau von angemessenem Verhalten selbst zu belohnen.

2.8 Commitment

Commitment bedeutet Hingabe an ein Ziel, indem Sie wesentliche Anteile Ihrer psychischen und körperlichen Energie für die Verfolgung dieses Ziels verwenden. Es bedeutet auch Zuverlässigkeit und Verbindlichkeit im eigenen Handeln, sich selbst gegenüber und gegenüber anderen. Das heißt, tatsächlich das zu tun, was Sie sich vorgenommen oder beispielsweise mit Ihrem Therapeuten abgesprochen haben. Commitment zeigt sich auch in Entschlüssen. Ein Entschluss ist die Annahme eines neuen Prinzips, ohne einengende Bedingungen und ohne einengende zeitliche Begrenzung. Beispielsweise dürfen Entschlüsse, wie eine Therapie zu machen, eine Partnerschaft einzugehen, eine Berufsausbildung zu machen, keine Gewalt gegen sich selbst oder andere anzuwenden, nicht von der Bedingung abhängig gemacht werden, sich immer dabei wohlzufühlen. Auch enge zeitliche Einschränkungen oder schnelle Erfolgserwartungen sind oft schädlich, gerade dann, wenn Entschlüsse auch korrigierbar sein müssen.

Essstörungen werden wie oben dargestellt häufig durch negative Verstärkung aufrechterhalten. Verhalten wie Fasten, Essanfälle oder gegensteuerndes Verhalten führt dazu, dass innere Unruhe zurückgeht oder unangenehme Emotionen vermieden werden können. Diese Art der Verstärkung hat zur Folge, dass das betreffende Verhalten sehr schwer zu verändern ist. Nichtbeachten des Verhaltens, Bestrafung oder einfach nur die Einsicht, dass das Verhalten unvorteilhaft ist, ändert meist nur wenig. In dieser Situation ist ein starkes Gegengewicht zu dem Problemverhalten erforderlich. Dieses Gegengewicht kann Commitment darstellen (Selbstverpflichtung, Zuverlässigkeit, Hingabe, Entschluss). Commitment bedeutet: Ich setze meine ganze psychische Energie dafür ein, bestimmte Verhaltensweisen, wie regelmäßiges Essen, einzuhalten oder bestimmte Verhaltensweisen, wie Fasten oder Abführmittelmissbrauch, zu unterlassen. Commitment heißt, dass ich mich dem Schmerz der Veränderung aussetze und aufhöre, auf eine bequeme Lösung zu hoffen. Wichtig ist es, die Sätze, die das Commitment beschreiben, verhaltensbezogen zu formulieren und den Übungscharakter des Unterfangens zu betonen. »Versuche« sind kein Commitment.

Beispiele für Formulierungen sind:

- »Ich werde mich darin üben, dreimal am Tag achtsam zu essen.«
- »Ich werde jeden Tag 2.500 kcal essen und 1.000 g pro Woche zunehmen, bis ich einen BMI von 18 erreicht habe.«
- »Ich werde auf Essanfälle verzichten und regelmäßig Sport betreiben.«

Diskutieren Sie die Entschlussformel mit Ihrem Psychotherapeuten und teilen Sie Ihren Entschluss Ihren Freunden mit.

Als häufige Begleiterscheinung einer Essstörung werden persönliche Werte und Ziele nicht mehr verfolgt, da Antrieb fehlt, Hoffnungslosigkeit vorherrscht oder keine Zeit bleibt, die von der Essstörungssymptomatik frei wäre. Auch hier ist Selbstverpflichtung hilfreich. Wählen Sie Verhaltensweisen aus, die Sie Ihren Zielen und Werten näherbringen. Zeigen Sie Zuverlässigkeit und Beständigkeit beim Durchführen und Üben dieser Verhaltensweisen.

2.9 Ernährungsprotokoll führen

Ein Ernährungsprotokoll (▶ Arbeitsblatt 4) zu führen, ist eine der wichtigsten Strategien zur Veränderung einer Essstörung. Ein Ernährungsprotokoll hilft dabei, sich über das eigene Essverhalten klar zu werden und Veränderungen einzuleiten. Eine weitere wichtige Auswirkung von Ernährungsprotokollen ist, dass sie dabei helfen, Essverhalten zu »entautomatisieren«, d. h. Verhalten, das zu einer Gewohnheit geworden ist, automatisch geworden ist, wieder bewusst zu steuern und auf gegenwärtige Werte und Ziele auszurichten. Die aus dem Ernährungsprotokoll im Schritt Überarbeitung abgeleiteten Verhaltensweisen helfen dann, neue und günstigere Gewohnheiten einzuüben.

Eine Barriere ist die Annahme, man wüsste auch ohne Protokoll ganz genau, was man isst. Bei den meisten Menschen trifft das nicht zu. Viele Aspekte des eigenen Essverhaltens sind hochgradig automatisiert, werden ganz schnell wieder vergessen oder nur am Rande wahrgenommen. Es ist also wichtig, das Protokoll wirklich unmittelbar nach der Esssituation mehrfach täglich auszufüllen und es nicht zu »vergessen«. Eine weitere Barriere kann Scham sein. Es kann sehr belastend sein, sich »unter der Lupe« damit auseinanderzusetzen, wie auffällig das eigene Essverhalten tatsächlich ist. Lassen Sie sich nicht durch Scham leiten. Nehmen Sie die Rolle eines Reporters ein, der einen Dokumentarfilm dreht. Seine Aufgabe ist die absolut objektive Berichterstattung.

2.9.1 Anleitung zum Ausfüllen

Nehmen Sie Ihr Protokoll überall mit hin und füllen Sie es unmittelbar nach jeder Mahlzeit, aber auch nach jeder Zwischenmahlzeit oder jedem Essanfall sofort aus. Bedenken Sie: Das Gedächtnis für Nahrungsaufnahme ist begrenzt. Bereits nach wenigen Stunden werden Sie wichtige Aspekte einer Mahlzeit nicht mehr erinnern. Eine wichtige Unterstützung kann die Verwendung einer Handykamera oder Digitalkamera sein. Fotografieren Sie das, was Sie auf dem Teller haben, zu Beginn und zum Ende der Mahlzeit und sehen Sie sich die Bilder zusammen mit Ihrem Therapeuten an.

Uhrzeit

Die Uhrzeit ist wichtig, um die zeitliche Struktur des Essens genau zu erfassen. Gesunde Ernährung bedeutet, dass drei Hauptmahlzeiten in der wachen Zeit des Tages gegessen werden. Sollten Sie einer Tätigkeit nachgehen, die es erforderlich macht, in der Nacht zu essen und tagsüber zu schlafen, dann sollten Sie ebenfalls in der wachen Zeit drei Hauptmahlzeiten zu sich nehmen. Für alle Menschen, die nicht gezwungen sind, in der Nacht zu arbeiten, gilt, dass ein überwiegend nächtliches Essen kein gesundes Essverhalten ist. Das Ziel bei der Erfassung der Uhrzeit der Mahlzeiten ist, langfristig ein Essverhalten mit drei Hauptmahlzeiten, ohne Zwischenmahlzeiten und mit einem zeitlichen Abstand von mindestens vier Stunden zwischen den einzelnen Mahlzeiten aufzubauen. Indem Sie diese Essenstruktur aufbauen, haben Sie eine gute Grundlage für weitere Veränderungen Ihres Essverhaltens.

Nahrungsmittel und Getränke

In dieser Spalte sollen alle Nahrungsmittel und Getränke, die Sie zu sich nehmen, aufgelistet werden. Die Essensmengen sollen dabei nach bestem Wissen geschätzt werden, Gramm oder Milliliter nur dann angegeben werden, wenn die Mengenangabe leicht verfügbar ist, z. B. von der Packung abgelesen werden kann. Das Essen soll nicht extra für die Anfertigung des Ernährungsprotokolls gewogen werden. Ansonsten sollen die Mengen in haushaltsüblichen Maßen angegeben werden, wie Stück (z. B. Brötchen oder Brotscheiben) oder Hohlmaße (z. B. ein halber Suppenteller, zwei Suppenlöffel). Bei Mahlzeiten, die in Gaststätten oder der Mensa gegessen wurden, sind Portionsgrößen oder Portionsanteile wichtig. Sie können sich dabei durch das Fotografieren des Tellers vor und am Ende der Mahlzeit mit einer Digitalkamera unterstützen.

Das Ziel bei der Erfassung der Nahrungsmittel und Getränke ist der Aufbau einer angemessenen Menge von Nahrungsmitteln und eines ausgewogenen Haushalts zwischen Nahrungsmitteln und Getränken.

Durch die getrennte Spalte haben Sie die Möglichkeit, Nahrungsmittel und Getränke einzeln zu erfassen. Denken Sie daran, genau zu benennen, welche Getränke und wie viel Sie zu sich genommen haben.

Anschließendes Verhalten

Beschreiben Sie stichwortartig, wie Sie sich nach dem Essen verhalten haben. Beschreiben Sie, ob Sie Strategien eingesetzt haben, die einer Gewichtszunahme entgegenwirken, ob Sie sich bewegt, ausgeruht oder gearbeitet haben, ob Sie alleine oder in Gesellschaft anderer Menschen waren.

Überarbeitung

Die Spalte Überarbeitung bietet Ihnen Raum, Ihr Essverhalten kritisch zu hinterfragen. Schreiben Sie hier eigene Beobachtungen und Veränderungsideen auf. Sie können auch genaue Vorschläge notieren, wie Sie Ihr Essverhalten in den folgenden Tagen verändern wollen. Besprechen Sie Ihre Veränderungsideen mit Ihrem Therapeuten. Diese Spalte kann sowohl von Ihnen als auch von Ihrer Therapeutin ausgefüllt werden. Die hier notierten Vorschläge werden Ihnen helfen, Veränderungen Ihres Essverhaltens zu konkretisieren.

2 Modul Selbstmanagement-Tools

Arbeitsblatt 4 – Ernährungsprotokoll

Uhrzeit	Nahrungsmittel	Getränke	Anschließendes Verhalten	Überarbeitung

2.9.2 Anwendung des Ernährungsprotokolls

Das Ernährungsprotokoll ist das zentrale Selbstmanagement-Tool. Es sollte über die gesamte Therapiezeit täglich geführt werden. Es hilft Ihnen, kontinuierlich Ihre Verhaltensveränderung zu beobachten. In der Anfangsphase ist es sinnvoll, das Protokoll genau mit dem Therapeuten zu besprechen, später genügt es möglicherweise, wenn Sie es alleine durchgehen. Beenden Sie die tägliche Protokollierung erst, wenn Sie stabile Veränderungen in Ihrem Essverhalten erreicht haben.

2.9.3 Beendigung des Ernährungsprotokolls

Ernährungsprotokolle sollten so lange durchgeführt werden, bis ein angemessenes Essverhalten neu etabliert ist und neue gute Gewohnheiten aufgebaut werden konnten. Den genauen Zeitpunkt bestimmen Patientin und Therapeutin zusammen. Manchmal ist es sinnvoll, Ernährungsprotokolle in Intervallen anzuwenden. Erst nach der Etablierung guter Gewohnheit steht das Üben von Flexibilität im Vordergrund und beinhaltet folgende Themen: flexible Anpassung des Essverhaltens an den eigenen Appetit, flexibler Umgang mit verschiedenen Esssituationen wie Essen mit der Familie, mit Freunden, in der Mensa, im Restaurant, in einer Buffet-Situation.

2.10 Kettenanalysen lernen

Kettenanalysen dienen dazu, eigenes Problemverhalten zu verstehen. Welches sind die empfindlichen Stellen, was sind die Auslöser, welche Emotionen und Gedanken spielen eine Rolle, wie sieht die Verhaltenskette aus und was sind die Konsequenzen des Verhaltens? Erstellen Sie solche Diagramme über eigene Verhaltensweisen und besprechen diese mit Ihrem Psychotherapeuten. Langfristig sind Kettenanalysen wichtige Ausgangspunkte für Selbstvalidierung und Verhaltensveränderungen. Abbildungen 1 und 2 geben ein Beispiel (▶ Abb. 1, ▶ Abb. 2).

2.10.1 Anleitung zum Erstellen einer Kettenanalyse

Erhebungsphase

- Halten Sie die Kettenanalyse übersichtlich! Sinnvoll sind zwischen fünf und zwölf Kettenglieder. Bringen Sie Verhaltensweisen oder äußere Ereignisse und Umweltbedingungen in ovalen Kettengliedern unter, die mit den Verhaltensweisen oder Ereignissen verbundenen Emotionen in Quadraten. Markieren Sie Kettenglieder mit problematischen Verhaltensweisen durch graue oder farbige Schraffur.

2 Modul Selbstmanagement-Tools

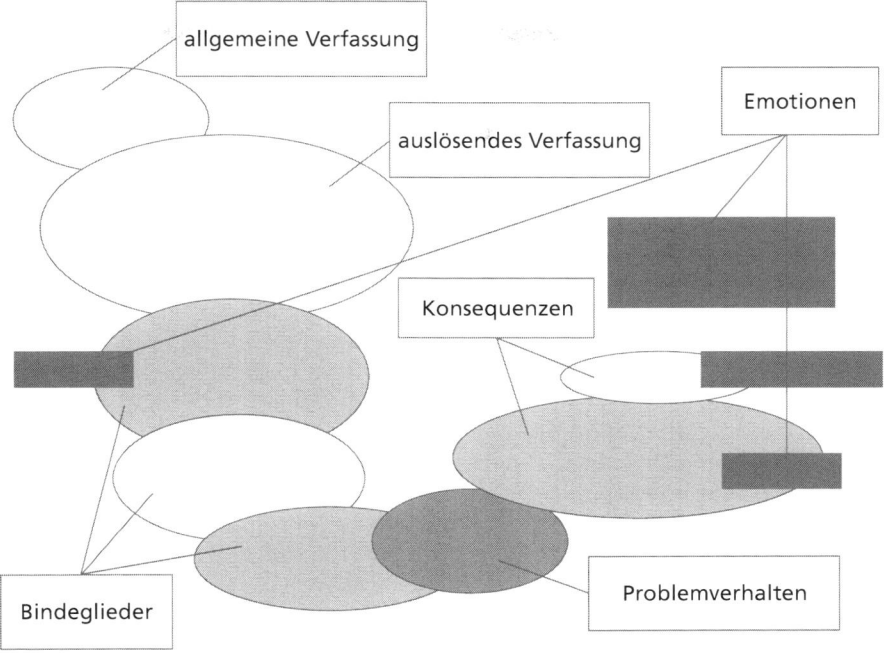

Abb. 1: Grundlegender Aufbau einer Kettenanalyse

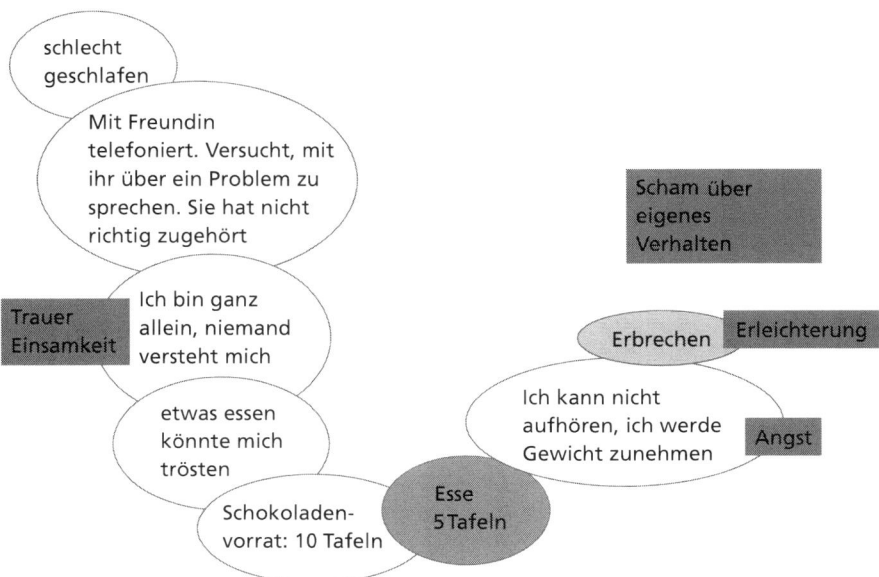

Abb. 2: Beispielhaft ausgefüllte Kettenanalyse

- Im Mittelpunkt der Kettenanalyse steht immer ein *Problemverhalten*: Benennen Sie das problematische Verhalten möglichst genau. Wenn sich in der Verhaltenskette mehrere problematische Verhaltensweisen befinden, dann wählen Sie den »Point of no Return« als das zentrale Problemverhalten aus. Die Stelle, an der die Verhaltenssequenz einen nicht umkehrbaren ungünstigen Verlauf nimmt, wird in den Mittelpunkt gestellt. Das ist häufig das Verhalten, bei dem die negative Verstärkung deutlich wird.
- *Auslösendes Ereignis:* Überlegen Sie, welches Ereignis oder welche Verhaltensweise am Anfang der Verhaltenskette stand. Das auslösende Ereignis braucht keine »Ursache« zu sein. Die korrekte Identifikation des auslösenden Ereignisses ist für eine Veränderung zentral.
- *Bindeglieder:* Überlegen Sie, welche Verhaltensweisen, Gedanken, Emotionen oder hinzukommenden Umweltbedingungen die Verbindung zwischen dem Auslöser und dem Problemverhalten hergestellt haben.
- *Vulnerabilitätsfaktoren:* Überlegen Sie, welche Umstände Sie verwundbar gemacht oder Sie geschwächt haben. Vulnerabilitätsfaktoren können in Ihrer Lebensumwelt, in körperlichen Zuständen oder in Ihrer persönlichen Lerngeschichte begründet sein.
- *Konsequenzen:* Überlegen Sie, welche weiteren (problematischen oder angemessenen) Verhaltensweisen, Gedanken oder Emotionen aus dem Problemverhalten resultierten oder sich zeitlich unmittelbar anschlossen. Das Problemverhalten braucht dabei keine »Ursache« im logischen Sinne für die Konsequenzen zu sein.

Bearbeitungsphase

- Wie kann ich in Zukunft meine Verwundbarkeit (Vulnerabilität) reduzieren?
- Welche Bedeutung hat das auslösende Ereignis tatsächlich? Kann ich mit dem auslösenden Ereignis anders umgehen?
- Kann ich mit den Bindegliedern anders umgehen?
- Welches Verhalten wäre der Situation angemessen und würde meinen Wertvorstellungen von einem lebenswerten Leben entsprechen?
- Wie würde ich entgegensetzt handeln und welche Emotion würde sich daraus ergeben?
- Ist es erforderlich, die Konsequenzen, die sich aus dem Problemverhalten ergeben haben, zu reparieren oder zu korrigieren?
- Welches Verhalten müsste ich zeigen/lernen, um das Problemverhalten zukünftig nicht mehr zu brauchen?

2.11 Verhaltensanalyse erlernen

Um die Bedingungen genauer zu erfassen, unter denen ein Verhalten, das Sie verändern wollen, auftritt, können Sie eine Verhaltensanalyse erstellen. Diese Verhaltensanalyse wird abgekürzt SORK genannt (▶ Arbeitsblatt 5 – Verhaltensanalyse) (Kanfer and Saslow, 1965).

- »S« bedeutet *Stimulus*; gemeint ist damit die Umgebung, in der Sie sich befinden, sowie die Emotionen und Kognitionen, die in der Situation vorhanden sind.
- »O« bedeutet *Organismusvariable*; gemeint sind damit überdauernde Bedingungen, also die körperlichen Rahmenbedingungen (z. B. Qualität des Schlafes vor der Situation, Ernährungszustand, unbehandelte körperliche Krankheiten) und alle überdauernden Regeln und Pläne, die mit dem Auftreten des Problemverhaltens in Verbindung stehen.
- »R« bedeutet *Reaktion*; gemeint ist damit das Problemverhalten, das Sie ändern möchten und das in der vorliegenden Situation gezeigt wurde. Das Problemverhalten wird erfasst als die konkrete Handlung (das, was Sie getan haben), die dabei vorhandenen Gedanken, Emotionen und Köperreaktionen.
- »K« bedeutet *Konsequenzen*; gemeint sind damit alle nachfolgenden Bedingungen, die im Anschluss an das Problemverhalten entstanden. Es können kurzfristige Konsequenzen sein, die unmittelbar nach dem Verhalten auftraten, oder langfristige, die mit einem zeitlichen Abstand auftraten. Es können positive (angenehme) Konsequenzen sein, z. B. Sie fühlen sich satt nach einer Mahlzeit, oder negative (unangenehme) Konsequenzen sein, z. B. Sie fühlen sich überfüllt und übel nach der Mahlzeit. Es können negative Konsequenzen wegfallen (ein unangenehmer emotionaler Zustand schwächt sich ab, in diesem Fall sprechen wir von einer negativen Verstärkung) oder es können positive Dinge wegfallen (z. B. Ihr Partner zieht sich zurück, in diesem Fall sprechen wir von Löschung). Ihr Problemverhalten kann durch diese Konsequenzen verändert werden. Die positive Konsequenz trägt dazu bei, dass Sie das Verhalten häufiger zeigen, um den angenehmen Zustand zu bekommen. Die negative Konsequenz und die Löschung können Ihnen dagegen helfen, das Nächste Mal das Verhalten weniger zu zeigen, z. B. weniger zu essen. Besonders tückisch ist aber der Wegfall eines unangenehmen Zustandes, der eine »negative Verstärkung« bedeutet. Verhaltensweisen, die über eine negative Verstärkung aufrechterhalten werden, sind besonders schwer zu verändern, da die unangenehmen Zustände, die durch das Problemverhalten reduziert werden, anders nicht kontrolliert und beseitigt werden können, sondern unabgeschwächt erlebt werden müssen. In diesem Fall werden Sie, wenn Sie sich dazu entscheiden, das Problemverhalten nicht mehr zu zeigen, die unangenehmen Umstände besonders deutlich wahrnehmen.

Bei der Durchführung einer Verhaltensanalyse mithilfe des SORK startet man bei »R«, also der genauen Beschreibung des problematischen Verhaltens. »S« und »O« sind die vorausgehenden Bedingungen des Verhaltens (R). Diese tragen dazu bei, dass das Problemverhalten ausgelöst wird. Zum Beispiel kann die Kombination der Bedingungen »Vorhandensein von großen Nahrungsmittelvorräten«, der Emotion »Traurigkeit« und des Gedankens »meine Freunde haben mich vergessen«, den Stimulus (S) eines Essanfalls darstellen. Die Organismusvariable kann dabei in folgenden Elementen bestehen: körperlicher Zustand Hunger (Sie haben bereits eine Mahlzeit an diesem

Arbeitsblatt 5 – Verhaltensanalyse

Verhaltensanalyse			
Vorangehende Bedingung		**Reaktion**	**Nachfolgende Bedingungen**
Auslösende Situation Stimulus S	Regeln, Einstellungen, körperlicher Zustand O	Verhalten, Gedanken, Gefühle, Körperreaktionen R	Kurzfristige und langfristige Konsequenzen K

Tag ausgelassen), durch Erfahrung entstandenes Regelwissen (»Essen hilft gegen Trauer und Einsamkeit«). S und O zusammen erhöhen die Wahrscheinlichkeit eines Essanfalls. Diese vorhergehenden Bedingungen erzeugen ein »respondentes Verhalten«, d. h. eine Reaktion auf die vorhergehenden Bedingungen. Wenn Sie Ihr Problemverhalten nicht genau analysieren, könnten Sie an dieser Stelle denken, dass Sie einen Essanfall hatten, weil Sie traurig waren und Ihre Freunde nicht da waren. Sie könnten übersehen, dass Ihre Lerngeschichte »sich durch Essen besser zu fühlen, gelernt zu haben, dass Trauer durch Nahrungsmittel gelindert werden kann« eine wesentliche Rolle spielt. Es ist auch von zentraler Bedeutung, dass Sie an diesem Tag eine Mahlzeit haben ausfallen lassen und vermutlich sich bereits im Bereich Hunger (Nährstoffmangel) befunden haben. Sie können ebenfalls versäumen, den zu großen Vorräten zu Hause die nötige Aufmerksamkeit zu schenken.

Je gefährlicher ein Problemverhalten ist, umso mehr müssen Sie auch die nachfolgenden Bedingungen des Problemverhaltens erkennen lernen. In diesem Teil des SORK geht es um Bedingungen, die ein Problemverhalten durch die nachfolgenden Konsequenzen aufrechterhalten. In diesem Fall könnte die kurzfristige negative Verstärkung die stärkste Rolle bei der Aufrechterhaltung des Problemverhaltens spielen. Sie bemerken, dass der Essanfall Ihre unangenehmen Emotionen reduziert (negative Verstärkung!). Durch das Essen erleben Sie zusätzlich ein Gefühl der Beruhigung und Sie fühlen sich satt (positive Verstärkung). Bei der Erstellung des SORK geht es ganz wesentlich darum, die negative Verstärkung zu identifizieren. Die vorhergehenden Bedingungen und die positive Verstärkung des Problemverhaltens zu erkennen sind anschließend ebenfalls von großer Bedeutung, um das Problemverhalten zu verändern.

Wie können Sie eine Verhaltensanalyse SORK erstellen?

Bestimmen Sie als erstes Ihr Problemverhalten! Das Problemverhalten ist in dem Kontext, in dem es auftritt, meistens funktional, denn es hilft Ihnen bei der Bewältigung Ihrer Schwierigkeiten und macht Situationen aushaltbar. Sie erreichen immer ein bestimmtes kurzfristiges Ziel damit, aber es ist eine problematische Art des Umgangs mit Schwierigkeiten, da Sie sich langfristig schädigen. Das Problemverhalten kann alles sein, was Sie in der Essstörung festhält: z. B. Essanfälle, Selbstverletzung, Rauchen, Diebstähle, Suizidversuche, Wutausbrüche, Vermeidungsverhalten oder vieles andere, was Sie in Schwierigkeiten bringt.

Schreiben Sie unter »R« auf, was Sie im Rahmen des Problemverhaltens genau tun.

Je nach der Gefährlichkeit der Handlung, die Sie unter »R« aufgeschrieben haben, wählen Sie den Stimulus »S« um die Handlung herum. Je gefährlicher die Handlung ist, umso näher muss die Beschreibung des »S« um die konkrete Handlung herum stattfinden. Das ist wichtig, damit Sie den »Point of no return« erkennen können. «Point of no return« bedeutet, wenn Sie an diesem Punkt angekommen sind, gibt es keinen Weg zurück! Sie sind in der Einbahnstraße des Problemverhaltens gelandet.

Sie werden hier das Problemverhalten zeigen, auch wenn Sie es sich ganz glaubhaft vorgenommen haben, nie mehr einen Essanfall zu haben.

Beschreiben Sie die Umgebung, in der Sie sich befinden, die Gedanken, die Emotionen und Ihre Körperwahrnehmung in der Situation.

Gehen Sie dann zu »O«. Beschreiben Sie die körperlichen Rahmenbedingungen (z. B. wie war die Qualität des Schlafes vor der Situation, wie ist der Ernährungszustand, gibt es unbehandelte körperliche Krankheiten, die Sie empfindlicher und weniger stabil machen?) und alle überdauernden Regeln und Pläne, die mit dem Auftreten des Problemverhaltens in Verbindung stehen.

Gehen Sie zurück zu »R«. In dem Moment, in dem Sie das Problemverhalten (die Handlung) durchführen, was ging Ihnen in dem Moment durch den Kopf, welche Emotion können Sie identifizieren, wie ist Ihre Körperwahrnehmung?

Gehen Sie dann zu »K«. Beschreiben Sie alle kurzfristigen Konsequenzen, die Sie unmittelbar nach der Durchführung des Problemverhaltens wahrnehmen. Beschreiben Sie alle langfristigen Konsequenzen, die Sie nach einer gewissen Zeit im Zusammenhang mit dem Problemverhalten haben werden. Beurteilen Sie, welche dieser kurzfristigen und langfristigen Konsequenzen aus Ihrer Sicht für Sie positiv und welche negativ sind. Überprüfen Sie, an welcher Stelle eine »negative Verstärkung« Ihres Problemverhaltens besteht.

Wie ist der Weg aus dem Problemverhalten?

Tatsächlich gibt es nur einen Weg, nämlich: den »Point of no return« nicht zu erreichen, eine frühere Abzweigung zu nehmen und dadurch zu verhindern, dass erneut eine negative Verstärkung des Problemverhaltens erfolgt. Aus dem ersten Teil des SORK ergeben sich häufig die möglichen früheren Abzweigungen und alternativen Verhaltensmöglichkeiten. Sie können eine Veränderung in »S« vornehmen. Wenn Sie traurig sind, können Sie sich beispielsweise entscheiden, entgegen der Emotion zu handeln und einen Freund oder eine Freundin anzurufen, aus dem Haus zu gehen, spazieren zu gehen, sich etwas Gutes zu tun – z. B. ein heißes Bad nehmen, einen Film sehen – oder irgendeine Fertigkeit aus der Fertigkeitenliste auszusuchen und damit zu experimentieren.

Um an »O« etwas zu verändern, hilft es, die bisherigen handlungsleitenden Regeln in die richtige Perspektive zu setzen. Dazu können Sie sich zunächst selbst validieren: »Ich habe ja die Erfahrung gemacht, dass Essen gegen Traurigkeit hilft. Da ist es logisch, dass ich in Momenten von Traurigkeit an Essen denke.« Im Sinne von Dialektik können Sie sich dann sagen: »Das ist kein Naturgesetz und es gibt andere Möglichkeiten, mit Traurigkeit umzugehen.« Der zweite wichtige Ansatzpunkt zur Veränderung von »O« beruht auf der Veränderung des körperlichen Zustands. Wenn Sie regelmäßig drei Mahlzeiten essen, sinkt die Wahrscheinlichkeit, dass die oben genannten Stimuli einen Essanfall auslösen.

Wenn der »Point of no return« bereits erreicht ist, wird es am schwierigsten sein, ein alternatives Verhalten zu finden. Stellen Sie sich vor, dass Sie sich bereits über das Toilettenbecken gebeugt haben, um Erbrechen einzuleiten. Sie werden dann mit ganz hoher Wahrscheinlichkeit auch erbrechen. Deshalb brauchen Sie,

Tab. 7: Ein Beispiel für »SORK« am Problemverhalten Erbrechen

S	O	R	K
Situation: Ich bin auf den Knien über das Toilettenbecken gebeugt, es ist außer mir niemand in der Wohnung, ich fühle mich alleine, habe zu viel gegessen	*Regel*: »Wenn ich Hilfe benötige, dann ist niemand für mich da« *Plan*: »Ich muss mit meinen Problemen allein zurechtkommen«, »Es steht mir nicht zu, andere um Hilfe zu bitten«	Ich nehme meine Zahnbürste und stecke sie mir tief in den Hals, beginne zu würgen und zu erbrechen, mein Magen verkrampft sich und ich erbreche mich weiter	*Kurzfristig*: Nach dem Erbrechen folgt Erleichterung im ganzen Körper, Ermüdung, innere Ruhe, die Gedanken haben aufgehört, wie nach einem Gewitter (negative Verstärkung)
Gedanken: »Niemand kümmert sich um mich«, »Keiner ruft mich an«, »Meine Freunde haben mich vergessen«, »Ich bin dick und langweilig«, »Ich habe schon wieder zu viel gefressen«	*Zentrale Überzeugung*: »Ich bin wertlos, die anderen sehen meine Not nicht«	*Gedanke*: »Der Druck in mir ist nicht auszuhalten«, »Ich könnte heulen und schreien vor Einsamkeit«, »Ich werde es nie schaffen«	*Gedanken*: »Was ich zu viel gegessen habe, ist raus (negative Verstärkung), ich werde mein Gewicht halten (positive Verstärkung)«
Emotion: Trauer, Einsamkeit, Scham, Ärger auf die anderen	*Allgemeine Organismusvariable*: »Ich habe die letzte Nacht schlecht geschlafen, wurde von Albträumen geplagt und bin wie gerädert aufgewacht«	*Emotion*: tiefe Trauer und Einsamkeit, Hoffnungslosigkeit	*Langfristig*: »Ich habe versagt, mein Ziel nicht erreicht«, »Ich bleibe ein Versager« (negative Konsequenz)
Vegetative Reaktion: Kloß im Hals, Magendruck, körperliche Schwäche, Spannungsgefühl im aufgequollenen Bauch	*Ernährungszustand*: »Durch die Arbeit hatte ich kein Mittagessen, ich hatte großen Hunger, als ich mit dem Essen angefangen habe«	*Körperwahrnehmung*: Schmerzen im Hals und im Magen, der ganze Körper verkrampft sich durch das Brechen, innere Kälte, Schüttelfrost	*Körperlich kurzfristig*: Der Druck im Bauch hat aufgehört (negative Verstärkung) *Körperlich langfristig*: »Habe mich im Hals verletzt, das wird länger schmerzen«, zahlreiche körperliche Folgeschäden *Emotion*: Scham, Ärger auf sich, weil Versager (negative Konsequenz)

wenn Sie das Problemverhalten nicht mehr zeigen wollen, ein »Stoppschild«. Alles was hilfreich und sinnvoll ist, nicht in die Situation zu kommen, sollte auch eingesetzt werden. Wenn es Ihnen hilft, dann malen Sie sich ein »Stoppschild« und hängen es an die Tür. Damit erinnern Sie sich regelmäßig daran, dass Sie diesen Weg nicht mehr gehen wollen.

Wenn Sie es schaffen, vor dem Point of no return eine andere Abzweigung zu finden, dann sind Sie Ihren Therapiezielen einen großen Schritt nähergekommen.

2.12 Anwendung der Kettenanalyse und der Verhaltensanalyse

Kettenanalyse und Verhaltensanalyse sind neben dem Ernährungsprotokoll die wichtigsten Selbstmanagement-Tools. Erstellen Sie jede Woche mindestens eine Kettenanalyse oder Verhaltensanalyse zu einem wesentlichen Problemverhalten, beispielsweise einem Essanfall. Wenn sich das Problemverhalten trotzdem wiederholt, ist das ein wichtiger Hinweis darauf, dass die Analyse möglicherweise noch unvollständig ist. Überlegen Sie dann zusammen mit Ihrem Psychotherapeuten, welche Elemente möglicherweise noch unzureichend beschrieben sind. Wenn Sie in Ihrer Therapie fortgeschritten sind, können Sie die Kettenanalyse und die Verhaltensanalyse auch nutzen, um primäre und sekundäre Emotionen zu unterscheiden und sich im entgegengesetzten Handeln zu üben. Hören Sie mit Kettenanalysen und Verhaltensanalysen erst auf, wenn Sie wesentliche Veränderungen erreicht haben.

2.13 Verhaltensanalyse mit der Matrix

Die Matrix ist eine Form der Verhaltensanalyse, die innerhalb der Acceptance & Commitment Therapy (ACT) entwickelt wurde (Polk et al., 2019). Die Matrix unterstützt dabei, gegenwärtiges Verhalten systematisch nach verschiedenen Dimensionen zu sortieren: Vermeidungs- versus Annäherungsverhalten, sichtbares, sensorisch wahrnehmbares Verhalten versus privates, also nicht direkt beobachtbares Verhalten.

2.13.1 Elemente der Matrix

Hin: Rechts der Mittellinie wird Verhalten eingeordnet, wenn es sich um Annäherungsverhalten handelt. Annäherungsverhalten ist Verhalten, das werteorientiert und auf eigene Ziele ausgerichtet ist, sowie entsprechendes Planungsverhalten. Insgesamt handelt es sich um Verhalten, das unter appetitiver Kontrolle steht, also die Chance bietet, positive Verstärkung zu erfahren, Bedürfnisse zu befriedigen und Wünsche erfüllt zu bekommen.

Weg: Links der Mittellinie wird Verhalten einsortiert, das von eigenen Werten wegführt, auf Vermeidung ausgerichtet ist, unter aversiver Kontrolle steht, also durch negative Verstärkung aufrechterhalten wird.

Außen: Oberhalb der Mittellinie wird Verhalten einsortiert, wenn es beobachtbar, durch die fünf Sinne erfahrbar ist.

Innen: Unterhalb der Mittellinie wird Verhalten einsortiert, das nicht direkt beobachtbar, nur der eigenen Person selbst zugänglich, »privat« ist.

Durch die Matrix ergeben sich vier Quadranten:

Rechts unten: Hierher gehört alles, was zur Planung von Annäherungsverhalten erforderlich ist: Werte, Ziele, Pläne. Zugehörige Fragen sind: Was ist mir wichtig? Welche Personen sind mir wichtig? Welche Pläne habe ich?

Links unten: Hierher gehören alle inneren Ereignisse, die werteorientiertes Verhalten blockieren können: intrusive Gedanken, Emotionen wie Angst oder Scham, kognitive Prozesse wie Grübeln und Sorgen.

Links oben: Hierher gehören alle Verhaltensweisen, die von persönlichen Werten und Zielen wegführen können: Vermeidung, Aufschieben von Arbeiten, exzessiver Drogen- und Alkoholgebrauch, gestörtes Essverhalten, Selbstverletzungen.

Rechts oben: Hierher gehören alle beobachtbaren Verhaltensweisen, die persönlichen Werten und Zielen dienen, in die richtige Richtung führen.

2.13.2 Anwendung der Matrix

Die Matrix kann sowohl für eine globale Fallkonzeption angewendet werden wie für die Kontextualisierung von einzelnen Verhaltensweisen.

Beispiel 1:

Anna war als 12-jährige Schülerin häufig verspottet worden. Eine häufige Beschimpfung war: »Du hast einen fetten Hintern«. Anna hatte sich geschworen, nie wieder Anlass für derartigen Spott zu geben und angefangen zu fasten. In der Folgezeit hatte sich eine Anorexia nervosa mit Untergewicht, Essanfällen und Erbrechen entwickelt, die es für Anna unmöglich machte, wie gewünscht zu studieren. Sie dachte häufig über diese Erinnerung nach und spürte dabei die intensive Scham, die sie damals erlebt hatte.

Die Therapeutin bat Anna, diese Situation in die Matrix einzuordnen. Es entwickelte sich folgender Dialog:

Therapeutin:	Ist der Gedanke: »nicht mehr verspottet werden wollen«, innen oder außen?
Anna:	Natürlich innen, das ist ein Gedanke, den ich habe, den niemand direkt beobachten kann.
Therapeutin:	Ist der Gedanke: »nicht mehr verspottet werden wollen«, eher behindernd oder hilfreich beim Erreichen der Ziele?
Anna:	Das ist schwierig. Ich dachte zuerst, dieser Gedanke hilft mir dabei, meine Selbstachtung zu bewahren. Tatsächlich hat er dazu geführt, dass ich nichts mehr gegessen habe und krank geworden bin. Der Gedanke gehört also vermutlich in das linke untere Feld.
Therapeutin:	Wohin gehört das gestörte Essverhalten, das mit dem »nicht mehr verspottet werden wollen« in Verbindung steht?
Anna:	Auch hier habe ich zunächst gedacht, es gehört nach rechts oben, es würde mir helfen, mich nicht mehr so zu schämen, nicht mehr verspottet zu werden. Aus heutiger Sicht gehört es aber nach links oben.
Therapeutin:	Wo möchten Sie hin? Welche Aktivitäten wären wichtig?
Anna:	Ich möchte studieren, selbstständig sein, Freunde haben, ein eigenes Leben führen.
Therapeutin:	Welches Verhalten würde Sie Ihren Zielen näherbringen?
Anna:	Zunächst müsste ich so viel essen, dass sich mein Gewicht normalisiert, dann hätte ich auch wieder genug Konzentrationsfähigkeit für das Studium.

Die Abbildung 3 zeigt das Ergebnis (▶ Abb. 3).

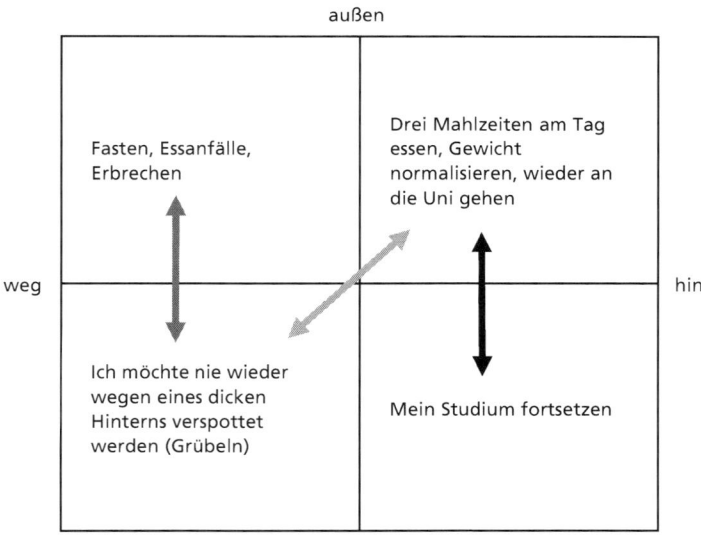

Abb. 3: Matrix von Anna

2.13.3 Was sind die hilfreichen Aspekte dieser Art der Verhaltensanalyse?

Die Patientinnen lernen, äußere von inneren Ereignissen zu unterscheiden. Beispielsweise ist die Erinnerung daran, verspottet worden zu sein, ein inneres Ereignis und kein äußeres. Innere Ereignisse brauchen einen anderen Umgang als äußere Ereignisse.

Die Patienten lernen, Vermeidungsverhalten von Annäherungsverhalten zu unterscheiden.

Patienten lernen Verhaltensmuster, die durch negative Verstärkung aufrechterhalten werden (aversive Kontrolle), von Mustern zu unterscheiden, die positiv verstärkt werden (appetitive Kontrolle). Das Fasten dient bei Anna dazu, die Auswirkungen von aversiven inneren Ereignissen abzuschwächen = aversive Kontrolle (dunkelgrauer Pfeil). Regelmäßiges Essverhalten könnte dagegen durch die Möglichkeit der Partizipation an werteorientierten Aktivitäten belohnt werden = appetitive Kontrolle (schwarzer Pfeil).

Patientinnen lernen zu identifizieren, an welchen Stellen entgegengesetztes Handeln (hellgrauer Pfeil) erforderlich ist. Regelmäßiges Essen erfordert, dieses Verhalten durchzuführen, obwohl es erhebliche innere Blockaden gibt und die Umsetzung deswegen sehr schwer ist. Das Therapieziel ist nicht, innere Blockaden zu beseitigen, dies wäre unrealistisch, sondern entgegengesetzt zu handeln.

Die Matrix eignet sich gut, um den Kontext von blockierten Verhaltensweisen zu analysieren.

Beispiel 2:

Die 25-jährige Claudia hat eine dramatische Trennung hinter sich. Vor zwei Jahren musste sie feststellen, dass ihr Freund sie belogen und betrogen hatte. Seitdem war sie keine neue Beziehung mehr eingegangen. Sie hatte sich ganz in ihre Arbeit gestürzt, hatte sich restriktiv ernährt, Untergewicht entwickelt und war allen Kontakten aus dem Weg gegangen. Die Vorstellung einer neuen Liebesbeziehung war damit verbunden, dass sie dachte: »Ich will nie wieder betrogen werden!«

Die Therapeutin bat Claudia, die Situation in die Matrix einzuordnen. Es entwickelte sich der folgende Dialog:

Therapeutin:	Ist der Gedanke: »ich will nie wieder betrogen werden«, innen oder außen?
Claudia:	Natürlich innen. Darüber spreche ich nur mit Ihnen. Sonst weiß niemand etwas davon.
Therapeutin:	Bringt er Sie näher an Ihre Werte oder eher weg davon?
Claudia:	Ursprünglich dachte ich, der Gedanke hilft, um aufmerksam zu bleiben. Er schützt mich davor, wieder in die Falle zu tappen. Tatsächlich hat er mich dazu gebracht, ein einsames Leben zu führen. Er gehört also wahrscheinlich nach links unten.

Therapeutin:	Bringt Sie: »viel arbeiten«, näher an Ihre Werte oder weiter weg davon?
Claudia:	Arbeiten lenkt mich ab und ist schon sehr wichtig. Die gegenwärtige Menge ist aber nicht durchhaltbar. Zu viel arbeiten gehört also nach links oben.
Therapeutin:	Wie ist es mit wenig essen?
Claudia:	Gehört wohl in die gleiche Kategorie. Das Fasten hat mich im Endeffekt krank gemacht.
Therapeutin:	Wohin gehört das Thema »Liebe vermeiden und über Freundinnen, die Liebeskummer haben, lästern«?
Claudia:	Das ist mein Selbstschutz. Ich schäme mich ja dafür, allein zu sein. Das Verhalten gehört auch nach links oben.
Therapeutin:	Was müssten Sie tun, um sich Ihrem Ziel, wieder eine Liebesbeziehung zu haben, anzunähern?
Claudia:	Ich müsste wieder ausgehen und für Gelegenheiten sorgen, jemanden kennenzulernen. Ich weiß ja noch von früher, wie das geht. Gleichzeitig ist es super schwer, da ich dann ganz intensiv daran denken würde, wie groß meine Enttäuschung war.

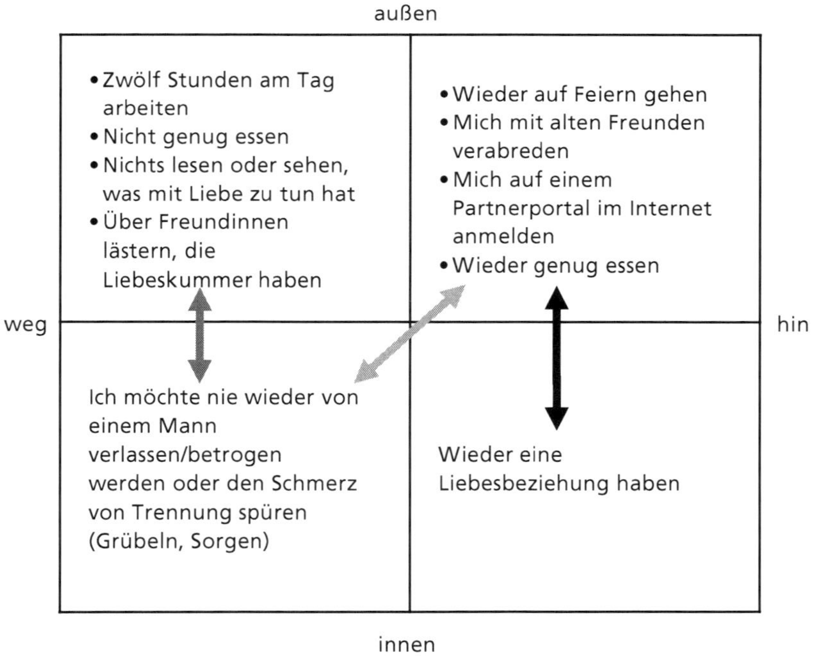

außen

• Zwölf Stunden am Tag arbeiten • Nicht genug essen • Nichts lesen oder sehen, was mit Liebe zu tun hat • Über Freundinnen lästern, die Liebeskummer haben	• Wieder auf Feiern gehen • Mich mit alten Freunden verabreden • Mich auf einem Partnerportal im Internet anmelden • Wieder genug essen
Ich möchte nie wieder von einem Mann verlassen/betrogen werden oder den Schmerz von Trennung spüren (Grübeln, Sorgen)	Wieder eine Liebesbeziehung haben

weg — hin

innen

Abb. 4: Matrix von Claudia

Auch in diesem Beispiel wird deutlich, dass Claudias Verhalten hauptsächlich unter aversiver Kontrolle steht (dunkelgrauer Pfeil).

3 Modul Achtsamkeit und Akzeptanz

Unsere buddhistische Meisterin Ayya Khema[3] sagte in einem ihrer Vorträge: »Es gibt zwei Wege unglücklich zu werden: Ich will etwas, was ich nicht habe, oder ich habe etwas, was ich nicht will!« Achtsamkeit und Akzeptanz bedeutet, in der Realität präsent zu sein, zu sehen und anzunehmen, was ist. In der buddhistischen Lehre ist »Nicht-Haben-Wollen« mit der Emotion Hass verbunden; »Haben-Wollen« ist mit der Emotion Gier verbunden. Hass und Gier werden zu den negativen Emotionen gezählt, da sie die Menschen dazu bringen, an dem, was sie wollen oder nicht wollen, »anzuhaften«, dadurch den Blick für die Realität zu verlieren und zu leiden.

Nicht-Haben-Wollen eines Problems führt häufig dazu, dass ein Problem größer wird und sich verfestigt. Unbedingt-Haben-Wollen von etwas, was mir nicht gegeben ist, führt ebenfalls dazu, dass ein Problem größer wird und sich verfestigt.

Wir empfehlen Ihnen deshalb, erst einmal genau hinzusehen, Ihr Leben so, wie es gerade ist, genau zu betrachten, Ihr Verhalten zu analysieren, indem Sie erst mal nur beschreiben, »was ist«. Das kann Ihnen helfen zu verstehen, warum Sie sich so verhalten, wie Sie sich verhalten, und dabei möglicherweise neue Erfahrungen zu machen. Dieses genaue Bestimmen der gegenwärtigen Situation erfordert zunächst Achtsamkeit und die Bereitschaft zur radikalen Wahrheit. Anschließend brauchen sie Mut zur Akzeptanz, d. h. sich einzugestehen, dass die Dinge so sind, wie sie sind, und nicht anders. Akzeptanz bedeutet aber nicht, Dinge gutzuheißen, sondern nur Respekt vor dem, was im Moment tatsächlich ist! Wenn Sie sich entschieden haben, in dieser Form Bilanz zu ziehen, dann beginnen Sie zu beschreiben, was ist. Beschreiben erfolgt objektiv, also verzichten Sie auf alles, was der Situation, um die es geht, einen subjektiven Charakter gibt.

3.1 Wie kann Achtsamkeit geübt werden?

Achtsamkeit ist eine Fähigkeit, die jedem Menschen angeboren ist. Da jeder Achtsamkeit besitzt, ist es auch nicht unbedingt erforderlich, dass Achtsamkeit in wo-

---

3 Ayya Kehma (1923–1997) war eine buddhistische Nonne, die sich große Verdienste um die Rezeption von wesentlichen Lehren des Theravada-Buddhismus in Deutschland und auch innerhalb der Psychotherapie erworben hat. Bei vielen Achtsamkeitstechniken handelt es sich um psychologische Varianten von innerhalb des Buddhismus entstandenen Techniken.

chenlangen Schweigeseminaren gelernt wird – obwohl natürlich solche Seminare die beste Möglichkeit zur Übung bieten. Achtsamkeit bedeutet in erster Linie »aufmerksam« zu sein. Dabei richtet sich die Aufmerksamkeit in akzeptierender und nicht-bewertender Weise auf alles, was in einem selbst passiert – Körperwahrnehmungen, Emotionen und Gedanken –, und alles, was in der Umgebung geschieht und durch die Sinne wahrgenommen wird.

Der Zustand der Achtsamkeit ist durch folgende Elemente charakterisiert:

- Man befindet sich in einer Beobachterposition, sieht aus der Perspektive des inneren Beobachters auf innere und äußere Ereignisse. Der Fokus ist auf die Gegenwart gerichtet.
- Haltung von Neugierde, Offenheit und Akzeptanz gegenüber den gegenwärtigen Erfahrungen.
- Wahrnehmung ohne Einschränkungen
  – Bewusstsein für die verschiedenen Ebenen:
    eigenes Selbst (innerer Beobachter)
  – innere Ereignisse (Gedanken, Emotionen, Körperwahrnehmungen)
  – Wahrnehmungen der äußeren Welt durch die Sinne
- Verzicht auf Bewertung
- Verzicht auf konzeptuelle Verarbeitung
- Verzicht auf Reaktion auf Wahrnehmungen, Gedanken oder Emotionen, »Nicht-Handeln«, »Nichts-Tun«

Obwohl Achtsamkeit jedem Menschen angeboren ist, geht sie auch leicht verloren. Dieser Prozess ergibt sich dadurch, dass die persönliche Lerngeschichte jedes Menschen darauf ausgerichtet ist, schwierige Situationen möglichst optimal und schnell zu überstehen. Dazu ist besonders in bedrohlichen Situationen eine unmittelbare Reaktion erforderlich. Aus diesem Grund ist alles, was wahrgenommen wird, unmittelbar mit der Prüfung verbunden, woher diese Wahrnehmung bekannt sein könnte und in wie weit eine Gefahr damit verbunden ist. Besteht eine Erinnerung, wird eine unmittelbare Reaktion begünstigt. Durch die Übung der Achtsamkeit kann man diesen Prozess verlangsamen. Die unmittelbare, auf vergangenen Erfahrungen beruhende Reaktion findet nicht automatisch statt. Vielmehr geht es um die Einübung des »Nicht-Handelns«. Reize aus dem Umfeld, Gedanken, Emotionen oder Körperwahrnehmungen werden registriert, aber nicht beantwortet. Es erfolgt keine Reaktion, weder durch ein Verhalten noch durch weiterführende Gedanken. Nicht zu reagieren bedeutet, Wahrnehmungen so zu lassen, wie sie sind. Es bedeutet, sie loszulassen, vorbeiziehen zu lassen wie die Wolken am Himmel. Achtsamkeit bzw. Nicht-Handeln kann in folgenden Schritten gelernt werden.

3.1.1 Wahrnehmen

Wahrnehmen ist eine Form der objektiven Informationssammlung. Um objektiv zu sein, richten Sie Ihre Aufmerksamkeit ausschließlich auf das, was vorhanden ist. Sie registrieren es, ohne darauf zu reagieren.

- Nehmen Sie wahr, was von außen durch Ihre fünf Sinne zu Ihnen kommt.
- Achten Sie auf Ihr Erleben: Achten Sie auf Ihre Wahrnehmung, ohne daran anzuhaften oder darauf zu reagieren. Verzichten Sie darauf zu handeln.
- Lassen Sie Emotionen und Gedanken in Ihr Bewusstsein kommen und wieder davonziehen.
- Seien Sie fokussiert: Entscheiden Sie, worauf Sie Ihre Aufmerksamkeit richten. Lassen Sie Ihre Wahrnehmung auf einen Punkt gerichtet und seien Sie gleichzeitig offen. Schieben Sie nichts zur Seite.
- Seien Sie wie ein Pförtner an einem Tor, aufmerksam für jede Wahrnehmung, jeden Gedanken, jede Emotion, die in Ihr Bewusstsein tritt.
- Wenn Sie Ihre Aufmerksamkeit nach innen richten, dann sehen Sie Wahrnehmungen, Gedanken und Emotionen, die kommen und gehen, wie Wolken am Himmel oder Wellen im Meer.

3.1.2 Beschreiben

Beschreiben bedeutet, dass Sie das, was Sie wahrgenommen haben, in Sprache übersetzen. Das ist nicht einfach, da an dieser Stelle die individuelle Lerngeschichte zu dem Wahrgenommenen eine wichtige Rolle spielt. Erfahrungen aus der Vergangenheit werden automatisch aktualisiert. Das ist einerseits ein wichtiger Prozess, um Reaktionen auf das Wahrgenommene zu beschleunigen. Gleichzeitig besteht die Gefahr, durch die Vergangenheit den Blick für die aktuelle Situation zu verlieren. Bleiben Sie deshalb auf der beschreibenden Ebene.

- Benennen Sie, was Sie wahrgenommen haben, und fassen Sie es in beschreibende Worte. Unterscheiden Sie zwischen Sinneswahrnehmungen, Gedanken und Emotionen. Wahrnehmungen sind, was Sie sehen, hören, riechen, schmecken, fühlen: »Das Meer hat eine graugrüne Farbe, es riecht nach Tang, ich schmecke das Salz, ich höre die Brandung, ich fühle den kühlen Wind.«
- Etikettieren Sie auftretende Gedanken, wenn diese über die reine Beschreibung Ihrer Wahrnehmung hinausgehen, als zu einem bestimmten Thema gehörige Gedanken, Körperwahrnehmungen als Körperwahrnehmungen und Emotionen als Emotionen. Beispiele: »Ich muss das Formular noch ausfüllen = Arbeit«, »stechende Wahrnehmung im Rücken = Schmerz«, »Ich vermisse sie so sehr = Emotion Sehnsucht«.
- Die Technik des Etikettierens hilft Ihnen, bei der Beschreibung zu bleiben, ohne in die Lerngeschichte, die mit Ihrer Wahrnehmung verbunden ist, einzutauchen und damit die Ebene der Beschreibung zu verlassen.

3.1.3 Teilnehmen

Teilnehmen bedeutet, dass Sie mit Ihrer Wahrnehmung gleichzeitig bei sich und in Ihrem Umfeld verankert sind. Es ist ein Zustand vergleichbar mit zwei Menschen, die miteinander tanzen. Beide sind gleichzeitig bei sich und nehmen die eigene Bewegung wahr, beide sind gleichzeitig bei dem Partner und nehmen seine Schritte wahr, sie hören die Musik und nehmen die Gegenwart anderer tanzender Paare wahr.

- Seien Sie mit Ihren Wahrnehmungen, Gedanken und Emotionen Teil der gegenwärtigen Situation. Tauchen Sie ein in die Erfahrung und lassen Sie Grübeln und Sorgen los. Bleiben Sie in sich selbst und in der Situation verankert.
- Tun Sie genau das, was in der Situation erforderlich ist. Seien Sie weder verkrampft noch kraftlos. Handeln Sie so wie eine Tänzerin, die ihrem Partner und der Musik folgt.

3.1.4 Nichtbewertend

»Nichtbewerten« ist eine wesentliche Grundhaltung der Achtsamkeit. Es handelt sich dabei um eine offene, neugierige Aufmerksamkeit, die nicht darauf ausgerichtet ist, das Wahrgenommene einzuordnen, sondern so zu lassen, wie es wahrgenommen wurde. Wenn Sie bewerten, dann stellen Sie eine emotionale Verbindung zu dem her, was Sie wahrgenommen haben. Sie werden dabei Ihre vergangene Lerngeschichte aktivieren, Gedanken, Emotionen, Erfahrungen, Sorgen, Bilder und vieles mehr werden auftauchen. Ihre Aufmerksamkeit wird das eigentliche Objekt nicht mehr unvoreingenommen wahrnehmen können.

- Konzentrieren Sie sich auf das, was Sie wahrnehmen, ohne zu bewerten. Verzichten Sie auf eine Einordnung in »gut oder böse«, »schrecklich oder fantastisch«, »man soll oder man soll nicht«. Üben Sie sich darin, Ihre Wahrnehmung nicht zu verändern, fügen Sie nichts hinzu und nehmen Sie nichts weg.
- Trennen Sie Bewertungen von Tatsachen. Bewertungen erkennen Sie daran, dass mehrere Ansichten möglich sind (der Schrank ist schön oder hässlich). Tatsachen sind prinzipiell überprüfbar (der Schrank ist weiß und hat fünf Schubladen).
- Wenn Sie bemerken, dass Sie bewerten, dann erkennen Sie auch das als Tatsache an. Bewerten Sie nicht das Bewerten. Kritisieren Sie sich nicht für die Bewertung, sondern kehren Sie einfach zum Wahrnehmen zurück!

3.1.5 Konzentriert

Konzentriert sein bedeutet, sich darauf zu reduzieren, was jetzt in diesem Moment von Bedeutung ist.

- Konzentrieren Sie sich in einem Augenblick nur auf eine Sache: Wenn Sie aufs Meer hinausschauen, dann konzentrieren Sie sich auf das Meer, wenn Sie essen,

dann essen Sie, wenn Sie gehen, dann gehen Sie. Tun Sie alles, was Sie tun, mit Ihrer ganzen Aufmerksamkeit.
- Wenn andere Wahrnehmungen, Gedanken oder Emotionen Sie ablenken oder Sie bemerken, dass Sie zwei Dinge gleichzeitig tun, dann erkennen Sie das als Tatsache an und wenden Ihre Aufmerksamkeit wieder der ursprünglichen Angelegenheit zu.

3.1.6 Wirkungsvoll

- Wählen Sie geeignete Ziele aus und handeln Sie danach.
- Tun Sie das, was in der Situation zu tun ist. Lassen Sie Bewertungen wie »man sollte – man sollte nicht« weg.
- Halten Sie sich an Spielregeln. Wenn Sie Basketball spielen, dann spielen Sie Basketball, nicht Fußball. Tanzen Sie im Rhythmus. Schaden Sie weder sich noch anderen.
- Setzen Sie Ihre Fähigkeiten ein. Treffen Sie beim Hämmern den Nagel auf den Kopf.
- Unterlassen Sie unpassenden Eigensinn, Ärger und übersteigerten Gerechtigkeitssinn, die Ihnen nur schaden und keinen Erfolg bringen.

3.2 Achtsamkeitsübungen erlernen

Achtsamkeit lässt sich durch eine Reihe spezifischer Übungen trainieren. Achtsamkeitsübungen sind deshalb ein wichtiges Element von psychotherapeutischer Behandlung geworden.

Achtsamkeitsübungen

- verankern Sie in der Gegenwart, helfen Ihnen, Ihre Aufmerksamkeit auf die Gegenwart, das was in Ihnen und um Sie herum passiert, zu fokussieren;
- können Sie dabei unterstützen, ein neues Verhältnis zu Ihren Gedanken, Emotionen und Körperwahrnehmungen zu entwickeln;
- können Ihre Flexibilität erhöhen, sich auf das zu konzentrieren, was Ihnen wichtig ist, und Gedanken, mit denen Sie sich im Moment nicht beschäftigen wollen, vorbeiziehen und verblassen zu lassen;
- vermindern kognitive Fusion (Vermischung oder Verwechslung von Selbst und Denken oder von Denken und Wahrnehmung), indem sie ein Bewusstsein für die Verschiedenheit dieser Ebenen erzeugen. Sie helfen dabei zu erkennen: »Ich bin nicht meine Gedanken. Ich bin nicht meine Emotionen. Meine Gedanken sind nicht die Welt.«

Achtsamkeitsübungen

- setzen einerseits an Verhaltensweisen an, die Sie bereits »einfach können«, wie Sehen, Hören, Riechen, Schmecken, Fühlen, Atmen, Gehen,
- sind andererseits anspruchsvoll, da das Fokussieren der Aufmerksamkeit und das Einhalten der Regeln der jeweiligen Übung schwer sind.

Achtsamkeitsübungen sind dann besonders wirksam, wenn sie täglich mindestens 20 Minuten durchgeführt werden.

Achtsamkeitsübungen sind keine Entspannungsübungen. Zu den Regeln von Achtsamkeitsübungen gehört es, auftretende spontane Gedanken und Emotionen nicht zu bewerten, nicht zu beeinflussen, sondern »wie Wolken« vorbeiziehen zu lassen und mit der Aufmerksamkeit wieder zur Übung zurückzukehren. Das Ziel, Entspannung erreichen zu wollen, würde diesen Ablauf stören, da hierzu eine Auswahl »angenehmer« Emotionen erforderlich ist.

Machen Sie sich vor dem Üben zuerst mit den Prinzipien der Achtsamkeit vertraut. Bauen Sie das Üben schrittweise auf: Beginnen Sie mit einer oder mehreren Fünf-Sinne-Übungen, machen Sie dann weiter mit Achtsamkeit im Alltag, wobei die Übung »Achtsames Essen« besonders wichtig ist. Konzentrieren Sie die Achtsamkeit im Alltag auf Situationen, in denen Sie früher eher unachtsam gehandelt haben. Nächste Schritte sind das Üben von Geh- und Atem-Meditation.

Sprechen Sie die einzelnen Schritte mit Ihrem Therapeuten ab. Werten Sie zusammen mit ihm Ihre Erfahrungen aus. Machen Sie einige wenige Übungen »richtig«, anstatt alles »kurz« auszuprobieren.

3.2.1 Fünf-Sinne-Übungen

Für eine Fünf-Sinne-Übung wählen Sie eine der in den nachfolgenden Listen aufgeführten Wahrnehmungen aus und konzentrieren sich für eine vorher festgelegte Zeit ausschließlich auf diese Wahrnehmung. Bewerten Sie die Wahrnehmung nicht, Gedanken und Emotionen lassen Sie vorbeiziehen.

> **Hören**
>
> - Vögel, Tiere
> - Brandung, Regen, Wasserfall, Fluss
> - Wind am Haus, Anhöhe, Turm, in Bäumen, Windspiel
> - Technische Geräusche: Zug, Schiffssirene, Flugzeuge, Autos, Bauarbeiten, Uhren, Metronom
> - Stimmgabel, unterschiedlich gefüllte Wassergläser, Bambusrohr – »Regenmacher«
> - Xylophon, Glocken, Musikinstrumente, Gesang
> - Musik von Audiodatei auf CD, Computer oder Player
> - Konzert
> - Stille

Riechen

- Gewürze (Zimt, Nelke, Oregano, Rosmarin, Muskat, Minze, Basilikum, Anis, Kümmel, Koriander, Vanille)
- Obst (Zitrone, Limette, Honigmelone, Erdbeeren, Banane, Aprikosen, Himbeeren, Äpfel)
- Gemüse (Fenchel, Zwiebel, Paprika, Lauch, Knoblauch, Kohl, Pilze)
- Öle (z. B. Olive, Nuss)
- Kräuter/Tee
- nasse Erde
- Gras/Heu/Moos
- Baumharz
- Tannenzweige
- Blumen
- Räucherstäbchen, Duftkerzen, Parfüm, Badezusätze, Duftlampe (Aromatherapie)

Schmecken

- süß: Schokolade, Honig, süße Früchte (Trauben, Khaki, gebackene Bananen, Wassermelonen, Pflaumen, Datteln), süßes Gemüse (Karotten, Zucchini)
- sauer: Essig, Essiggurke, saure Früchte (Zitronen, Rhabarber, Stachelbeeren), Sauerampfer, Kefir
- bitter: Tee mit viel Gerbsäure, Radicchio, Chicorée, Artischocken, Auberginen, Pilze, Rote Beete
- salzig: Salzheringe, Anchovis, Kräutersalz, Salzgebäck
- scharf-brennend: Pfeffer, Chili, Peperoni, Meerrettich

Somatosensorik (Fühlen)

- Strukturen im Mund: Brausepulver, Knisterjoghurt
- Kissen mit verschiedenen Füllungen (Kirschkerne, Erbsen, Getreide)
- Stoffe, Teppiche, Felle
- Nüsse, Reis, Erbsen, Linsen
- Sand, Gras, Steine, Kacheln unter den Füßen (barfuß gehen)
- Wind in den Haaren und auf der Haut (am Strand, auf Bergen oder Türmen)
- Sonne auf der Haut (Strand, Schwimmbad, Balkon, Terrasse)
- Wasser auf der Haut (beim Schwimmen, Badewanne, Duschen)
- Hitze und Kälte auf der Haut (Sauna)
- Hölzer
- Steine
- Wachs, Knetmasse
- Bälle mit verschiedenen Oberflächen, Igelbälle
- Tiere

- Tastsack (Gegenstände zum Erraten)
- Massage (auch mit Ölen oder Klangschalen)

Sehen

- Nahrungsmittel und Bilder von Nahrungsmitteln in Kochbüchern oder Zeitschriften
- Blumen, Bäume, Gras, andere Pflanzen
- Tiere, Zoo, Aquarium
- Kerzen, Sterne, Lampen
- Berge, Felsen, Mineralien, Glas
- Meer, Seen, Flüsse, Brunnen
- Himmel, Wolken, Sterne
- Mandalas
- Kaleidoskop
- Hände
- Gesichter
- Fotos, Ansichtskarten
- Kunstwerke
- Filme

3.2.2 Achtsamkeit im Alltag

Achtsamkeit im Alltag bedeutet, alltägliche Aktivitäten, die man sowieso machen würde, mit höchster Konzentration auszuführen. Halten Sie Ablenkung dabei möglichst gering.

Alltägliche Aktivitäten, die zu Achtsamkeitsübungen genutzt werden können

- Essen, Essen und Getränke zubereiten
- Körperpflege: Duschen, Baden, sich eincremen, Rasieren, Haare richten, Schminken, Massage
- Gehen, Fahrrad fahren, Bus oder Zug fahren, Auto fahren
- Arbeiten
- Kinder versorgen
- Lesen
- Aufsätze, Briefe, Geschichten, Gedichte schreiben
- Zeichnen, Malen, Modellieren
- Handwerklich tätig sein: töpfern, schreinern, stricken, schneidern
- Musik hören
- Ein Musikinstrument erlernen oder spielen, singen
- Geschicklichkeitsspiele oder Strategiespiele spielen: Schach, Mikado

- Putzen: Geschirrspülen, Staubsaugen, Staubwischen
- Eine Fremdsprache lernen
- Mathematische Aufgaben lösen
- Rätsel lösen
- Sport: Laufen, Schwimmen, Gymnastik, Kraftmaschinen, Badminton, Basketball
  Reisen, Wallfahrten
- Gebete und Rituale
- Sich mit anderen austauschen: Gespräche führen
- Partnermassage, Zärtlichkeit und Sexualität

3.2.3 Achten Sie auf Unachtsamkeit

Viele Menschen lassen sich leicht ablenken, sind mit ihren Gedanken bei etwas anderem als dem, was sie gerade tun. Andere geraten in dissoziative Zustände und nehmen das, was sie tun, und das, was um sie herum passiert, nur unvollständig wahr.

Beispiele sind:

- Sie sitzen vor dem Computer, Ihr Partner spricht mit Ihnen und Sie hören nicht, was er sagt.
- Sie wissen nicht mehr, auf welchem Weg Sie in die Stadt gekommen sind.
- Während eines Gesprächs stellen Sie fest, dass Sie nicht mehr wissen, was der andere gesagt hat.
- Sie sitzen vor einem Buch und wissen nicht mehr, was auf den letzten Seiten stand.
- Sie stehen unter der Dusche, denken über die Aufgaben des Tages nach und wissen plötzlich nicht mehr, ob Sie sich schon die Haare gewaschen haben.
- Sie sitzen vor dem Fernseher, essen eine Tüte Chips, ohne es zu bemerken.
- Sie gehen zu Hause immer wieder zum Kühlschrank und essen eine Kleinigkeit. Am Ende des Tages wissen Sie nicht mehr, was und wie viel Sie gegessen haben.

Alle diese Beispiele sind für sich genommen erst einmal harmlos. Für Menschen mit Problemen mit dem Essverhalten und der Emotionsregulation vergrößert Unachtsamkeit aber die Schwierigkeiten erheblich. Unachtsames Essen vor dem Fernseher oder unachtsame Zwischenmahlzeiten können den Aufbau eines strukturierten Essverhaltens erheblich behindern. Wenn Sie dieses Problem bei sich bemerken, üben Sie, die jeweilige Tätigkeit in Zukunft achtsam zu machen. Machen Sie nur eine Sache zu einem Zeitpunkt und tun Sie dies konzentriert.

3.2.4 Atem-Meditation

Bei der Atem-Meditation ist der Gegenstand der Meditation der Prozess der eigenen Atmung. Die Aufmerksamkeit wird immer wieder hierauf zurückgelenkt. Das Zurückholen der Aufmerksamkeit, wenn Sie abschweifen oder sich verzählen, ist der

Kern der Übung. Wahrgenommene andere innere und äußere Ereignisse werden begrüßt, aber nicht bearbeitet. Lassen Sie sie vorbeiziehen »wie Wolken am Himmel«.

1. Nehmen Sie eine Körperhaltung ein, in der Sie einige Zeit bleiben können. Wenn Sie auf einem Stuhl sitzen, halten Sie die Wirbelsäule und den Kopf gerade (mit oder ohne Unterstützung), lassen Sie die Schultern hängen, legen Sie die Hände ineinander oder auf die Oberschenkel, achten Sie darauf, dass die Fußsohlen flach auf dem Boden aufliegen.
2. Sie können Ihre Augen schließen, wenn sich das für Sie angenehm anfühlt, oder richten Sie ihren Blick auf den Boden etwa zwei Meter vor Ihnen.
3. Richten Sie Ihre Aufmerksamkeit auf Ihren Bauch, ein kleines Stück unterhalb des Nabels und nehmen Sie wahr, wie sich Ihr Bauch mit jedem Einatmen ausdehnt und bei jedem Ausatmen zusammenzieht.
4. Richten Sie Ihre Aufmerksamkeit auf den Atem, seien Sie bei jedem Atemzug dabei.
5. Zählen Sie die Atemzüge: einatmen, ausatmen – eins; einatmen, ausatmen – zwei; einatmen, ausatmen – drei ... Zählen Sie jeweils bis zehn und beginnen dann wieder bei eins.
6. Wenn Sie bemerken, dass Ihre Aufmerksamkeit von der Atmung abgeschweift ist oder Sie sich verzählt oder zu weit gezählt haben, dann beginnen Sie beim nächsten Atemzug wieder bei eins.
7. Auch wenn Sie tausendmal abschweifen, richten Sie Ihre Aufmerksamkeit immer wieder sanft und nichtbewertend auf die Atmung zurück.
8. Üben Sie jeden Tag zwischen 15 und 20 Minuten. Nutzen Sie hierfür gerne auch eine Mediations-App auf Ihrem Smartphone.
9. Lassen Sie den Stuhl, auf dem Sie üben, immer auf dem festen Platz, wo Sie üben. Später können Sie sich auch ein Meditationskissen zulegen. Lassen Sie es immer an einem festen Ort, damit Sie sich täglich an das Üben erinnern.

3.2.5 Geh-Meditation

Bei der Geh-Meditation ist der Gegenstand der Meditation der Prozess des Gehens und die damit verbundenen Sinneswahrnehmungen.

1. Tragen Sie bequeme, gut sitzende Schuhe oder üben Sie barfuß. Stehen Sie gerade. Richten Sie Ihren Blick geradeaus, schauen Sie nicht auf Ihre Füße. Lassen Sie die Arme und die Schultern hängen oder halten die Hände vorne oder im Rücken zusammen.
2. Richten Sie Ihre Aufmerksamkeit auf Ihre Fußsohlen. Heben Sie einen Fuß und setzen ihn mit einer rollenden Bewegung wieder auf. Heben Sie den anderen Fuß erst, wenn der erste Fuß wieder vollständig auf dem Boden aufliegt.
3. Halten Sie Ihre Aufmerksamkeit bei den Füßen, seien Sie bei jedem Schritt dabei.
4. Zählen Sie bei jedem Schritt: Fuß anheben – eins; Fuß nach vorne bringen – zwei; Fuß vollständig aufsetzen – drei.

5. Wählen Sie die Geschwindigkeit so, dass Sie sich gut auf die Füße konzentrieren können.
6. Kehren Sie nach etwa zehn bis hundert Schritten um oder gehen Sie im Kreis. Legen Sie Strecke und Wendepunkte vorher fest.
7. Wenn Ihre Aufmerksamkeit vom Gehen abgewichen ist, dann holen Sie Ihre Aufmerksamkeit sanft wieder zurück zum Gehen.
8. Üben Sie jeden Tag zwischen 15 und 20 Minuten.

3.2.6 Body-Scan

Beim Body-Scan sind die Wahrnehmungen, die im eigenen Körper entstehen (Propriozeption), der Gegenstand der Meditation. Die Imagination eines Lichtbandes ist dabei ein gutes (aber nicht zwingend erforderliches) Hilfsmittel. Beim Body-Scan wird der ganze Körper systematisch durchgegangen. Es handelt sich um eine Achtsamkeits- und nicht um eine Entspannungsübung, d. h. die intensivierte Wahrnehmung von Wohlbefinden, aber auch von Anspannung und Schmerz sind mögliche (erwünschte) Ergebnisse. Im Folgenden ist eine relativ kurze Version für Meditationsanfänger dargestellt. Eine ausführlichere Version finden Sie bei Kabat-Zinn (2008).

1. Nehmen Sie eine Körperhaltung ein, in der Sie einige Zeit bleiben können. Wenn Sie auf einem Stuhl sitzen, halten Sie die Wirbelsäule und den Kopf gerade (mit oder ohne Unterstützung), lassen Sie die Schultern hängen, legen Sie die Hände ineinander oder auf die Oberschenkel, achten Sie darauf, dass die Fußsohlen flach auf dem Boden aufliegen. Die Übung kann auch im Liegen durchgeführt werden.
2. Schließen Sie Ihre Augen.
3. Nutzen Sie Ihre Imagination und stellen Sie sich ein Band aus Licht vor. Dieses Band umkreist Ihren Kopf. Achten Sie dabei auf alle körperlichen Wahrnehmungen.
4. Lassen Sie das Band etwas weiter nach unten wandern. Achten Sie jetzt auf Wahrnehmungen im Bereich Ihrer Nase, Ihrer Augen und Ihrer Ohren.
5. Lassen Sie das Band etwas weiter nach unten wandern. Achten Sie jetzt auf Wahrnehmungen im Bereich Ihres Mundes, Ihrer Zunge, Ihrer Zähne und Ihres Nackens.
6. Lassen Sie das Band etwas weiter nach unten wandern. Achten Sie jetzt auf Wahrnehmungen im Bereich Ihrer Schultern, Ihrer Oberarme, Ihrer Brust und Ihres Rückens.
7. Lassen Sie das Band etwas weiter nach unten wandern. Achten Sie jetzt auf Wahrnehmungen im Bereich Ihrer Unterarme, Ihrer Handgelenke, Ihrer Hände und Ihrer Finger, konzentrieren Sie sich zuerst auf die rechte und dann auf die linke Hand.
8. Lassen Sie das Band etwas weiter nach unten wandern. Achten Sie jetzt auf Wahrnehmungen im Bereich Ihres Bauches, Ihres Beckens und Ihres Gesäßes.
9. Lassen Sie das Band etwas weiter nach unten wandern. Achten Sie jetzt auf Wahrnehmungen im Bereich Ihrer Oberschenkel.

10. Lassen Sie das Band etwas weiter nach unten wandern. Achten Sie jetzt auf Wahrnehmungen im Bereich Ihrer Knie, Ihrer Unterschenkel und Ihrer Füße.

3.2.7 Aufmerksamkeitstraining

Das Aufmerksamkeitstraining aus der metakognitiven Therapie von Adrian Wells ist eine Achtsamkeitsübung, bei der vor allem die Flexibilität der Aufmerksamkeit im Vordergrund steht (Wells 2009). Beim Aufmerksamkeitstraining sollen selektive Aufmerksamkeit, schnelle Verlagerung der Aufmerksamkeit und geteilte Aufmerksamkeit geübt werden. Die vorhandenen Aufmerksamkeitsressourcen sollen bei der Übung ausgeschöpft werden, d. h. das Arbeitsgedächtnis bis an seine Kapazitätsgrenze ausgelastet werden:

1. Zur Vorbereitung brauchen Sie drei verschiedene Geräuschquellen innerhalb eines Zimmers. Beispielsweise ein tickendes Metronom, ein Radio, das Sie zwischen zwei Sender einstellen, damit es rauscht, und einen CD-Player, auf dem Sie mit geringer Lautstärke eine Musik-CD oder ein Hörbuch abspielen.
2. Nehmen Sie eine Körperhaltung ein, in der Sie einige Zeit bleiben können.
3. Richten Sie Ihre Augen auf einen Punkt an der Wand. Halten Sie Ihre Augen offen.
4. Folgen Sie dann den Instruktionen:
5. Richten Sie jetzt Ihre Aufmerksamkeit auf das Geräusch 1 (z. B. Metronom). Alle anderen Geräusche sind unwichtig, konzentrieren Sie sich ausschließlich auf Geräusch 1. (lange Pause)
6. Richten Sie jetzt Ihre Aufmerksamkeit auf das Geräusch 2 (z. B. Radio). Alle anderen Geräusche sind unwichtig, konzentrieren Sie sich ausschließlich auf Geräusch 2. (lange Pause)
7. Richten Sie jetzt Ihre Aufmerksamkeit auf das Geräusch 3 (z. B. Musik). Alle anderen Geräusche sind unwichtig, konzentrieren Sie sich ausschließlich auf Geräusch 3. (lange Pause)
8. Versuchen Sie jetzt, weitere Geräuschquellen außerhalb des Zimmers zu identifizieren (z. B. Stimmen, Geräusche von Autos, Geräusche von Flugzeugen, Vögel, Wind). Richten Sie jeweils eine Zeit lang Ihre Aufmerksamkeit ausschließlich auf dieses Geräusch.
9. Ich möchte Sie jetzt bitten, entsprechend meiner Anweisung Ihre Aufmerksamkeit schnell zwischen den Geräuschen hin und her zu verlagern. Richten Sie als erstes Ihre Aufmerksamkeit auf das Geräusch 1, kein anderes Geräusch ist von Bedeutung. (kurze Pause) Richten Sie jetzt Ihre Aufmerksamkeit auf Geräusch 2, kein anderes Geräusch ist von Bedeutung. (kurze Pause) Richten Sie jetzt Ihre Aufmerksamkeit auf Geräusch 3, kein anderes Geräusch ist von Bedeutung. (kurze Pause) Richten Sie jetzt Ihre Aufmerksamkeit auf die Geräusche außerhalb des Zimmers (z. B. Stimmen), kein anderes Geräusch ist von Bedeutung. (kurze Pause)
10. Dehnen Sie jetzt den Fokus Ihrer Aufmerksamkeit aus. Richten Sie Ihre Aufmerksamkeit auf alle Geräusche gleichzeitig. Versuchen Sie, alle Geräusche

gleichzeitig zu hören. Zählen Sie, wie viele Geräusche Sie gleichzeitig hören können.

3.2.8 Mitgefühl-Meditation

Die Mitgefühl-Meditation ist eine Achtsamkeitsübung, bei der Emotionen von Freundlichkeit, Mitgefühl und Liebe im Vordergrund stehen. Im Zentrum stehen zunächst Sie selbst und wichtige Bezugspersonen (z. B. Partner, Kinder, Eltern, Freunde), zu denen Sie eine gute Beziehung haben. In einer weiteren, schwierigeren Stufe können auch Personen ins Zentrum gestellt werden, mit denen Sie eine konflikthafte Beziehung haben (siehe auch entgegengesetztes Handeln bei Ärger; s. S. 106). Mitgefühlsmeditation hat in den letzten Jahren besondere Aufmerksamkeit wegen ihrer günstigen Auswirkungen auf die körperliche und seelische Gesundheit bekommen (Galante et al., 2014). Klassische Meditation spricht vermutlich mehr Mechanismen von Dezentrierung und Körperbewusstsein an, Mitgefühlsmediation eher interpersonelle und emotionale Mechanismen (Roca et al., 2021).

1. Nehmen Sie eine Körperhaltung ein, in der Sie einige Zeit bleiben können.
2. Schließen Sie die Augen.
3. Richten Sie jetzt Ihre Aufmerksamkeit auf Ihre Emotionen von Freundlichkeit, Mitgefühl und Liebe.
4. Richten Sie jetzt Ihre Aufmerksamkeit auf sich selbst. Es kann dabei um Sie als ganze Person gehen oder um Teile von Ihnen, die besondere Aufmerksamkeit brauchen, wie eine körperliche Verletzung, eine Erkrankung oder die Wahrnehmung eines seelischen Schmerzes.
5. Sprechen Sie ruhig und sanft zu sich, so wie eine Mutter mit einem ängstlichen oder verletzten Kind spricht.
6. Wählen Sie für Ihre Situation geeignete Sätze aus wie: »Ich wünsche dir, dass du wieder gesund wirst!«, »Ich wünsche dir, dass du glücklich bist!«, »Ich wünsche dir, dass du sicher und geschützt bist!« (Varianten sind: »Mögest du gesund sein!« etc.).
7. Wiederholen Sie für einige Minuten die Sätze so, wie man bei einem Schlaflied die Reime immer wieder wiederholt.
8. Wechseln Sie jetzt die Aufmerksamkeit auf eine andere Person und wiederholen Sie den gesamten Ablauf.

3.2.9 Mitgefühl-Meditation nach Ayya Khema

Sie kann in Gruppen oder alleine durchgeführt werden (mod. n. Khema, 1988).

1. Bitte schließen Sie die Augen und lenken Sie die Aufmerksamkeit auf Ihren Atem.
2. Stellen Sie sich vor, Sie sind Ihr eigenes Kind und empfinden die Liebe und Fürsorge, die man den eigenen Kindern entgegenbringt, sich selbst gegenüber.

3. Jetzt stellen Sie sich vor, dass diejenige, die Ihnen gerade am nächsten sitzt, Ihr Kind ist, und bringen Sie diesem Menschen die Liebe und Fürsorge entgegen, die man den eigenen Kindern entgegenbringt.
4. Jetzt stellen Sie sich vor, dass alle im Haus Ihre Kinder sind. Umarmen Sie alle mit der Liebe und Fürsorge, die man für die eigenen Kinder empfindet.
5. Jetzt denken Sie an Ihre Eltern; denken Sie an sie, als wären sie Ihre Kinder. Umarmen Sie sie mit der Liebe und Fürsorge, die man für seine Kinder empfindet.
Nun denken Sie an Ihre liebsten und nächsten Menschen, als wären sie alle Ihre Kinder. Umarmen Sie sie und geben Sie ihnen Liebe und Fürsorge wie den eigenen Kindern.
6. Nun denken Sie an Ihre liebsten und nächsten Menschen, als wären sie alle Ihre Kinder. Umarmen Sie sie und geben Sie ihnen Liebe und Fürsorge wie den eigenen Kindern.
7. Nun denken Sie an alle guten Freunde, als ob sie Ihre Kinder wären, und geben sie ihnen Liebe und Fürsorge wie eigenen Kindern.
8. Denken Sie jetzt an Ihre Nachbarn, Arbeitskollegen, an Menschen, die Sie hier und da auf der Straße und in Geschäften treffen. Stellen Sie sich vor, sie alle sind Ihre Kinder, umarmen Sie sie und geben Sie ihnen die gleiche Liebe und Fürsorge, die Sie Ihren Kindern entgegenbringen.
9. Nun denken Sie an irgendeinen Menschen, über den Sie sich geärgert haben oder der Ihnen Schwierigkeiten gemacht hat. Denken Sie an ihn, als wäre er Ihr Kind. Kinder machen auch Schwierigkeiten und verursachen Ärger und trotzdem ist die Liebe zu ihnen gleich. Lassen Sie auch diesem Menschen die gleiche Liebe und Fürsorge zukommen wie den eigenen Kindern.
10. Denken Sie an alle Menschen in Ihrem Heimatland, als wären sie alle Ihre Kinder. Lassen Sie Ihr Herz wachsen und sich weiten, sodass Sie alle diese Menschen umarmen können mit der gleichen Liebe und Fürsorge, die man den eigenen Kindern gibt.
11. Denken Sie an alle Lebewesen, die es auf diesem Erdball gibt, auf dem Land, auf dem Wasser und in der Luft, sichtbare und unsichtbare. Empfinden Sie für all diese Lebewesen Liebe und Fürsorge, zeigen Sie ihnen, dass Sie um ihr Wohlergehen besorgt sind, als wären sie alle Ihre Kinder.
12. Lenken Sie nun Ihre Aufmerksamkeit wieder auf sich selbst und erkennen Sie das Kind in sich, das der Leitung und Führung durch die Mutter in Ihnen selbst bedarf, der Liebe und Fürsorge und Weisheit. Fühlen Sie sich in dieser Liebe und Fürsorge geborgen und sicher.

Mögen alle Lebewesen glücklich sein.

3.2.10 Defusionsübungen

Defusionsübungen sind Achtsamkeitsübungen, bei denen die Betrachtung von Gedanken und Emotionen als vergängliche innere Ereignisse im Vordergrund steht. Im Hintergrund steht die Überlegung, dass Menschen dazu neigen, die äußere Wirklichkeit und damit verbundene Gedanken und Emotionen als eine Einheit zu betrachten (Fusion von Gedanken, Emotionen und Wirklichkeit; Hayes et al., 2016). Tatsächlich sind die Wirklichkeit und unsere Gedanken oft nur lose verbunden. Fusion beeinträchtigt unsere psychologische Flexibilität. Defusionsübungen sind dann besonders nützlich, wenn Sie von wiederkehrenden Gedanken, Bewertungen oder Emotionen gequält werden, die keinen offensichtlichen Bezug zu Ihrer zwischenmenschlichen Lebensrealität haben. Defusionsübungen nutzen Ihre Imagination.

- Stellen Sie sich vor, auf einer Wiese zu sitzen, und sehen Sie vorbeiziehenden Wolken zu, die mit für Sie quälenden Gedanken oder Emotionen beschriftet sind (z. B. »ich bin zu dick«, »ich muss Kalorien zählen«, »ich muss unter 50 kg wiegen«, »ich brauche Brause X«, »Wut«, »Trauer«, »Liebe«). Lassen Sie zu, dass die Gedanken mit den Wolken vorbeiziehen.
- Stellen Sie sich vor, Sie sitzen am Ufer eines Flusses und Ihre auf Papier geschriebenen Gedanken fließen vorbei. (Diese Übung können Sie auch praktisch durchführen. Schreiben Sie Ihre Gedanken auf Zettel und werfen Sie sie von einer Brücke in einen Fluss oder Bach.)
- Stellen Sie sich vor, Ihre Gedanken sind in den Sand geschrieben. Die Flut kommt und wäscht die Worte weg. (Wenn Sie am Meer wohnen oder im Urlaub sind, können Sie diese Übung auch praktisch umsetzen.)
- Stellen Sie sich vor, Ihre Gedanken sind auf Papier geschrieben und verbrennen in einem Kaminofen (praktisch umsetzbar, wenn Sie einen Ofen oder eine Feuerstelle haben).
- Stellen Sie sich vor, Ihre Gedanken sind auf Blätter an einem Baum geschrieben. Ein Sturm kommt, reißt die Blätter ab und verstreut sie.

1. Nehmen Sie eine Körperhaltung ein, in der Sie einige Zeit bleiben können.
2. Schließen Sie die Augen.
3. Stellen Sie sich jetzt die Übung vor, für die Sie sich entschieden haben.
4. Beobachten Sie, wie Ihre Gedanken kommen und gehen. Versuchen Sie nicht, irgendwelche Gedanken zu stoppen, kritisieren Sie sich nicht wegen irgendwelcher Gedanken, beobachten Sie wie die Gedanken – bedeutend oder unbedeutend – aufkommen und sich entsprechend der Übung wieder entfernen und verschwinden. Wenn mehrere Gedanken aufkommen, lassen Sie dies zu und beobachten Sie, wie sie sich intensivieren und wieder verschwinden.

3.3 Achtsamkeitslenkung auf das Essverhalten

Erfahrungen über verschiedene Wahrnehmungskanäle tragen zu Appetit, Hunger und Sättigung bei. Die folgenden Übungen sollen als Minimeditationen in Kontakt mit Nahrungsmitteln durchgeführt werden. Im Folgenden wird von Hunger gesprochen, wenn sowohl Hunger wie Appetit gemeint ist. Eine ausführliche Version dieser Übungen findet sich in Chozen-Bays (2009).

Achtsamkeit auf visuelle Reize

Die Augen nehmen visuelle Reize wahr. Visuelle Reize spielen eine wichtige Rolle in der Entstehung von Appetit und Hunger. Stellen Sie sich folgende Situation vor: Sie sind mit einigen Freunden beim Abendessen in einem Restaurant. Sie haben bereits ein üppiges und sehr feines Abendessen zu sich genommen. Die Bedienung kommt und fragt Sie, ob Sie noch ein Dessert wünschen. Sie fühlen sich eigentlich satt, aber ein Blick in das Menü kann nicht schaden. Sie haben die Desserts noch gar nicht gesehen. Ihre Fähigkeit zu visualisieren ist dabei behilflich, bereits beim Lesen der Speisekarte eine Vorstellung von feinen Desserts zu erzeugen. Obwohl Sie satt sind, könnten Sie sich entscheiden, noch etwas zu essen. Noch schwieriger ist das »Neinsagen«, wenn der Ober den Dessertwagen an Ihren Tisch schiebt und Sie das Angebot sehen. Appetit und Hunger werden über visuelle Reize erzeugt. Eine ansprechende, appetitliche Präsentation der Speisen ist aus der Werbung nicht wegzudenken. Händler präsentieren ihr Angebot »schön«, um die Lust auf ihre Produkte zu steigern. Überall in unserem Umfeld werden wir mit diesem Aspekt der Anregung von Appetit und Hunger konfrontiert. Und das »Auge erzeugt Appetit«. Das Angebot und die Präsentation von Nahrungsmitteln sind wichtige Faktoren in der Entstehung, Aufrechterhaltung und Behandlung der Essstörung. Unterschiedliche Kulturen gehen sehr unterschiedlich mit der Präsentation der Nahrungsmittel um. In der japanischen Kultur werden Speisen wie Kunstwerke präsentiert. Jeder Gang einzeln, dekoriert und in kleinen Mengen. Das Betrachten der Speise vor dem Verzehr ist wesentlich. »Das Auge isst mit!« Die visuelle Wahrnehmung trägt dazu bei, dass Appetit und Hunger gestillt werden. In anderen Kulturen ist es üblich, große Mengen von Nahrungsmitteln bei einer Mahlzeit zu servieren. Viele prall gefüllte Teller kommen auf den Tisch und die Menge überlagert die Wahrnehmung für das Detail. »Das Auge freut sich – hier kann man satt werden.« Bei dem ersten Beispiel wird das Beobachten gefördert. Bei dem zweiten Beispiel kann eine Bewertung erfolgen: »So viel!«

- Decken Sie vor dem Essen den Tisch, räumen Sie alles aus dem Weg, was Ihre Aufmerksamkeit vom Essen ablenkt.
- Beseitigen Sie störende Geräuschquellen, indem Sie Fernseher oder Radio ausschalten. Wenn Sie Musik mögen, dann wählen Sie eine Musik, die Ihre Achtsamkeit unterstützt, die Stille ist jedoch besonders zu Beginn des Erlernens der Achtsamkeit die beste Begleitung.
- Wenn Sie sich zum Essen hinsetzen, dann nehmen Sie sich erst Zeit, um die Speisen zu betrachten.
- Nehmen Sie Farbe, Konsistenz und Anordnung der einzelnen Komponenten Ihrer Mahlzeit wahr.
- Wenn Sie alleine sind, beschreiben Sie laut, was Sie auf Ihrem Teller sehen. Wenn Sie besonders zu Beginn der Übung der Achtsamkeit laut zu sich sprechen, dann

gelingt es Ihnen besser, bei der Beschreibung zu bleiben. Sie werden leichter feststellen können, wenn Sie in die Bewertung übergegangen sind.
- Nach der Beendigung der Mahlzeit räumen Sie den Tisch auf. Richten Sie wieder den Esstisch so her, wie er ist, wenn Sie nicht essen. Ein Tisch, der durchgängig gedeckt ist, Essensreste oder dekorativ hergerichtete Nahrung präsentiert, ist eine durchgängige Reizüberflutung, da Sie ständig an Essen erinnert werden. Schaffen Sie auch über diesen Weg »Mahlzeiten« und Zeiten ohne Essen.

Wahrnehmungsübung über die Augen

- Bereiten Sie sich einmal in der Woche ein achtsames Mahl. Verhalten Sie sich, als würden Sie für einen besonders wichtigen Gast ein Essen zubereiten.
- Decken Sie den Tisch mit Ihrem besten Geschirr ein.
- Stellen Sie Blumen auf den Tisch und zünden Sie eine Kerze an.
- Richten Sie das Essen verlockend an. Dabei geht es nicht darum, etwas Außergewöhnliches oder besonders Teures zu essen. Es kann auch eine alltägliche Mahlzeit sein, etwas, das Sie regelmäßig essen.
- Tun Sie das für die »Augen«, für die visuelle Wahrnehmung.
- Wenn Sie Ihre Mahlzeit beendet haben, dann nehmen Sie wahr, wie sich diese Mahlzeit auf Ihr allgemeines Befinden und auf Ihre Emotion ausgewirkt hat.

Achtsamkeit auf olfaktorische Reize

Der Geruchssinn hat eine wichtige Funktion, um Nahrung zu finden und sie als essbar oder nicht essbar zu identifizieren. Menschen haben im Vergleich zu Tieren keinen besonders guten Geruchssinn. Menschen sind aber immerhin in der Lage, bis zu zehntausend verschiedene Gerüche zu erkennen und zu unterscheiden. Im Hinblick auf das Essverhalten sind Gerüche oft verhaltenssteuernd. Denken Sie an die Gerüche einer Bäckerei, eines Cafés, einer Fischräucherei, Schokoladenfabrik, Käsetheke, an Zimtschnecken, Popcorn, Knoblauch, Pizza ... Gerüche fördern Appetit und Hunger. Ohne die Gerüche der Nahrung wahrnehmen zu können, bleiben Speisen fad, Hungergefühle können nicht ausreichend wahrgenommen oder gestillt werden. Sie wissen durch körperliche Erkrankungen, wie z. B. eine Erkältung »Aroma« und »Geschmack« der Lebensmittel verändern kann. Ohne Gerüche geht die feine Nuance des Geschmacks verloren.

Auswirkung der Gerüche auf Appetit und Hunger wahrnehmen

- Bevor Sie anfangen zu essen, riechen Sie am Essen.
- Heben Sie den Teller an Ihre Nase und atmen Sie mehrmals tief ein. Konzentrieren Sie sich auf die Geruchskomponenten und versuchen Sie, so viele wahrzunehmen, wie Sie können.
- Stellen Sie sich vor, dass Sie auf diesem Weg versuchen, alle Zutaten der Speise zu identifizieren.

- Geben Sie eine Beschreibung des Aromas.
- Während Sie essen, nehmen Sie den Duft der Speise weiterhin wahr.
- Achten Sie beim Kauen darauf, ob sich die Intensität des Geschmacks beim Einatmen oder beim Ausatmen verändert.

Achtsamkeit auf Wahrnehmung im Mundbereich

Die Zunge kann folgende Geschmacksrichtungen unterscheiden: süß, sauer, bitter, salzig, scharf, ebenso Aminosäuren (eiweißhaltiger Geschmack, würzig, umami) und die Konsistenz der verschiedenen Lebensmittel.

Auswirkung der Wahrnehmungen im Mundbereich auf Appetit und Hunger wahrnehmen

Stimulation des Mundbereichs ist angenehm. Wenn die Intensität des Geschmacks nachlässt, kann ein Verlangen nach mehr Stimulation eintreten, auch wenn schon ausreichend Nahrung gegessen wurde. Um den Mundbereich zu befriedigen, sollte die Konzentration auf Kaubewegung, Geschmack, Veränderung der Konsistenz der Speisen bei jedem Bissen erfolgen. Erst nachdem der Bissen geschluckt wurde und Sie wahrgenommen haben, wie es sich anfühlt, wenn der Mund wieder leer ist, sollte der nächste Bissen in den Mund genommen werden. Für den Mundbereich ist es wichtig, auch Zeiten zu haben, in denen nicht gegessen wird. Eine durchgängige Stimulation durch Speisen, Kaugummi oder Zungen-Piercings stört die Fähigkeit zu achtsamer Wahrnehmung.

Achtsamkeit auf den Mundbereich

Richten Sie sich unterschiedliche Obstsorten her: z. B. Erdbeeren, je eine Scheibe Banane, Apfel, Zitrone und Ingwer. Essen Sie das Obst nacheinander, indem Sie Ihre Aufmerksamkeit auf den Mundbereich richten. Benutzen Sie Ihre Zähne, Zunge und Mundhöhle, um den Geschmack wahrzunehmen. Beschreiben Sie, was Sie bemerken, ohne zu bewerten. Bleiben Sie bei der Beschreibung: süß, sauer, bitter, scharf oder Konsistenz.

Kauen spielt eine sehr wichtige Rolle bei der Wahrnehmung des Mundbereichs. Schätzen Sie vor dem Essen Ihr Hungergefühl (Appetit) auf einer Skala von null bis zehn. Essen Sie anschließend einige Bissen, indem Sie sich auf das Kauen konzentrieren. Kauen Sie jeden Bissen 15–20-mal. Überprüfen Sie erneut Ihre Wahrnehmung. Achten Sie auf alle Veränderungen, die Sie registriert haben.

Wahrnehmung im Magenbereich

Manche Menschen beschreiben Hunger als ein Gefühl der Leere im Magen. Es werden dabei unangenehme Wahrnehmungen registriert, als würde sich der Magen zusammenziehen, verkrampfen und sich wieder entspannen. Diese Bewegungen entsprechen der Peristaltik, häufig verbunden mit einem »knurrenden Magen«. Da diese Körperwahrnehmungen unangenehm sind, entwickelt sich die Handlungstendenz, Nahrung zu suchen. Dieser Prozess ist für den Erhalt des Lebens notwendig. Es schützt alle Lebewesen vor dem Verhungern, auch ohne darüber nachzudenken, dass ein Nährstoffmangel besteht. Bei einem gesunden Essverhalten mit regelmäßiger zeitlicher Tagesstruktur werden Sie beobachten, dass sich die Körperwahrnehmung im Magen zu vorhersehbaren Zeiten melden wird: vor dem Frühstück, vor dem Mittagessen und vor dem Abendessen. Die Körperwahrnehmung ist mit einem Nährstoffbedarf verbunden. Sie wird auch davon abhängig sein, wie viel Sie bei der letzten Mahlzeit gegessen haben und wie viele Stunden die letzte Mahlzeit zurückliegt. Wenn Sie ununterbrochen essen, ohne eine erkennbare Tagesstruktur, dann kann es sein, dass Sie durchgängig diese Körperwahrnehmung haben. Sie werden dann die Signale des Magens nicht für den Aufbau eines gesunden Essverhaltens nutzen können.

Wahrnehmungen auf den Magen richten

Achten Sie im Verlauf des Tages auf die Wahrnehmungen in Ihrem Magen. Nehmen Sie Geräusche, innere Empfindungen von Druck oder Bewegung, Wärme oder Kühle wahr. Beachten Sie die Zeiten, in denen diese Wahrnehmungen auftreten.

Wenn Sie diese Wahrnehmungen außerhalb der bevorstehenden Essenszeiten haben, dann versuchen Sie, sie mit Emotionen (Angst, Trauer, Liebe, Einsamkeit usw.) in Zusammenhang zu bringen.

Wahrnehmung von spezifischem Nährstoffbedarf

Die Wahrnehmung von »Hunger« steuert auch die Wahrnehmung von spezifischem Bedarf an Nährstoffen. Lange bevor die modernen Menschen in der Lage waren, die Zusammensetzung der Nahrungsmittel aus wissenschaftlichen Tabellen zu erschließen, haben sich Tiere und Menschen auf die Wahrnehmung ihrer Körpersignale verlassen, um die richtigen Nährstoffe zu finden. Diese Signale gehen über persönliche Vorlieben und Gewohnheiten hinaus. Schwangere Frauen können spezifische Hungergefühle entwickeln, auf Stoffe, die der Körper unter den gegebenen Umständen braucht, beispielsweise Lehm, in dem sich eine hohe Konzentration von Eisen befindet. Oder der Körper signalisiert nach Entbehrung durch Anämie oder Erkrankung einen Heißhunger auf Fleisch bei Menschen, die ursprünglich Vegetarier sind. Dieser spezifische Nährstoffbedarf zeigt sich auch in der jahreszeitlich bedingten gesunden Ernährung. Speisen, die im Sommer leicht und kühlend sind, eignen sich im Winter nicht, um den Wärmehaushalt des Körpers ausreichend zu decken. Gemüsesorten, die im Frühjahr und Sommer geerntet werden, eignen sich nicht, um den Bedarf des Winters zu decken. Tomaten, Gurken und bestimmte Obstsorten sind Sommerspeisen. Kohl, Fenchel, Hülsenfrüchte sind gute Winterspeisen. Pflanzen wachsen zu den Zeiten, zu denen sie als Nahrungsmittel gebraucht werden. Diese »alten Überlebensprogramme« werden durch Körpersignale kommuniziert. Der Bedarf nach einer salzigen Speise kann von dem Bedarf nach einer süßen Mahlzeit genau abgegrenzt werden. Wenn das »falsche« Bedürfnis befriedigt wird, fühlt sich der Mensch unzufrieden und ein weiteres Suchverhalten nach der »richtigen« Speise setzt ein.

Manchmal ist das, was als »Hunger« verstanden wird, in Wirklichkeit »Durst«! In diesem Zusammenhang zählt Durst zur Wahrnehmung von spezifischem Hunger.

Aufmerksamkeitslenkung auf spezifischen Nährstoffbedarf

- Setzen Sie sich ruhig hin, schließen Sie die Augen und richten Sie Ihre Aufmerksamkeit auf den ganzen Körper. Nehmen Sie wahr, ob Sie hungrig oder zufrieden sind.
- Wenn Sie hungrig sind, worauf haben Sie Hunger?
- Flüssige oder feste Nahrung?
- Welche Geschmacksrichtung? Salzig, süß, sauer, bitter, scharf oder Eiweiß?
- Gekocht, gebraten?
- Von der Konsistenz her mehr zum Reinbeißen oder weich und cremig?

Achtsamkeit auf die Kognitionen

Kognitionen werden von Informationen, die über Augen, Ohren, als gelesene Texte sowie Gewohnheiten der Familie, der Kultur, in der jeder großgeworden ist, aber auch von wissenschaftlichen Erkenntnissen, also von allen Informationen, die Menschen erreichen, gebildet. Diese Informationen können sich abhängig vom Wissensstand und der Informationsquelle widersprechen und sich ständig verändern. Häufig findet ein Vergleich zwischen »guten« und »schlechten« Nahrungsmitteln statt: Nahrungsmittel, die gegessen werden sollten, treten in Konkurrenz mit Nahrungsmitteln, die besser nicht gegessen werden sollten. Ist z. B. Butter ein »gutes« oder ein »schlechtes« Nahrungsmittel? Ist der Verzehr von Fleisch empfehlenswert oder sollte es gemieden werden? Wie viele Mahlzeiten sind am Tag sinnvoll? Wenn die Gedanken darum kreisen, was gegessen werden sollte und was nicht, dann verflüchtigen sich der Genuss und die Aufmerksamkeit dafür, was in dem Moment tatsächlich gegessen wird. Dabei sind Nahrungsmittel weder gut noch böse. Es sind einfach nur Nahrungsmittel. Die Bewertungen, die häufig Folge von dichotomem, bewertendem Denken sind, führen von achtsamem Essen weg. Der Einfluss der Kognitionen auf das Essverhalten ist sehr groß.

Achtsamkeitslenkung auf Kognitionen

Registrieren Sie im Verlauf eines Tages, welche Gedanken Sie sich über Speisen und Getränke machen. Beobachten Sie besonders, was Ihnen Ihre Kognitionen über das mitteilen, was Sie essen sollten und was nicht. Beobachten Sie dabei die sich widersprechende Konversation. Beobachten Sie, wie sich Ihre Kognitionen dauernd verändern. Es fällt Ihnen schwer, konzentriert zu bleiben. Ein Gedanke zieht den nächsten nach sich. Lassen Sie die Gedanken los, indem Sie sich auf die Atmung konzentrieren.

Bevor Sie essen, halten Sie inne und betrachten Sie die Nahrung. Richten Sie Ihre Aufmerksamkeit auf die Kognitionen. Was denken Sie jetzt? Identifizieren Sie Gedanken, die Bewertungen beinhalten. Ersetzen Sie die Bewertungen durch Beschreibung dessen, was Sie sehen, riechen, schmecken und spüren.

Achtsamkeit auf Emotion

Manche Speisen erinnern mehr an angenehme Emotionen als andere. In der Regel wurzeln diese Erinnerungen in der Kindheit und sind verbunden mit Situationen, in denen viel Zuwendung und Führsorge erfahren wurde; Situationen, in denen jemand krank oder traurig war und Trost erfahren hat. Diese Speisen bleiben für immer »Seelentröster«, auch im Erwachsenenalter. Sie helfen, Einsamkeit zu überstehen, und stellen ein Zusammengehörigkeitsgefühl her. Sie stillen nicht den körperlichen Hunger, sondern eine Sehnsucht nach der Wärme und Zugehörigkeit zu anderen Menschen. Sie erinnern an Zeiten, in denen eine Verbindung zu anderen wichtigen Bezugspersonen bestand. Beim Auftreten von unangenehmen Emotionen wie Frustration, Traurigkeit, Gereiztheit, Sorgen, Ärger, Unsicherheit, Langeweile, Enttäuschung oder Ungeduld kann Essen als Linderung dieser Emotionen eingesetzt werden. Essen ist eine soziale Tätigkeit, die Verbundenheit mit anderen Menschen und Lebewesen herstellt. Alle Säugetiere und natürlich auch der Mensch haben Ernährung als Babys durch intensive Zuwendung von einem anderen Lebewesen erfahren. Es ist absolut nachvollziehbar, dass Essen und Nahrungsmittel mit Nähe, Wärme, Zuwendung, Fürsorge, Sicherheit, Beruhigung assoziiert werden.

Beim achtsamen Essen ist die Gesellschaft von anderen Lebewesen immer gegeben. Die Nahrungsmittel stellen eine Verbindung her zu den Pflanzen und Tieren, die als Nahrungsquelle dienen, zu der Umwelt (der Sonne, der Erde, dem Regen) und der respektvolle Umgang mit den Speisen stellt die Nähe zu den Menschen her, die an der Produktion der Mahlzeit beteiligt waren.

Achtsamkeitslenkung auf die Emotion

Überlegen Sie, welche Nahrungsmittel Sie essen, wenn Sie sich körperlich krank, traurig oder einsam fühlen. Wenn Sie zwischen den Mahlzeiten den Impuls verspüren, eine Zwischenmahlzeit zu sich zu nehmen, überprüfen Sie, was Sie kurz vorher empfunden haben. Welche Emotion haben Sie wahrgenommen?

Wenn Sie Trost brauchen, können Sie sich ein Lieblingsessen zubereiten, das Sie tröstet. Sie können stattdessen auch einen Freund kontaktieren und über Ihre Emotionen sprechen. Wenn Sie sich für eine tröstende Mahlzeit entscheiden, dann tun Sie es achtsam.

3.4 Anwendung von Achtsamkeit innerhalb der Therapie der Essstörung durch Emotionsregulation

Achtsamkeit steht innerhalb dieses Therapieprogramms im Dienste der Emotionsregulation. Fertigkeiten im Bereich Achtsamkeit, insbesondere die Fähigkeit, die Aufmerksamkeit auf einen Gegenstand zu fokussieren und immer wieder zurückzuholen, stellen eine wichtige Grundlage für eine verbesserte Emotionsregulation dar. Ähnliches gilt für typische Erfahrungen, die im Rahmen von Achtsamkeitsübungen gemacht werden, nämlich dass Gedanken und Emotionen innere Ereignisse und oft nur lose mit der gegenwärtigen Realität verbunden sind sowie dass das eigene Selbst nicht durch diese inneren Ereignisse bestimmt wird.

Innerhalb des Therapieprogramms ist es wichtig, zunächst die beschriebenen Achtsamkeitstechniken kennenzulernen. Dann besprechen Sie zusammen mit Ihrem Therapeuten, welche Übungen Gegenstand Ihres täglichen Übungsprogramms werden sollen. Achtsamkeit ist eine Fertigkeit, die täglich geübt werden muss. Legen Sie dazu Zeit und Ort für die Übungen fest. Versuchen Sie, jeden Tag zur gleichen Zeit am selben Ort zu üben. Lassen Sie sich durch Wiederholungen nicht irritieren. Beim Erlernen der Achtsamkeit geht es nicht darum, möglichst viele Techniken zu lernen, sondern darum, wenige regelmäßig zu üben. Schon eine Übung, die Sie täglich durchführen, bringt Sie weiter. Vielleicht werden Sie zu Beginn das Erlernen der Achtsamkeit als anstrengend oder sogar schmerzhaft finden. Das Sitzen über eine bestimmte Zeit kann Schmerzen in den Knien und im Rücken verursachen. Nehmen Sie Ihre Gefühle der Unlust und die Schmerzen als Meditationsobjekt. Lassen Sie die Gefühle kommen und gehen wie die Wolken am Himmel, ohne ihnen zu folgen. Irgendwann werden Sie die Übungen mit angenehmen Gefühlen verbinden. Bis dahin kann einige Zeit vergehen. Sie haben es nicht eilig, seien Sie ein »Übender«, versuchen Sie nicht, ein »Könner« zu sein. Denken Sie an die vielen Mönche, die ihr gesamtes Leben lang »Übende« sind. Der Weg ist das Ziel!

3.5 Validierungsstrategien erlernen

Das Formulieren von Sätzen, die Verständnis und Akzeptanz zeigen, nennt man Validierung. Validieren bedeutet zu formulieren, was an einem Verhalten, Denken oder Emotionen in der bestimmten Situation logisch und nachvollziehbar ist, auch dann, wenn es auf den ersten Blick völlig unpassend erscheint. Diese Sätze können auch im Gespräch mit anderen (z. B. Partner) verwendet werden. Alle Strategien sind für das Selbstgespräch geeignet (Selbstvalidierung) und deshalb wichtiger Bestandteil der Selbstakzeptanz. Die durch Validierungsstrategien entstehende Akzeptanz ist eine wichtige Grundlage für Veränderungsprozesse. Es ist sehr viel leichter, Verhaltensweisen zu verändern, die wir verstanden und akzeptiert haben, als Verhalten, das wir nicht verstehen, ablehnen und übergehen.

Strategie 1: Aufmerksamkeit

Unvoreingenommenes genaues Zuhören und Beobachten, ohne zu bewerten, ist der Kern der ersten Strategie. Was sagt der andere wörtlich? Was kann ich am anderen beobachten (Mimik, Körperhaltung, Verhalten)? Hören und sehen Sie so genau hin, dass Sie die Sätze und die Körperhaltung genau wiedergeben können. Ausgerichtet auf Selbstvalidierung bedeutet diese Strategie: unvoreingenommen wahrnehmen und beschreiben, in welcher Situation ich mich befinde, was ich denke, welche Emotion ich empfinde und wie ich mich verhalte. Bewertungen des eigenen Erlebens und Denkens (z. B. »Ständig an Essen denken ist krank, ich sollte nicht so denken«) sind nicht hilfreich. Der Strategie 1 entspricht der Satz: »Ich nehme wahr: Mir gehen ständig Gedanken an Essen durch den Kopf.«

Strategie 2: Fokussieren und Rückmelden

Präzises Zusammenfassen und Wiedergeben des Beobachteten ist der Kern der zweiten Strategie. Danach ist es wichtig, sich Rückmeldung geben zu lassen, ob die Wiedergabe korrekt ist. Beispiel bezogen auf sich selbst: Sie haben den Gedanken »Ich bin nicht gut genug«, Validierung: »Ich denke, dass ich nicht gut genug bin«. Beispiel für einen Dialog: »Du sagst, dass du traurig bist, weil du glaubst, dass ich zu wenig für dich da bin. Ist das richtig wiedergegeben?«

Strategie 3: Hypothesen formulieren

Das Aussprechen von Nicht-Gesagtem, Nicht-Ausgedrücktem ist der Kern der dritten Strategie: Hypothesen (Vermutungen) zu dem, was der andere in einer bestimmten Situation denkt, fühlt oder zu welchem Verhalten er neigt. Dabei ist der Wechsel der Ebenen zwischen Denken, Emotionen und Verhalten wichtig. Beispiel: »Du sagst, du hast keine Lust mehr! Möglicherweise bist du traurig und denkst, dass sich die ganze Anstrengung mit der Ausbildung und der Psychotherapie doch nicht lohnen wird.« Die Vermutung soll klar als Vermutung gekennzeichnet sein. Man sollte nicht so tun, als könne man tatsächlich Gedanken lesen. Auch in der Selbstvalidierung ist der Ebenenwechsel wichtig: Stellen Sie eine Beziehung zwischen Ihrem Denken, Ihren Emotionen und Ihrem Verhalten her. Folgender Satz entspricht einer Selbstvalidierung nach Strategie 3: »Jetzt habe ich den ganzen Tag nichts gegessen und habe heute Abend einen Essanfall. Möglicherweise sind die Trauer und die Angst, die ich seit der Trennung von meinem Freund immer wieder fühle, doch ein wichtiges Thema.«

Strategie 4: Vorhergehende Lerngeschichte

Jedes Verhalten steht in einer Kette von Ereignissen, die unsere Lernerfahrungen und unseren neurobiologischen Zustand ausmachen. Der Kern der vierten Strategie ist es, diese vorangehenden Ereignisse genau zu benennen. Dabei kann Verhalten angesichts vergangener Lernerfahrungen gut nachvollziehbar sein, auch wenn es in der gegenwärtigen Situation nicht logisch erscheint. Sagen Sie sich zum Beispiel: »Angesichts der Erfahrung, dass Essen meinen Kummer zuverlässig abschwächt, ist es logisch, dass ich heute zu viel gegessen habe.« Diese Aussage gilt auch dann, wenn schon Übergewicht oder andere Folgeprobleme eingetreten sind. Die Strategie wirkt Wunschdenken entgegen: »Ich sollte eigentlich keine Probleme mit meinem Essverhalten haben!« Validieren heißt nicht automatisch gut finden, bedeutet hier aber verstehen, wie ein schädigendes Verhalten entstanden ist oder aufrechterhalten wird. Bedenken Sie, dass auch körperliche Faktoren ein wichtiges Glied der Ereigniskette sein können: »Angesichts meines Untergewichts ist es logisch, dass ich ständig an Essen denken muss!«

Strategie 5: Aktueller Kontext – Veränderungsorientierung

Jedes Verhalten steht im Kontext von aktuellen Bedingungen, äußeren oder inneren Ereignissen und wird häufig daraus verständlich oder kann als »normal« angesehen werden. Eine Selbstvalidierung entsprechend Strategie 5 lautet: »Solange ich Angst habe und glaube, dass ich wegen des Abendessens heute mindestens drei Kilogramm zunehmen werde, ist es logisch, dass ich erbreche.« Gleichzeitig kann ich mich fragen: »Wie lange will ich mein Verhalten nach dieser ungeprüften Hypothese ausrichten?« Eine Verhaltensveränderung im Sinne eines Experiments ist eine gute Möglichkeit, neue Erfahrungen zu machen. Selbstvalidierung nach Strategie 5 ist besonders geeignet, einen Veränderungsimpuls zu geben: »Will ich das noch so? Ich werde üben, entgegengesetzt zu handeln!«

Strategie 6: Das eigene Verhalten entspricht dem, wie sich andere an meiner Stelle auch verhalten würden

Viele Verhaltensweisen oder Bedürfnisse sind allgemein menschlich, wenn man sich in einer bestimmten Situation befindet. Es ist gut, dazu zu stehen und sich zu ermutigen. Beispiel: »Du hast ein Recht darauf, mithilfe einer Psychotherapie deine Essstörung zu überwinden. Trau dich, mach es!« Situationen, in denen Schwierigkeiten so groß und gesundheitsschädigend werden, dass sie aus eigener Kraft und Bemühung nicht geändert werden können, sollten mithilfe von Fachleuten überwunden werden. Andere Betroffene machen das genauso.

3.6 Radikale Akzeptanz

Radikale Akzeptanz ist ein neuer Weg in der Betrachtung des Lebens. Dieser Weg geht davon aus, dass Leiden ein normaler Bestandteil des menschlichen Lebens ist (anstatt anzunehmen, dass Leiden »nicht sein sollte«). Die Vergangenheit ist unveränderlich. Die Zukunft ist noch nicht eingetreten. Nur in der Gegenwart kann das Verhalten eines Menschen einen Unterschied bewirken. Akzeptanz bedeutet nicht, Unrecht oder Katastrophen gutzuheißen oder Erinnerung zu vermeiden. Akzeptanz respektiert die Vergangenheit, anstatt mit ihr zu kämpfen, und nimmt die Gegenwart so wahr, wie sie im Moment tatsächlich ist. Radikale Akzeptanz ermöglicht, Entscheidungen auf die gegenwärtige Situation auszurichten, anstatt sie aus der Vergangenheit heraus zu treffen.

Mögliche Selbstinstruktionen zur radikalen Akzeptanz bezogen auf die Essstörung sind:

- Die Dinge sind so, wie sie sind. Ich habe eine Essstörung.
- Wenn ich mit der Vergangenheit kämpfe, macht mich das blind für die Gegenwart. Ich konzentriere mich darauf, jetzt ein angemessenes Essverhalten aufzubauen.
- Die Gegenwart ist die Folge von Millionen vergangener Ereignisse und Entscheidungen. Ich habe viele schlimme Erlebnisse gehabt, es ist normal, dass ich Essprobleme habe und leide. Ich richte jetzt mein Leben auf meine Werte und Ziele aus.

3.7 Anwendung von Validierung und radikaler Akzeptanz

Die Fertigkeit, sich selbst und andere zu validieren, ist ebenfalls eine wichtige Grundlage von besserer Emotionsregulation und besseren Beziehungen zu anderen Menschen. Zunächst ist es wichtig, das Konzept zu verstehen, dann muss geübt werden. Überprüfen Sie insbesondere in Situationen, in denen Sie unzufrieden mit sich selbst oder angespannt waren, ob Sie sich selbst gegenüber eine Validierungs- oder Akzeptanzstrategie anwenden können. Dasselbe gilt für zwischenmenschliche Situationen. Wenn eine zwischenmenschliche Situation nicht so verlaufen ist, wie Sie es sich vorgestellt haben, denken Sie in der Nachbereitung solcher Situationen mit Ihrem Therapeuten über Validierungsstrategien nach.

4 Modul Gesundes Essverhalten

4.1 Warum ist dieses Modul wichtig?

Das Therapieprogramm gründet auf einem Gleichgewicht zwischen genauer Betrachtung und Akzeptanz der gegenwärtigen Situation und einem kontinuierlichen Veränderungsprozess. Ohne dieses Gleichgewicht zwischen Akzeptanz und kontinuierlicher Veränderung ist es unmöglich, ein gesundes Leben zu führen. Der Aufbau von gesundem Essverhalten stellt eine der wichtigsten Veränderungen dar, die Sie im Rahmen dieses Therapieprogramms herbeiführen können.

4.2 Warum ist gesundes Essverhalten für emotionale Stabilität wichtig?

Untergewicht, Einschränkung der Kalorienzufuhr, gegensteuerndes Verhalten wie Erbrechen und eine unangemessene zeitliche Struktur des Essverhaltens führen zu körperlichen, seelischen, zwischenmenschlichen und wirtschaftlichen Problemen: Wenn Sie den Entschluss gefasst haben, die Essstörung aufzugeben, brauchen Sie einen Plan zur Veränderung, der eine Chance hat, zu funktionieren.

Folgende Elemente sind zentral:

- Selbstbeobachtung durch ein Ernährungsprotokoll (im vorherigen Kapitel beschrieben)
- Aufbau von regelmäßigen und achtsamen Mahlzeiten
- Ausgleich von Untergewicht oder Übergewicht
- Aufbau von Wissen über gesunde Ernährung und angemessene Ernährungsregeln
- Normalisierung des Bewegungsverhaltens
- Abbau von Störfaktoren

Regelmäßiges und achtsames Essen

- Essen Sie dreimal am Tag (lassen Sie keine Mahlzeit ausfallen).

- Essen Sie wenn möglich immer zur selben Zeit (wenn Sie Wechselschicht- oder Nachtarbeit leisten oder beruflich oder privat reisen, sollten Sie zumindest immer die Uhrzeit wissen, zu der Sie wieder essen werden).
- Essen Sie nur an einem gedeckten Tisch und von einem Teller, immer mit Besteck (nie im Stehen oder Gehen).
- Räumen Sie nach der Mahlzeit den Tisch wieder auf.
- Essen Sie wenn immer möglich mit anderen.
- Geben Sie eine angemessene Portion auf Ihren Teller (nie weniger als 500 kcal und nicht mehr als 1.000 kcal).
- Essen Sie mit einer zu Ihnen passenden Geschwindigkeit (nicht zu schnell, nicht zu langsam).
- Sehen Sie genau hin, was Sie auf dem Teller haben, achten Sie auf Temperatur, Oberfläche, Farbe, fühlen Sie die Konsistenz (knackig, fest, weich, saftig) der Nahrung im Mund, achten Sie auf Geruch (Aromen) und Geschmack (süß, salzig, bitter, sauer) der Nahrung.
- Kauen Sie sorgfältig und achten Sie darauf, wie sich Konsistenz, Aroma und Geschmack während des Kauens verändern. Schlucken Sie erst, nachdem Sie ausreichend gekaut haben.
- Stellen Sie sich vor, das Nahrungsmittel, das Sie essen, zum ersten Mal zu essen (Beginner's Mind).
- Halten Sie die Ablenkung gering: Sprechen Sie nur in den Esspausen und vermeiden Sie es, beim Essen fernzusehen oder zu lesen.
- Verzichten Sie als erstes darauf, die regelmäßigen Mahlzeiten zu erbrechen.
- Falls Sie Essanfälle und Erbrechen haben, dann verzichten Sie darauf, diese Essanfälle als Mahlzeiten anzurechnen.

Regeln für das gemeinsame Essen bei einer stationären Behandlung

- Tragen Sie zu einer ruhigen Atmosphäre bei.
- Essen Sie gemeinsam mit den anderen Patienten. Beginnen Sie jeden Gang der Mahlzeit zusammen. Stehen Sie am Ende der Mahlzeit gemeinsam auf.
- Verzichten Sie auf Bewertungen über das Essen, seinen Geschmack oder über Figur und Gewicht.
- Verzichten Sie darauf Nahrungsmittel mitzubringen oder am Ende der Mahlzeit mitzunehmen.
- Nahrungsmittel untereinander nicht tauschen
- Erst das Essen kosten, dann würzen
- Alle Nahrungsmittel probieren
- Trinken beschränken auf zwei Gläser
- Während der Mahlzeit den Tisch nicht verlassen

Regeln für den Umgang mit Nahrungsmitteln und dem Thema Essverhalten auf einer Station

- Alle nehmen an allen Mahlzeiten teil

- Begrenzung der Nahrungsmittelvorräte in den Zimmern (z. B. Obst für zwei Tage)
  Keine Vorräte in der Stationsküche über den Tagesbedarf hinaus (Ausnahme: Kaffee, Tee, Salz, Gewürze etc.)
- Essensreste werden zügig entsorgt
- Keine Einbeziehung von Mitpatientinnen, Angehörigen oder Freunden in die eigene Essproblematik (z. B.: Mitpatienten nicht bitten, ihr Essen abzugeben, nicht bitten, für einen einkaufen zu gehen, kein Geld verleihen oder ausleihen, keine Berichte über die eigene Ausgestaltung von Essanfällen)
- Keine Belästigung von Mitpatientinnen, Angehörigen, Freunden oder Personal durch Erbrechen oder durch Abführmittelmissbrauch, indem gemeinsame Sanitäranlagen verschmutzt oder dauerbesetzt werden
- Keine Belästigung von Mitpatientinnen, Angehörigen oder Freunden durch Bewertungen über Essen, Figur und Gewicht (Sätze wie: »Fleisch essen finde ich eklig«, »Die Suppe war viel zu fett«, »Die hat einen dicken Arsch«, »Bei der Figur würde ich mir die Kugel geben«)

Regeln für den Umgang mit Nahrungsmitteln und dem Thema Essverhalten in der Familie oder einer Wohngemeinschaft

- Mindestens eine gemeinsame Mahlzeit pro Tag
- Nahrungsmittelvorräte für maximal zwei Tage (Ausnahmen: Kaffee, Tee, Salz, Gewürze)
- Lebensmittel befinden sich ausschließlich in der Küche oder speziellen Lagerräumen.
- Essensreste sofort wegräumen.
- Auch die Mitglieder des Haushalts, die keine Essstörung haben, verzichten darauf, Vorräte problematischer Nahrungsmittel zu halten, die einen Stimulus für Essanfälle darstellen (z. B. Süßigkeiten, Chips)
- Verzicht auf Alkoholvorräte
- Keine Einbeziehung von Familienmitgliedern oder Mitbewohnern in die Finanzierung, Planung und Ausgestaltung von Essanfällen (z. B. Verzicht darauf, andere für Essanfälle einkaufen zu lassen, kein Geld für Essanfälle ausleihen, Vorräte der Mitbewohner respektieren)
- Keine Blockade des Badezimmers
- Keine Kommentare über Essverhalten, Figur und Gewicht der Familie oder der Mitbewohner

Achtsames Zubereiten von Nahrung

- Jede Mahlzeit sollte mindestens eine frische (d. h. nicht haltbar gemachte) Komponente enthalten.
- Kaufen Sie nur Nahrungsmittel, deren Zusammensetzung Sie verstehen (vermeiden Sie Bestandteile wie Farb- und Konservierungsstoffe, Geschmacksverstärker, Süßstoffe oder Glukose-Fruktose-Sirup).

- Jede Mahlzeit sollte mindestens drei Komponenten beinhalten (z. B. ein Frühstück: Haferflocken, frische Milch und eine Banane; ein Abendessen: Kartoffeln, Bohnen und ein Spiegelei).
- Essen Sie abwechslungsreich, insbesondere verschiedene Gemüse- und Obstsorten, aber bevorzugen Sie wenn möglich lokale Produkte.
- Essen Sie vorzugsweise Nahrungsmittel, die es auch schon vor einhundert Jahren irgendwo auf der Welt gab. Vermeiden Sie vorgegarte Produkte und alles, das mit »light«, »Diät«, »fertig« oder »schnell« gekennzeichnet ist.
- Lernen Sie kochen (besuchen Sie einen entsprechenden Kurs z. B. in der Volkshochschule).
- Nehmen Sie sich Zeit zu kochen und kochen Sie einfache Mahlzeiten.

Gleichen Sie Untergewicht aus

- Streben Sie ein Gewichtsziel an, das einem BMI von über 18 entspricht.
- Legen Sie eine Gewichtskurve an.
- Streben Sie eine Gewichtszunahme von 1 kg pro Woche an (wenn Sie zwischen 700 und 1.500 g pro Woche zunehmen, liegen Sie im guten Bereich).
- Essen Sie etwa 1.000 kcal zusätzlich und passen Sie die Menge entsprechend Ihrer tatsächlichen Gewichtszunahme an.
- Sie können die zusätzlichen Kalorien entweder über normale Nahrung oder nach medizinischer Beratung und Verordnung als Energiedrinks zu sich nehmen. Bemühen Sie sich jedoch darum, die Gewichtszunahme über Essen und nicht über das Trinken von Energiedrinks zu erzielen.
- Essen Sie möglichst in Gemeinschaft mit Menschen, die sich ebenfalls darin üben, sich angemessen zu ernähren.

Gleichen Sie Übergewicht aus

- Ausgleich von Übergewicht ist medizinisch sinnvoll, wenn Ihr BMI über 30 liegt oder das Übergewicht medizinische Komplikationen verursacht.
- Legen Sie eine Gewichtskurve an.
- Streben Sie eine Gewichtsabnahme von etwa 10 % pro Jahr an.
- Essen Sie in drei Mahlzeiten etwa so viel wie eine gleichgroße Person gleichen Alters essen würde, also zwischen 1.500 und 2.000 kcal. (Sie werden feststellen, dass Sie alleine durch Beendigung der Überernährung abnehmen.)
- Essen Sie schmackhafte, ausgewogene, möglichst naturbelassene Nahrungsmittel. Achten Sie auf den Geschmack der einzelnen Komponenten.
- Verzichten Sie jede Form von »Diät« (Diät verschlechtert die Emotionskontrolle und erhöht das Risiko von Essanfällen).
- Betreiben Sie mindestens vier Stunden Sport pro Woche (siehe achtsamer Sport).
- Verzichten Sie auf Buffets oder All-You-Can-Eat-Situationen.
- Verzichten Sie auf zuckerhaltige Getränke und Säfte, aber auch mit Süßstoff zubereitete Getränke (auch Eistee, Fertigkakao, Fertigcappuccino). Verzichten Sie

auf Alkohol (beachten Sie auch alle Empfehlungen zur achtsamen Zubereitung von Nahrung).
- Kaufen Sie immer nur für einen Tag ein, vermeiden Sie Nahrungsmittelvorräte (auch für Besucher).
- Essen Sie möglichst in Gemeinschaft mit Menschen, die sich ebenfalls darin üben, sich angemessen zu ernähren.

4.3 Ernährungsgrundwissen

Ernährung soll vielfältig, ausgewogen, angemessen und strukturiert sein.

Vielfalt

Essen Sie Nahrungsmittel aus allen Nahrungsmittelgruppen:

- Grundnahrungsmittel: Getreide (Brot, Nudeln, Haferflocken, Bulgur, Quinoa), Reis, Kartoffeln, Mais, Hülsenfrüchte (Bohnen, Erbsen, Linsen)
- Gemüse
- Obst
- Speisefette
- Milchprodukte
- Fisch, Fleisch

Insbesondere die Vielfalt von Gemüse und Obst in Abhängigkeit von der Jahreszeit ist gesundheitlich wertvoll. Manche Nahrungsmittel wie Haferflocken essen sie möglicherweise täglich, der Speiseplan eines Tages sollte sich aber frühestens nach drei Wochen wiederholen.

Ausgewogenheit

Gesunde Ernährung enthält etwa 50 % der Kalorien als Kohlenhydrate, 35 % als Fett und 15 % als Eiweiß. Dieses Verhältnis stellt sich bei vielfältiger Ernährung in Europa fast automatisch ein. Extreme Diätregeln wie »kein Fett« oder »keine Kohlenhydrate« oder die Trennung der Zufuhr von Kohlenhydraten, Fetten und Eiweiß haben keinerlei gesundheitlichen Wert. Kein Nährstoff ist ein Feind. Es kommt auf die Ausgewogenheit an.

Angemessenheit

Gesunde Ernährung soll den Energiebedarf decken, der sich aus Grund- und Verbrauchsumsatz zusammensetzt. Die Höhe des Grundumsatzes wird im Wesentlichen durch die Muskelmasse bedingt. Der Verbrauchsumsatz entsteht durch Sport sowie die vielen kleinen Bewegungen des Alltags. Sie können Ihren Energiebedarf mit folgenden Formeln schätzen:

- Grundumsatz Frauen (kcal): 700 + 7 × Gewicht in kg
- Grundumsatz Männer (kcal): 900 + 10 × Gewicht in kg

Um den Tagesbedarf bei geringer, mittlerer und hoher Aktivität zu schätzen, müssen Sie den Grundumsatz mit 1,2, 1,4 bzw. 1,8 multiplizieren. Eine Frau mit 60 kg Gewicht und mittlerer Aktivität hat folglich einen Tagesbedarf von 1.568 kcal (errechnet aus 700 + 7 × 60 × 1,4). Aufgrund der hohen individuellen Variabilität des Verbrauchs ist diese Schätzung ungenau. Bitte beachten Sie, dass der errechnete Energiebedarf vom tatsächlichen ± 30 % abweichen kann. Angemessen ist also letztlich die Energiemenge, die das Körpergewicht langfristig in einem angemessenen Bereich hält.

Struktur

Der Organismus kann nicht alle Stoffwechselaktivitäten gleichzeitig bewältigen. Insbesondere Aufbau- und Abbauprozesse (anabole und katabole Prozesse) schließen sich gegenseitig aus, weshalb ein fester Rhythmus bei der Ernährung wichtig ist. Es ist für den Organismus nicht das gleiche, ob Sie 1.800 kcal gleichmäßig verteilt auf drei Mahlzeiten zu sich nehmen oder 1.800 kcal in einer einzigen Mahlzeit um Mitternacht. Nahrung ist auch dann bekömmlicher, wenn der Organismus sie erwartet, d. h. aufgrund von Lernprozessen weiß, dass bald wieder Essenszeit ist. Experimentelle Studien, die eine Essensstruktur mit drei Mahlzeiten mit einer Struktur mit einer höheren Mahlzeitenfrequenz mit identischer Kalorienzufuhr vergleichen, zeigen überwiegend metabolische Nachteile der hohen Frequenz (Munsters und Saris, 2012; Ohkawara et al., 2013; Varady, 2016).

Appetit, Sättigung, Sattheit, Hunger

Die meisten gesunden Menschen essen mehrere Mahlzeiten nach Appetit. Sie erleben dabei einen Rhythmus von Appetit, Sättigung (Signal mit dem Essen aufzuhören) und Sattheit (Denken an Essen ist nicht mehr reizvoll) und beschäftigen sich nur in Intervallen gedanklich mit Essen. Hunger erleben sie in Situationen gesteigerten Energiebedarfs (beispielsweise während oder nach einer außergewöhnlichen körperlichen Belastung). Insgesamt halten diese Mechanismen das Körpergewicht auch ohne Nachdenken über Kalorien im Gleichgewicht. Das menschliche Gehirn stellt in einem kontinuierlichen Lernprozess automatisch eine Beziehung zwischen Sinneswahrnehmung (Aussehen von Nahrungsmittel, Geschmack und Geruch) sowie dem Energiegehalt und dem Gehalt an Nährstoffen, Spurenelementen und Vitaminen her.

Der oben beschriebene Ablauf von Appetit, Essverhalten, Sättigung und Sattheit ist aber störbar. Folgende Faktoren sind dabei wichtig:

- Unterernährung (vorzeitiges Sättigungsgefühl)
- Unregelmäßige Ernährung (verzögertes Sättigungsgefühl)
- Falsche Signale wie Süßstoffe, Fettersatzstoffe oder Geschmacksverstärker stören den Lernprozess zwischen Sinneswahrnehmung und ankommender Energie und können kurzfristig zu vermehrtem und langfristig zu vermindertem Sättigungsgefühl führen. Genauere Informationen zu diesem Thema finden Sie bei Davidson et al., 2019 und Swithers, 2013
- Körperliche Inaktivität (vermehrter Appetit)
- Nikotin, Alkohol, Drogen, Medikamente (sowohl gesteigerter wie verminderter Appetit und Sättigungsgefühl)
- Akuter Stress (sowohl vermehrter wie verminderter Appetit)
- Chronischer Stress (verminderter Appetit, vorzeitiges Sättigungsgefühl)
- Ruhephase nach intensivem Stress (vermehrter Appetit, verzögertes Sättigungsgefühl)

Wenn Sie an einer Essstörung leiden, ist es deshalb häufig nicht möglich, das Essverhalten ausschließlich nach Appetit und Sättigung auszurichten. Um sich angemessen zu ernähren und das Gewicht zu normalisieren, kann es (wenn Sie untergewichtig sind oder sehr unregelmäßig gegessen haben) erforderlich sein, zu bestimmten Gelegenheiten mehr zu essen, als der Appetit sagt, oder (wenn Sie übergewichtig sind und zu Essanfällen oder kontinuierlichem Überessen neigen) auch weniger zu essen, als Sie sich im Moment wünschen. Als Bezugspunkt ist es sinnvoll, gemeinsam mit gesunden Gleichaltrigen zu essen und sich an ihrem Beispiel zu orientieren. Das regelmäßige Essen von angemessenen Mahlzeiten ist ein guter Weg, den Zyklus von Appetit, Sättigung und Sattheit wieder einzuüben. Dabei sind drei Hauptmahlzeiten in der Regel besser als fünf oder sechs kleine Portionen. Kleinere Mahlzeiten haben keine Vorteile für den Stoffwechsel. Wegen der Notwendigkeit der Zubereitung ist es schwieriger, Grundnahrungsmittel und Gemüse zu integrieren. Außerdem schaffen drei Mahlzeiten auch einen angemessenen Zeitraum, in dem man nicht an Essen zu denken braucht. Die Ausnahme hierbei sind Patienten, die sehr hohe Kalorienmengen essen müssen, um Untergewicht auszugleichen. Achten Sie darauf, dass möglichst wenige der oben aufgezählten Störfaktoren Ihren Gesundungsprozess beeinträchtigen.

4.4 Normalisierung des Bewegungsverhaltens

Sport und Bewegung können eine Essstörung sowohl günstig wie ungünstig beeinflussen. Bei Untergewicht ist exzessiver Sport oft Bestandteil eines Teufelskreises von ungenügender Nahrungszufuhr, Appetitlosigkeit, vorzeitiger Sättigung und hohem Energieverbrauch. Bei Essanfällen und Übergewicht ist dagegen häufig körperliche Inaktivität ein Faktor, der zu niedrigem Energieverbrauch, geringer Muskelmasse, instabilem Essverhalten und labiler Stimmung beiträgt.

Achtsamer Sport

Klären Sie zuerst mit Ihrem Arzt und Ihrem Psychotherapeuten ab, ob Sport für Sie eine sinnvolle Komponente der Essstörungsbehandlung ist. Typischerweise ist Sport für normal- und übergewichtige Patientinnen mit Essanfällen günstig, er hilft, ein angemessenes Essverhalten aufzubauen und hat einen antidepressiven Effekt. Bei Untergewicht dagegen kann Sport auch ungünstige Effekte haben. Hier kann es sinnvoll sein, sich auf ein geringfügiges Bewegungsprogramm zu beschränken.

Nachhaltige günstige Effekte auf Stimmung, Energiestoffwechsel und Körperzusammensetzung durch Sport erfordern, dass Sport mit einer bestimmten Mindestdauer und -intensität betrieben wird. Meistens ist es erforderlich, mindestens vier Stunden pro Woche zu trainieren. Ob die Intensität im sinnvollen Bereich liegt, können Sie am besten mit einer Pulsuhr bestimmen. Hierzu müssen Sie zusammen mit Ihrem Arzt Ihren maximalen Trainingspuls und den für Sie optimalen Trainingsbereich ermitteln. Zur Bestimmung der Intensität des Trainings eignen sich Smartwatches, Wearables, Schrittzähler, Fitnessarmbänder oder Activity Tracker. Besprechen Sie auch hier mit Ihrem Arzt angemessene Bewegungsziele für jede Woche. Informieren Sie sich in aktuellen Testberichten über die Genauigkeit dieser Geräte.

- Trainieren Sie am besten täglich 30–40 Minuten. Wenn Sie bisher keinen Sport getrieben haben, fangen Sie ganz langsam an, beispielsweise mit fünf Minuten pro Tag, und steigern Sie die Dauer jede Woche um fünf Minuten.
- Wählen Sie eine Sportform, die Sie täglich ausüben können.
- Richten Sie Ihre gesamte Aufmerksamkeit auf den Bewegungsablauf (z. B. die Bewegung der Beine und Ihren Kontakt mit dem Boden beim Laufen oder den Kontakt Ihres Körpers mit dem Wasser beim Schwimmen). Wenn Sie abschweifen, holen Sie sich immer wieder zurück.
- Vermeiden Sie Bewertungen (z. B. anstrengend, langweilig).
- Üben Sie, für die Zeit der sportlichen Betätigung ganz in der Bewegung aufzugehen, die Bewegung um ihrer selbst willen zu machen.
- Betreiben Sie den Sport um seiner selbst willen, d. h. wegen der körperlichen und seelischen Erfahrungen, die damit verbunden sind.
- Wenn Sie Schwierigkeiten haben, sich zu täglichem Training aufzuraffen, dann organisieren Sie soziale Unterstützung, trainieren Sie mit Partner oder Freunden, treten Sie einem Sportverein oder einem Fitnessclub bei.
- Wenn Sport oder mit dem Sport verbundene Situationen zu Ängsten führen, die Sie erheblich behindern, dann sprechen Sie mit Ihrem Therapeuten und suchen nach Lösungen.

Achtsamer Umgang mit dem Schlaf

Achtsamer Umgang mit dem eigenen Schlaf und der umgebenden Situation ist eine wichtige Strategie, um zu einem gesunden Essverhalten zu gelangen. Sowohl zu wenig Schlaf als auch zu lange Zeit im Bett zu bleiben ist ungünstig für die Normalisierung des Allokationssystems.

- Gehen Sie jeden Tag etwa zur selben Zeit ins Bett und stellen Sie Ihren Wecker auf dieselbe Zeit ein. Planen Sie je nach Alter und Erfahrungen mit Ihren Schlafbedürfnissen eine Schlafzeit zwischen sieben und zehn Stunden ein. Schaffen Sie auf diese Weise einen verlässlichen Rhythmus.
- Führen Sie vor dem Schlafengehen ein Ritual durch: Duschen, Baden, Meditieren, Lesen, hören Sie geeignete Musik.
- Sport fördert den Schlaf, sollte allerdings bis spätestens eine Stunde vor Ihrer Schlafenszeit beendet werden.
- Nutzen Sie Ihr Bett nur zum Schlafen, für sexuelle Aktivitäten und zur Entspannung, niemals zum Essen oder Fernsehen.
- Gestalten Sie Ihren Schlafraum so, dass er günstig zum Schlafen ist. Er sollte ruhig, dunkel, kühl und staubfrei (rauchfrei) sein.
- Vermeiden Sie Koffein, Alkohol, Nikotin und Drogen.
- Vermeiden Sie es, in den zwei Stunden vor Ihrer Schlafenszeit zu essen.
- Wenn Sie aufwachen und bemerken, dass Sie anfangen zu grübeln, anstatt zu entspannen, stehen Sie auf und tun Sie etwas (z. B. lesen, aufräumen, Geschirr spülen), solange bis Sie wieder müde genug sind, um zu schlafen). Verwenden Sie Achtsamkeitsstrategien. Betrachten Sie das Grübeln als ein inneres Ereignis.
- Albträume sind ein normaler Bestandteil des Schlafs, insbesondere wenn schwierige vergangene Lebenssituationen verarbeiten werden. Sie sind Bestandteil eines psychischen Heilungsprozesses. Tun Sie nichts, um Albträume zu vermeiden. Sprechen Sie mit Ihrem Psychotherapeuten, wenn Sie sich mit dieser Aufgabe überfordert fühlen. Albträume können mit spezifischen Imaginationsübungen behandelt werden (Imagery Rescripting) (Hansen et al., 2013).

4.5 Abbau von Störfaktoren für gesundes Essverhalten

Essen nach Waage

Häufig wird das Essverhalten bei Essstörung nach der Waage ausgerichtet, d. h. wenn die Waage nicht den erwarteten Wert zeigt, wird das Essverhalten sofort verändert. Dies ist ein wesentliches Hindernis beim Aufbau eines regelmäßigen und achtsamen Essverhaltens. Zunächst hilft es, sich klar zu machen, was eine Waage leisten kann und was nicht. Eine moderne Digitalwaage kann zwar das Gewicht eines Menschen bis auf drei Stellen hinter dem Komma anzeigen, das eigentliche Ziel, nämlich die Muskel- und die Fettmasse zu bestimmen, wird dabei aber nur sehr ungenau erreicht. Das hängt vor allem damit zusammen, dass der Mensch zu 50–65 % aus Wasser besteht und die Wassermenge großen Schwankungen von Tag zu Tag unterworfen ist. Auch sogenannte Körperanalysewaagen sind nicht sehr präzise. Es ist also nicht sinnvoll, sein Essverhalten von den Tag-zu-Tag-Schwankungen der Zahlen auf einer

Waage abhängig zu machen. Es genügt, sich zweimal pro Woche zu wiegen. Der Mittelwert der letzten vier bis sechs Messwerte ist dann eine einigermaßen zuverlässige Annäherung an das tatsächliche Gewicht. Veränderungen der Essensmenge sollten nur nach Rücksprache mit einem Arzt vorgenommen werden.

Essen nach Selbstbetrachtung im Spiegel

Das Essverhalten bei Essstörung wird ebenfalls häufig nach dem Eindruck ausgerichtet, der sich aus der Selbstbetrachtung im Spiegel ergibt. Dadurch ergeben sich Probleme im Aufbau eines regelmäßigen und achtsamen Essverhaltens. Zunächst hilft es, sich klar zu machen, was ein Spiegel leisten kann und was nicht. Spiegel sind zwar sehr hilfreich, um festzustellen, ob die Frisur richtig sitzt oder Make-up richtig aufgetragen ist, Selbstbetrachtung im Spiegel ergibt aber aus verschiedenen Gründen kein zuverlässiges Abbild der eigenen Person. Aufgrund der Reflexionsgesetze erscheint das Spiegelbild zwar auf der Spiegelebene angeordnet, entspricht seiner Größe nach aber der doppelten Entfernung. Weiterhin erfolgt die Selbstbetrachtung aufgrund der exzentrischen Lage der menschlichen Augen aus einem ungünstigen Winkel, der sich völlig von dem unterscheidet, wie man andere Menschen im Alltag sieht. Eine Abschätzung anhand des Spiegelbildes, ob man im Vergleich zu anderen Menschen »dick« oder »dünn« ist, ist also praktisch nicht möglich. Sein Essverhalten auf diesen Eindruck auszurichten, führt regelmäßig zu Abweichungen vom Ziel eines achtsamen und angemessenen Essverhaltens. Spiegel sollten also wirklich nur zur Kontrolle von Frisur, Kleidung und Make-up verwendet werden.

Body-Checking

Ähnliches gilt auch für alle anderen Formen von Selbstüberprüfung oder Selbsteinschränkung, beispielsweise durch Abmessen des Umfangs der Oberschenkel, Überprüfung der Dicke von Hautfalten mit den Fingern, enge Kleidung, selbstverordnete Kleidergrößen oder Bauchketten. Überlegen Sie, ob solche Verhaltensweisen mit Ihrem Ziel, ein gesundes und lebenswertes Leben zu führen, in Einklang zu bringen sind.

Perfektionismus und Überkontrolle

Perfektionismus ist die Überzeugung, dass alles fehlerlos gemacht werden muss und Dinge lieber gar nicht als fehlerhaft gemacht werden sollten. Das Streben danach, Fehler zu vermeiden, ist natürlich sehr anerkennenswert. Wenn Perfektionismus eines Ihrer Themen ist, sollten Sie aber beherzigen, dass das Streben nach Fehlerlosigkeit paradoxe Effekte haben kann. Überkontrolle speziell beim Essverhalten führt dazu, dass die Kontrolle ganz verloren geht. Weiterhin streiten sich auch Fachleute darüber, wie gesundes Essverhalten wirklich ganz genau aussehen soll. Gute, an Traditionen orientierte Gewohnheiten aufzubauen, ist eine erfolgreichere Strategie, als Fehler zu vermeiden. Überkontrolle von Essverhalten, beispielsweise durch Kalorienzählen, Abwiegen aller Nahrungsmittel oder Vermeidung einer großen Zahl von Lebensmitteln, bewährt sich dagegen nicht.

Fehlende Selbstkontrolle

Manche Patientinnen verfügen nicht über Struktur und Selbstkontrolle (Selbststeuerung). Sie folgen einem impulsiven, von den jeweiligen Emotionen geleiteten Muster von Essverhalten. Vorplanung, Einkaufslisten und feste Essenszeiten möglichst in Gemeinschaft anderer Menschen helfen, Struktur aufzubauen. Bitte beachten Sie, dass sich über Hungern oder Selbstbestrafung keine Fertigkeiten im Bereich Selbststeuerung aufbauen lassen. Aufbau von Selbstkontrolle steht in enger Beziehung zu erstrebenswerten Zielen und Werten wie Gesundheit.

Selbstbewertung nach Figur und Gewicht

Mit einem niedrigen oder idealen Gewicht und einer schlanken Figur werden in unserer Kultur viele Bewertungen verbunden: attraktiv, schön, leistungsfähig, diszipliniert. Mit Übergewicht dagegen: hässlich, unattraktiv, faul, bequem, nachgiebig, undiszipliniert. Selbstbewertung anhand von Figur und Gewicht führt regelmäßig zu Diätverhalten und steht deshalb dem Ziel eines achtsamen, angemessenen und strukturierten Essverhaltens im Weg. Auch wenn Sie die oben genannten Bewertungen nicht teilen, ist es oft schwer, sich dem Druck unserer Kultur entgegenzustellen. Üben Sie sich darin, anstatt mit den Bewertungen zu kämpfen, nicht zu bewerten. Sie werden feststellen, dass es gar nicht erforderlich ist, sich selbst zu bewerten, um richtig zu handeln. Das bedeutet, dass Fragen wie: »Bin ich attraktiv oder nicht?«, auch unbeantwortet bleiben können. Überlegen Sie, welchen Stellenwert die Beschäftigung mit Figur und Gewicht im Vergleich mit anderen wichtigen Werten und Zielen in Ihrem Leben haben soll. Möglicherweise haben Sie schwierige Erfahrungen mit Kritik an Ihrem Körper oder Hänseleien durch andere gemacht und versuchen, den Schmerz der Erinnerung daran durch Diätverhalten zu vermeiden. Dies ist ein wichtiges Thema für Ihre Psychotherapie und für »entgegengesetztes Handeln« (▶ Teil II, Kap. 2).

4.6 Folgen von gestörtem Essverhalten

Setzen Sie sich damit auseinander, welche körperlichen und psychologischen Folgen sich durch die Essstörung für Sie ergeben. Es geht hier nicht darum, sich Angst einzujagen, das funktioniert infolge der erworbenen Furchtlosigkeit bei den meisten Menschen mit Essstörung sowieso nicht. Ein klarer Blick auf die Folgen ist aber ohne Zweifel hilfreich.

Gesundheitliche Gefährdung bei Essstörung

- Störungen des Elektrolytstoffwechsels (Veränderungen der Mineralstoffe im Blut)
- Störungen des Herzrhythmus
- Veränderungen des Blutdrucks
- Störungen der Nierenfunktion
- Störungen der Sexualhormone (z. B. Zyklusstörungen)
- Störungen des Knochenstoffwechsels

Psychische Veränderungen bei Essstörung

- Dauernde psychische Beschäftigung mit Nahrung und nahrungsbezogenen Themen zulasten von interpersonellen Kontakten, Freizeit oder Arbeit
- Verminderte Konzentrationsfähigkeit
- Verminderte Leistungsfähigkeit
- Depressive Stimmung
- Gereizte Stimmung
- Vermehrte Zwanghaftigkeit
- Neigung zum Sammeln und Horten von Nahrungsmitteln
- Innere Unruhe und Bewegungsbedürfnis
- Gesteigerte Attraktivität von Alkohol und Drogen

Zwischenmenschliche Folgen von Essstörung

- Schwierigkeiten, an Freizeitaktivitäten mit anderen teilzunehmen
- Schwierigkeiten, eine Partnerschaft einzugehen oder aufrechtzuerhalten
- Schwierigkeiten mit Sexualität
- Schwierigkeiten, einen Arbeitsplatz zu bekommen oder zu behalten
- Schwierigkeiten in der Schule oder beim Studium

Wirtschaftliche Folgen von Essstörung

- Hohe finanzielle Aufwendungen für Essanfälle
- Schulden aufgrund der Essanfälle
- Fehlendes Einkommen aufgrund der Erkrankung
- Wirtschaftliche Abhängigkeit von Eltern oder anderen Personen

Schon einzelne dieser Gefahren und Probleme können Ihre Lebensqualität erheblich einschränken. Ein lebenswertes Leben ist deshalb nur schwer erreichbar, solange eine Essstörung besteht.

5 Modul Umgang mit Emotionen

5.1 Warum ist dieses Modul wichtig?

- Schwierigkeiten mit der Regulation von Emotionen stehen im Zentrum der Entstehung und Aufrechterhaltung einer Essstörung.
- Verändertes Essverhalten, insbesondere verminderte (Fasten), aber auch vermehrte Nahrungszufuhr (Essanfälle), ist eine natürliche Konsequenz von Stressbelastung, Traumatisierung oder Schwierigkeiten, Emotionen zu steuern.
- Fasten, Essanfälle und gegensteuerndes Verhalten werden eingesetzt, um Emotionen abzuschwächen.

5.2 Was können Sie lernen?

- Emotionen beobachten und nichtbewertend beschreiben
- Bedeutung und Auswirkungen von Emotionen verstehen
- Entscheiden, wann es angemessen ist, mit oder gegen eine Emotion zu handeln
- Entgegengesetzt zu Emotionen handeln
- Emotionale Verwundbarkeit und Leiden verringern

5.3 Was wissen wir über Emotionen?

5.3.1 Was sind Emotionen?

- Emotionen sind Ausdruck der Arbeit des schnellen Informationsverarbeitungssystems. Wenn man beispielsweise beim Wandern überraschend auf eine Schlange tritt, ein Blitz oder Steinschlag neben einem Menschen niedergeht oder er auf einen ungesicherten Steilhang trifft, ist Angst Bestandteil eines sofortigen Sicherheitsverhaltens, das innerhalb von Millisekunden ohne weiteres Nachdenken einsetzt.

- Eine Emotion ist ein komplexer Prozess, der im Gehirn und im vegetativen Nervensystem abläuft und durch die bewusste oder unbewusste Wahrnehmung einer Person, eines Gegenstandes oder einer Situation ausgelöst wird. Bestandteil der emotionalen Reaktion sind körperliche Veränderungen (z. B. veränderte Herzfrequenz, veränderte Atmung, Schwitzen, Zittern, Zunahme oder Abnahme des Appetits) und Veränderungen der Verhaltensbereitschaft. Die bewusste Wahrnehmung der Emotion ist nur eine Komponente dieses komplexen Ablaufs.
- Emotionen und Denken (kognitive Prozesse) beeinflussen sich gegenseitig. Emotionen bestimmen häufig den Fokus der Gedanken, umgekehrt können Denken und insbesondere Bewertungsprozesse die Emotionen stark beeinflussen.
- Jede Emotion beinhaltet ein handlungsorientiertes Konzept. Emotionen haben eine Schlüsselrolle in der Steuerung von adaptivem Verhalten und Entscheidungen. Dabei spielen sowohl unmittelbare wie erwartete Emotionen eine wichtige Rolle.
- Emotionen und die damit verbundenen Verhaltensweisen sind bei Menschen aller Kulturen ähnlich, der Umgang mit Emotionen wird aber durch Lernprozesse stark beeinflusst.

5.3.2 Wie wirken Emotionen?

- Emotionen wie Angst oder Freude entstehen meist rasch und vergehen auch wieder schnell.
- Emotionen wie Freundschaft, Zuneigung, Trauer oder Liebe können auch über einen längeren Zeitraum bestehen.
- Emotionen steuern das Verhalten. Das Verhalten ist darauf ausgerichtet, angenehme Emotionen häufiger und unangenehme Emotionen seltener zu erleben. Emotionen steuern nicht nur das Verhalten in der gegenwärtigen Situation, sie beeinflussen vor allem das zukünftige Verhalten.
- Emotionen geben Kraft zum Handeln. Wenn jemand beispielsweise an einem Arbeitsplatz unfaire Bedingungen erlebt, motiviert ihn der Ärger, sich einen neuen Arbeitsplatz zu suchen oder eine andere Lösung anzustreben.
- Emotionen beeinflussen andere Menschen. Gesichtsausdruck, Körperhaltung und der Ausdruck von Emotionen durch Gesten und Bewegungen informieren andere Menschen über den emotionalen Zustand und beeinflussen so das Verhalten und die Emotionen anderer.
- Emotionen können weitere Emotionen auslösen, sogenannte sekundäre Emotionen. Man kann sich beispielsweise dafür schämen, dass man Angst hat.

5.3.3 Wie hängen Emotionen und Essverhalten zusammen?

Emotionen dienen der Steuerung des Verhaltens. Ein zentrales Ziel des Verhaltens besteht darin, die Energieversorgung des Körpers zu sichern. Priorität hat dabei der Energiebedarf des Gehirns. Das ist logisch: Man kann wesentliche Teile der Muskulatur oder des Fettgewebes verlieren und weiterleben, aber ein Verlust von Teilen des Gehirns oder seiner Funktionsfähigkeit bedroht unmittelbar das Leben.

Die Energieversorgung des Gehirns wird durch das Allokationssystem gesichert. Allokation bedeutet Zuweisung. Das Allokationssystem ist im Gehirn lokalisiert, seine ausführenden Bestandteile sind das Stresshormonsystem und das vegetative Nervensystem. Das Allokationssystem regelt,

- ob Energie dem Gehirn oder der Muskulatur und dem Fettgewebe zur Verfügung gestellt wird,
- ob Energie der Umwelt durch Nahrungsaufnahme entnommen wird oder ob die körpereigenen Reserven als Quelle benutzt werden.

Das Allokationssystem ist ein Steuerungssystem ähnlich der elektronischen Steuerung einer Zentralheizung. Das heißt es gibt Setpoints (bei der Heizung die eingestellte Temperatur, beim Gehirn die Konzentration von energiereichen biochemischen Substanzen), Sensoren (bei der Heizung Temperaturfühler, beim Menschen Rezeptoren für Nahrungsbestandteile wie Glukose) und geregelte Größen (bei der Heizung z. B. die Menge Gas, die in die Brennkammer einströmt, beim Menschen die Nahrungsmenge oder die Menge an Fettgewebe, die durch das sympathische Nervensystem mobilisiert wird). Weicht die Zielgröße (z. B. Konzentration energiereicher Substanzen im Gehirn) vom Setpoint ab, verändert das System die geregelte Größe so lange, bis der Setpoint wieder erreicht ist, d. h. die Nahrungszufuhr wird gestoppt, wenn die Konzentration zu hoch ist, oder gesteigert, wenn die Konzentration absinkt.

Die Setpoints im Allokationssystem regeln nicht nur Nahrungsaufnahme und Energieverteilung im Körper. Sie beeinflussen direkt oder indirekt vielfältige Aspekte des Verhaltens und Erlebens: Die Setpoints beeinflussen die Emotionsregulation, d. h. welche Emotionen erlebt werden, mit welcher Empfindlichkeit Emotionen oder Schmerzen ausgelöst werden, die Intensität von Emotionen oder Schmerzen, die Dauer von Emotionen und Stressreaktionen sowie die Fähigkeit, Emotionen und Stressreaktionen zu begrenzen und zu beenden. Beeinflusst wird das Suchverhalten, d. h. wie viel und mit welcher Begeisterung man sich körperlich bewegt und womit man sich gedanklich beschäftigt, z. B. ob man ständig über Essen nachdenkt. Die Setpoints beeinflussen die Beziehung zu anderen Menschen, d. h. wie unabhängig oder abhängig man sich fühlt, die Bereitschaft zu sozialer Bindung, Sexualität und Fortpflanzung. Dies ergibt sich daraus, dass soziale Beziehungen in der Frühzeit des Menschen entscheidend für die Sicherheit der Energieversorgung waren. Wer ausgeschlossen war oder am Rand einer sozialen Gruppe stand, hatte weniger Zugang zu Nahrung. Die Setpoints beeinflussen den Appetit, den Hunger und die Sättigung und dadurch die Körpermasse und -zusammensetzung. Die Körperzusammensetzung wiederum bestimmt das Risiko für Erkrankungen wie Diabetes, Bluthochdruck, Herzinfarkt oder Schlaganfall.

Die genaue Höhe der Setpoints im Allokationssystem ist bei jedem Menschen unterschiedlich, sie verändert sich über das Leben hinweg und wird durch eine Vielzahl von Faktoren beeinflusst. Man kann dabei Einflüsse aus der Kindheit und aus dem Erwachsenenalter unterscheiden.

Genetische und epigenetische Einflüsse bestimmen die Höhe der Setpoints bei Geburt. Eine wichtige Rolle spielen auch Einflüsse im Mutterleib, d. h. Krankheiten und Belastungen der Mutter, die zu Veränderungen des Stoffwechsels führen, können schon vor der Geburt zu Veränderungen von Setpoints führen. Wichtig ist weiter die Qualität der Zuwendung durch die Eltern und andere Pflegepersonen nach der Geburt und in der frühen Kindheit, Traumatisierung oder schwere Erkrankung in der Kindheit. Wissenschaftlich sehr gut untersucht ist der Zusammenhang zwischen Zuwendung in der Kindheit und dem Stresshormonsystem bei Ratten. Wenn die kleinen Ratten in den ersten Lebenswochen eine intensive Fellpflege erfahren, hinterlässt das lebenslange Spuren im Allokationssystem, d. h. noch viele Monate später sind diese Tiere wesentlich stressresistenter. Im Laufe der Kindheit und Adoleszenz wird das Allokationssystem weiter durch Reifungsprozesse verändert. Mit zunehmendem Alter werden die Setpoints etwas schwerer zu verändern, sie bleiben aber flexibel. Wichtige Einflüsse im Erwachsenenalter sind chronischer Stress, psychische Erkrankungen, Infektionskrankheiten, seelische oder körperliche Traumatisierung, das Ausmaß körperlicher Bewegung, Medikamente, Konsum von Drogen und Alkohol. Eine mögliche Rolle spielen auch »falsche Signale«, d. h. Substanzen, welche die Sensoren im Allokationssystem stören, wie Süßstoffe oder Geschmacksverstärker. Diese Substanzen täuschen dem Allokationssystem Nahrungszufuhr vor, ohne dass tatsächlich Energie ankommt.

Zusammenfassend lässt sich sagen, dass das Allokationssystem Emotionen und Verhalten entscheidend beeinflusst und umgekehrt Emotionen und Verhalten das Allokationssystem prägen. Das Allokationssystem ist eine wichtige Schnittstelle zwischen Essverhalten und Emotionsregulation, die genutzt werden kann, um gesünder zu leben und die Lebensqualität zu verbessern.

5.3.4 Emotionen und Gedanken unterscheiden

Die deutsche Sprache macht es nicht einfach, Gefühle (Emotionen) und Gedanken (Kognitionen) zu unterscheiden.

Folgende Sätze markieren Emotionen:

- »Ich habe Angst.«
- »Ich fühle mich zunehmend traurig.«
- »In diesem Moment spürte ich ein starkes Gefühl von Ärger.«

Folgende Sätze dagegen drücken Gedanken aus:

- »Ich habe das Gefühl, zu dick zu sein.«
- »Ich habe das Gefühl, dass mein Partner mich nicht mehr mag.«

»Ich habe das Gefühl« signalisiert dabei, dass es sich um ein intuitives Wissen oder um Vermutungen handelt. Emotionen im engeren Sinn beschreiben diese Sätze aber nicht.

5.3.5 Die emotionale Feinkörnigkeit

Der Begriff emotionale Feinkörnigkeit oder emotionale Differenzierung beschreibt, wie viele Emotionen Sie so genau kennen, dass Sie sie als unterschiedliche Zustände wahrnehmen und erleben können und von anderen Emotionen genau abgrenzen können (Beispiel: Was ich erlebt habe, ist Ärger und nicht Wut). Emotionale Feinkörnigkeit beinhaltet auch Wissen über das in der Emotion vorhandene Konzept (Beispiel: Das Vorstellungsgespräch war wirklich unangenehm. Was ich erlebt habe war Scham. Ich hatte den Eindruck, den Erwartungen überhaupt nicht zu genügen). Bei geringer emotionaler Feinkörnigkeit erleben Sie beispielsweise Ärger, Angst und Scham als untereinander austauschbare, sich stark ähnelnde unangenehme Zustände. Emotionale Feinkörnigkeit führt zu einer besseren Anpassung an wechselnde Situationen im Leben. Psychische Gesundheit ist mit einer größeren emotionalen Feinkörnigkeit verbunden (Smidt and Suvak, 2015). Emotionale Feinkörnigkeit ist ein wichtiges Element in der Emotionsregulation, weswegen die Verbesserung der Feinkörnigkeit ein wichtiges Therapieziel ist.

5.3.6 Das Prozessmodell der Emotionsregulation

Ein für die Entwicklung von Emotionsregulationsfertigkeiten wichtiges Modell ist das von James Gross vorgeschlagene Prozessmodell (Gross, 2014). Emotionen lassen sich nicht direkt verändern. Der Versuch, nicht traurig zu sein, führt beispielsweise häufig dazu, dass man noch trauriger wird. Das Prozessmodell der Emotionsregulation benennt, an welchen Stellen Sie modulierend eingreifen können (▶ Abb. 5). Nicht jeder dieser Ansatzpunkte ist in jeder Situation geeignet, es ergibt sich aber häufig ein Spektrum von Möglichkeiten:

1. Auswahl der Situation: Sie können eine Situation, die eine Emotion auslöst, verlassen und eine Situation neu aufsuchen, die andere Emotionen auslöst.
2. Veränderung der Situation: Sie können in der emotionsauslösenden Situation bleiben und diese verändern.
3. Aufmerksamkeitslenkung: Sie können in der emotionsauslösenden Situation bleiben und Ihre Aufmerksamkeit auf einen anderen Aspekt der Situation richten.
4. Veränderung der Bewertung: Sie können in der emotionsauslösenden Situation bleiben und Ihre Bewertung der Situation verändern oder eine nicht-bewertende Haltung entwickeln und Distanz zu Ihren automatischen Bewertungen gewinnen.
5. Veränderung des Verhaltens: Sie können in der emotionsauslösenden Situation bleiben und sich anders verhalten als von der Emotion vorgeschlagen (entgegengesetztes Handeln), auf Emotionsvermeidung verzichten oder Ihren körperlichen Zustand verändern (beispielsweise durch Sport).

Anwendungsbeispiel:
Patientin mit Essstörung hat im Rahmen der Therapie zugenommen (von BMI 17 auf BMI 22). Kommilitonin sagt: »Dein Hintern füllt die Jeans ja jetzt richtig gut aus!« Patientin schämt sich, fühlt sich gekränkt.

5 Modul Umgang mit Emotionen

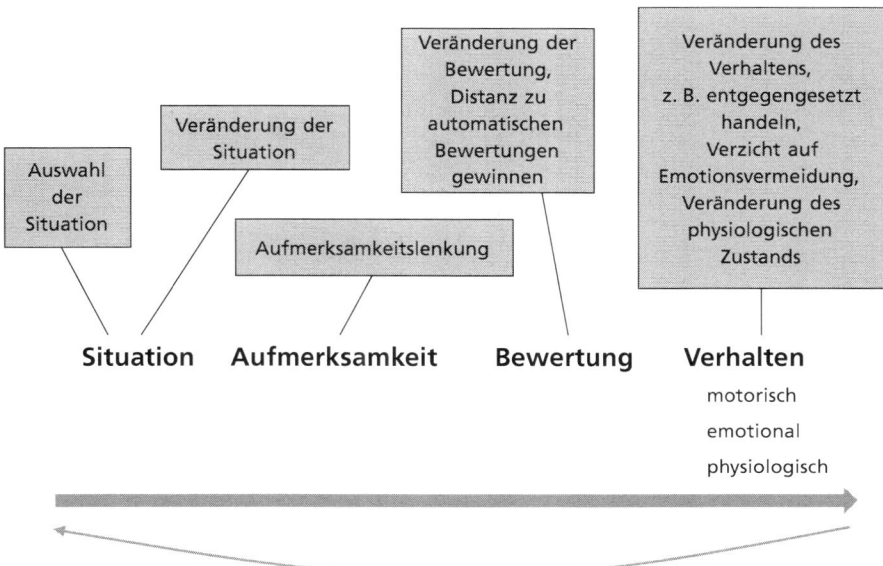

Abb. 5: Graphische Darstellung des Prozessmodells der Emotionsregulation

Optionen:

1. Weggehen, der Kommilitonin aus dem Weg gehen. Nur noch mit Kommilitoninnen sprechen, die keine ähnlichen Bemerkungen machen.
2. Sagen: »Solche Bemerkungen belasten mich. Sag so etwas bitte nicht mehr zu mir!«
3. Sagen: »Komm lass uns darüber reden, was wir heute Nachmittag machen!«
4. Denken: »Die Kommilitonin hat keine Ahnung davon, was in einem Menschen mit Essstörung vorgeht. Vielleicht war das als Kompliment gemeint.«
5. Sagen: »Du hast recht, ich habe zugenommen. Finde ich toll, dass du das bemerkst. Ich habe hart daran gearbeitet und fühle mich gesünder.«

Die Bedeutung des Prozessmodells für den Aufbau von Emotionsregulationsfertigkeiten besteht darin, dass es einen breiten Überblick über die Ansatzpunkte einer möglichen Veränderung gibt. Es bietet eine Struktur, mit der man die Handlungsoptionen in einer konkreten Situation durchdeklinieren kann.

5.3.6 Die »Theory of Constructed Emotions«

Die »Theory of Constructed Emotions« wurde von Lisa Feldman Barrett entwickelt (Barrett, 2017) (▶ Abb. 6). Sie betont die Rolle von handlungsorientierten Emotionskonzepten als differenzierende Faktoren zwischen den einzelnen Emotionen. Sie geht davon aus, dass Emotionen »emergente Phänomene« sind, d. h. entstehen, wenn bestimmte Komponenten zusammentreffen (so wie ein Konzert entstehen kann, wenn eine Partitur, ein Dirigent, Musikinstrumente und zugehörige Musiker zusammenkommen). Die wichtigsten Komponenten sind 1) Affekt (Information aus dem Körper, ob eine Situation angenehm oder unangenehm ist, aktivierend oder deaktivierend), 2) sensorischer Input aus der Umwelt und 3) ein Emotionskonzept.

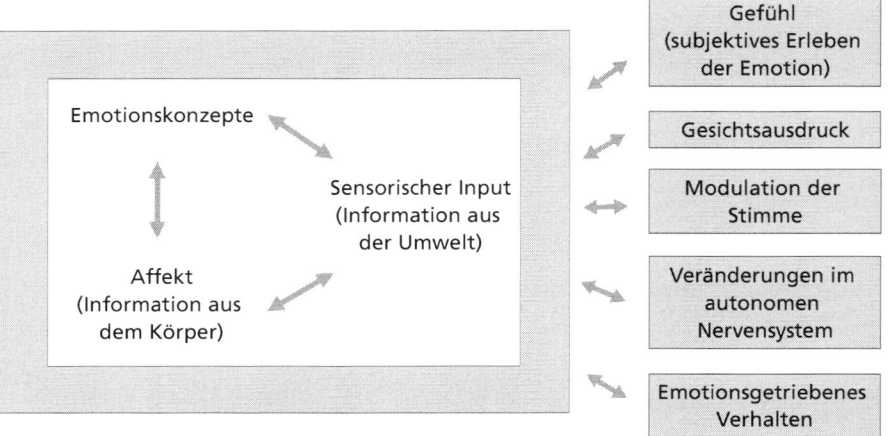

Abb. 6: Graphische Darstellung des emotionalen Prozesses nach der Theory of Constructed Emotions

Die Bedeutung der Theory of Constructed Emotions für den Aufbau von Emotionsregulationsfertigkeiten besteht darin, dass sie einen gut gangbaren Weg für die Verbesserung der emotionalen Feinkörnigkeit weist. Emotionskonzepte sind durch Psychoedukation gut vermittelbar und durch Verhaltensexperimente überprüfbar.

5.3.7 Den Gefühlswortschatz erweitern

Ein erster Schritt zu mehr emotionaler Feinkörnigkeit geht über die Sprache. Je mehr Wörter Sie zur Verfügung haben, um Ihren Gefühlszustand auszudrücken, umso leichter können Sie Ihren Zustand beschreiben und anderen Menschen verständlich machen. Nutzen Sie auch die im Dialekt Ihrer Heimat vorhandenen Ausdrücke.

Emotionswörter

Abneigung • Abscheu • Ärger • Aggression • Angst • Anteilnahme • Bedauern • Bedrückung • Begehren • Begeisterung • Beschwingtheit • Besorgnis • Betrübtheit • Beunruhigung • Bewunderung • Dankbarkeit • Ehrfurcht • Eifersucht • Einsamkeit • Ekel • Entmutigung • Entsetzen • Enttäuschung • Erleichterung • Erniedrigung • Erregung • Euphorie • Freude • Fröhlichkeit •

5 Modul Umgang mit Emotionen

Frustration • Furcht • Gerechtigkeit • Gereiztheit • Glück • Grant • Groll • Hass • Heimweh • Heiterkeit • Hoffnung • Hoffnungslosigkeit • Irritation • Kälte • Kampflust • Kummer • Langeweile • Leere • Leidenschaft • Liebe • Lust • Missfallen • Missstimmung • Misstrauen • Mitgefühl • Mitleid • Neid • Neugierde • Niedergeschlagenheit • Panik • Ratlosigkeit • Reue • Rührung • Schadenfreude • Scham • Schmerz • Schreck • Schuld • Schwermut • Sehnsucht • Sorge • Spannung • Stolz • Trauer • Traurigkeit • Triumph • Trotz • Überdruss • Übermut • Ungeduld • Unlust • Unruhe • Unsicherheit • Verachtung • Verdruss • Verehrung • Vergnügen • Verlangen • Verlassenheit • Verlegenheit • Vermissen • Verstimmtheit • Vertrauen • Verwunderung • Verzweiflung • Wärme • Wehmut • Widerwille • Wohlempfinden • Wohlwollen • Wut • Zärtlichkeit • Zorn • Zufriedenheit • Zuneigung • Zutrauen

Abstufungen von Gefühlen beschreiben

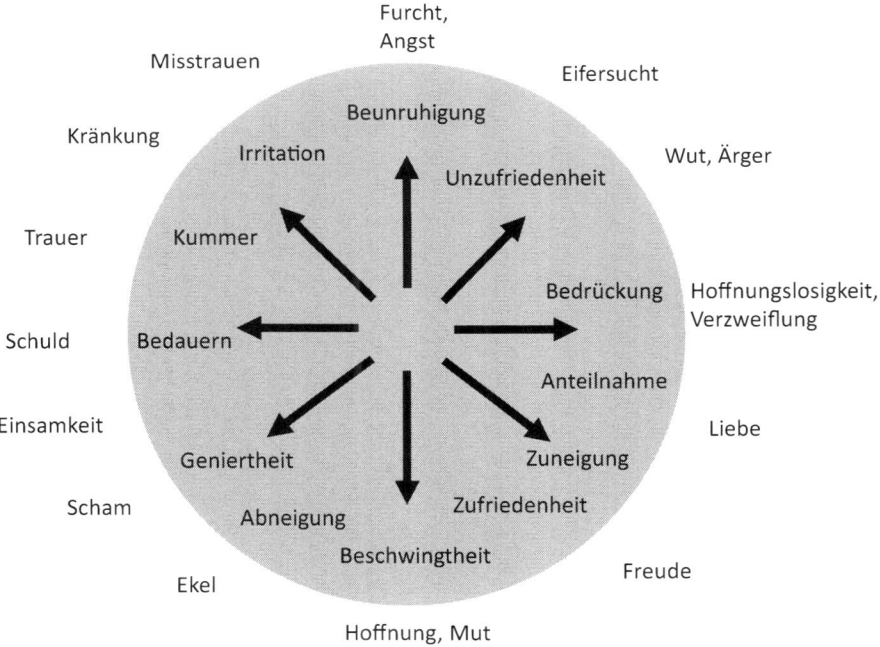

Abb. 7: Gefühlsstern

Gefühle können nach Qualität geordnet werden: Liebe ist etwas völlig anderes als Angst. Gefühle können aber auch nach der Intensität unterschieden werden: Liebe ist stärker als Anteilnahme. Angst ist stärker als Besorgnis, hat aber eine ähnliche Qualität (▶ Abb. 7).

Um eigene Gefühle gut zu verstehen und anderen mitteilen zu können, ist es besonders wichtig, Gefühle mittlerer Intensität zu kennen. Auch für die Steuerung des eigenen Verhaltens ist der mittlere Bereich wichtig: Vor einer schwierigen Prüfung ist es angemessen, besorgt zu sein, während Angst die Vorbereitung behindern kann. Auch Freude würde in diesem Fall die Vorbereitung eher behindern. Emotionen geben dem Verhalten Richtung und unterstützen die Ausrichtung auf Ziele und Werte.

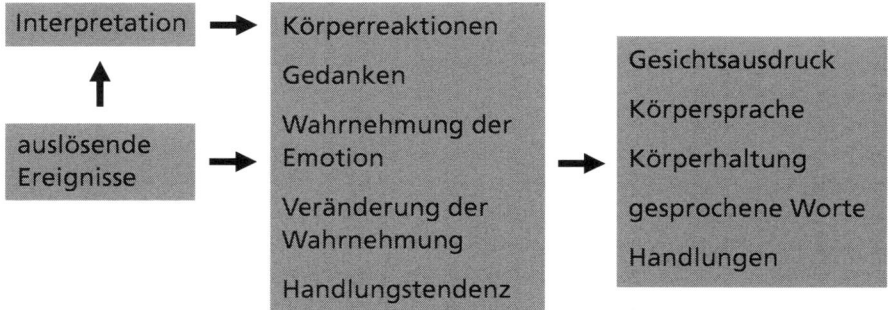

Abb. 8: Der Ablauf der emotionalen Reaktion

Emotionen entstehen in einem spezifischen Kontext (▶ Abb. 8). Dieser Kontext können Sinneswahrnehmungen aus der Umwelt sein oder innere Ereignisse wie Erinnerungen. Es gibt zwei mögliche Wege der Informationsverarbeitung: Die auslösenden Ereignisse werden entweder direkt und schnell im Emotionssystem verarbeitet oder sie werden zunächst interpretiert, was erheblich länger dauert, und führen erst dann zu Emotionen.

Emotionen beinhalten Körperreaktionen (z. B. Herzklopfen), Gedanken (»wie schön«) führen zur subjektiven Wahrnehmung einer spezifischen Emotion (z. B. Liebe), einer veränderten Wahrnehmung (die Welt wird bunter) und einer bestimmten Handlungstendenz (»ich muss näher ran«).

Im nächsten Schritt kommt die Emotion zum Ausdruck: Die Gesichtsmuskeln arbeiten in bestimmter Weise (z. B. Lächeln), die Körpersprache und Körperhaltung verändert sich, man spricht zur Emotion passende Worte (»Schön, dich zu sehen«) und handelt in passender Weise (ich setze mich z. B. neben meinen Freund oder meine Freundin).

Die typischen Abläufe sind für jede Emotion verschieden. Um Emotionen besser zu verstehen, lohnt es sich, eine Reihe von Emotionen genauer anzusehen.

5.4 Achtsamkeit auf Emotionen

Emotionen sind bedeutsame innere Ereignisse, die wichtigen Signalcharakter haben, die Person auf situationsspezifisches Verhalten vorbereiten und zugehörige Wahrnehmungen und Erfahrungen produzieren. Es lohnt sich, sich Emotionen zuzuwenden, sie genau zu beobachten und sie voll und ganz zu erleben. Das Erleben von Emotionen, auch von sehr starken, unangenehmen Emotionen ist sicher. Das heißt, es kann alleine durch das Erleben kein körperlicher oder seelischer Schaden entstehen. Achtsamkeit bedeutet, Emotionen zunächst weder abzuschwächen oder ganz zu vermeiden noch sie zu intensivieren oder festzuhalten. Die zugehörige Metapher lautet: »Emotionen zu erleben, wie Wolken, Wind oder Wellen erlebt werden, ohne sie zu beeinflussen«. Achtsamkeit bedeutet auch, Emotionen nicht zu bewerten. Die aus Emotionen resultierenden Handlungstendenzen können sich günstig oder ungünstig auswirken, können angemessen oder unangemessen sein. Die Emotion selbst entzieht sich einer derartigen Bewertung, sie ist weder gut noch böse. Der Verzicht auf eine Bewertung ermöglicht es, die in einer Emotion enthaltene Information unvoreingenommen auszuwerten, während beispielsweise die Bewertung der Angst als Zeichen von Schwäche, Scham als sekundäres Gefühl auslöst. Dies führt zu Versuchen, Angst zu vermeiden oder durch gestörtes Essverhalten die unangenehmen Emotionen zu regulieren. Auch die Annahme, dass eine Emotion einen Menschen zum Handeln zwingt, man zum Beispiel bei Angst fliehen muss (gedankliche Fusion von Emotion und Handlung), ist eine wichtige Ursache von Emotionsvermeidung. Emotionen sagen auch nichts über die Person aus, die sie erlebt. Wer Angst erlebt, ist noch lange kein ängstlicher Mensch. Achtsamkeit gegenüber Emotionen bedeutet die Bereitschaft, Emotionen zunächst voll und ganz und ohne vorzeitiges Urteil zu erleben. Es kann richtig sein, aus einer Emotion heraus sofort zu handeln, beispielsweise zum Selbstschutz. Keine noch so starke Emotion zwingt aber zum Handeln. Aufschub des Handelns bei Emotionen ist eine wichtige aus der Achtsamkeit entstehende Fertigkeit. In einem zweiten Schritt kann dann die Entscheidung getroffen werden, ob es klug ist, mit der Emotion oder gegen die Emotion zu handeln. Auch achtsames Nicht-Handeln ist eine wichtige Möglichkeit. Manchmal ist es ja die klügste Option, einfach nichts zu tun.

Achtsamkeit auf Emotionen führt zu einer Entautomatisierung der emotionalen Abläufe. Was vorher möglicherweise ein blitzartiger Ablauf war, kann dann in seinen Komponenten bewusst wahrgenommen werden. Das ermöglicht es Ihnen auch, zwischen Emotionen und Ihren Reaktionen auf Emotionen zu unterscheiden, primäre Emotionen von sekundären zu trennen. Dies hat eine besondere Bedeutung, da das entgegengesetzte Handeln (s. u.) an der primären Emotion ansetzen sollte. Wenn Sie sich beispielsweise immer sekundär schämen, wenn Sie Angst haben, kann es sein, dass Sie zunächst bewusst nur die Scham erleben. Achtsamkeit auf Emotionen kann dann dazu führen, dass Sie auch die Angst bewusst wahrnehmen. Eine weitere Variante besteht darin, dass zunächst nur das auf Angst folgende Vermeidungsverhalten bewusst wahrgenommen wird. Achtsamkeit auf Emotion ermöglicht manchmal eine Reaktion zu einem Zeitpunkt, an dem die Intensität der Emotion noch nicht sehr hoch ist. So wird eine übertriebene Reaktion reduziert. Zum Beispiel können Sie so Ärger formulieren, bevor er zu einem Wutausbruch wird.

5.5 Probleme mit Emotionsvermeidung

Viele Menschen vermeiden Emotionen sowie Situationen und Erfahrungen, die Emotionen auslösen können, indem sie z. B. Menschen und Situationen aus dem Weg gehen, sie nur in Begleitung aufsuchen, sie nur aufsuchen, wenn sie sich ganz sicher fühlen, viel im Bett liegen, anspruchsvolle Ausbildungen oder Arbeit meiden, Sport vermeiden, Alkohol trinken, Drogen oder Beruhigungsmittel nehmen, Sex ohne Beziehung haben, Emotionen unterdrücken, bestimmte Gedanken unterdrücken, erfundene Geschichten erzählen oder Geschichten erzählen, ohne auf den eigentlichen Punkt zu kommen, grübeln, sich Sorgen machen, sich rückversichern, sich Dinge schönreden oder schlechtreden, hungern, Essanfälle haben, erbrechen; durch Dissoziation, Ablenkung durch Fernsehen, Arbeit, Putzen, Ordnung halten. Wenn Sie diese Liste betrachten, sehen Sie, dass Emotionsvermeidung entweder durch Erlebnisvermeidung erreicht wird – man geht kritischen Situationen ganz aus dem Weg – oder aber durch Ablenkung, Unterdrückung von Gedanken und Emotionen oder durch Sicherheitsverhalten, welches das Erleben der Emotion abschwächt. Durch dieses Verhalten werden aber alle Emotionen vermieden, also nicht nur Trauer, Angst, Ekel, Scham und Ärger, sondern auch Freude und Liebe. Emotionen zu vermeiden, schützt kurzfristig vor zusätzlichen Belastungen, man zahlt aber einen hohen Preis: Man versäumt das Leben, wird langfristig depressiver und ängstlicher (▶ Arbeitsblatt 6).

Arbeitsblatt 6 – Emotionsvermeidung

Emotionsvermeidung erfolgt auf der Ebene des Verhaltens, der Emotionen und Kognitionen sowie durch Sicherheitsverhalten. Listen Sie auf, welches Emotionsvermeidungsverhalten bei Ihnen eine wesentliche Rolle spielt.

Vermeidung auf der Verhaltensebene	Vermeidung auf der emotionalen Ebene	Sicherheitsverhalten

5.6 Emotionen akzeptieren, ohne sie zu verändern

Die Alternative zur Vermeidung besteht darin, Emotionen zu akzeptieren. Akzeptanz bedeutet, bei der Emotion zu bleiben, ohne sie zu bewerten und zu verändern und sich dem natürlichen Verlauf der Emotion mit ihren Aufwärts- und Abwärtsbewegungen auszusetzen. Wenn Emotionen einen starken Handlungsdruck erzeugen, können Sie mit der Handlungstendenz in gleicher Weise umgehen. Verzichten Sie auf Bewertung, handeln Sie nicht, beobachten Sie das Auf und Ab der Handlungstendenz. Die Aufmerksamkeit richtet sich dabei auf den Prozess, wie die Emotion und der Handlungsdruck kommen und gehen, und nicht auf den Inhalt oder die Auslöser. Dabei hilft eine ruhige Umgebung ohne Ablenkung, beispielsweise eine ruhige Ecke in der Wohnung oder ein Park.

Emotionen zu akzeptieren bedeutet, das zu nehmen, was da ist, die Emotion zu erleben, ohne zu versuchen, sie zu verändern. Akzeptanz ist eine mutige, aktive Haltung. Um ein besseres Leben zu führen, ist es nicht erforderlich, anders zu denken oder zu fühlen. Es ist nicht notwendig, einen Krieg mit dem eigenen emotionalen Erleben zu führen. Aufgrund der Natur der Psyche ist es Menschen nur eingeschränkt möglich zu steuern, was sie denken und fühlen, aber sie können auswählen, welche Gedanken sie festhalten und welche Gedanken sie wieder ziehen lassen und sie können ihr Verhalten steuern.

Machen Sie folgendes kleine Verhaltensexperiment: Setzen Sie sich auf einen Stuhl und sagen Sie laut und in ärgerlichem Tonfall: »Ich ärgere mich darüber, dass ich nicht aufstehen kann.« Stehen Sie dann auf und wiederholen dabei den Satz. Gedanken und Emotionen sind keine automatischen Barrieren gegen effektives Handeln.

5.7 Entgegengesetztes Handeln: Mit oder gegen die Emotion handeln?

Zu jeder Emotion gehört ein emotionsgetriebenes Verhalten. Beispielsweise gehört zu Angst die Tendenz, zu vermeiden. Bei realer und nicht beherrschbarer Gefahr ist das sinnvoll. Wenn in den Bergen ein heftiges Gewitter aufzieht, ist es sinnvoll, in der Hütte zu bleiben, um sich nicht der Gefahr eines Blitzschlags auszusetzen. Gehandelt wird dann mit der Emotion. Es gibt aber auch Situationen, in denen die tatsächliche Gefahr gering ist (z. B. Bahnfahrt) und trotzdem starke Angst aktiviert wird. Dann ist entgegengesetztes Handeln erforderlich. Dies gilt besonders dann, wenn die Angst persönliche Ziele (Freundin besuchen) beeinträchtigt, die Gefahr im Vergleich zu einem anderen Wert gering ist (es droht zwar ein Gewitter, aber ich muss für einen verunfallten Freund dringend Hilfe holen) oder aber die Gefahr durch Achtsamkeit und Geschicklichkeit beherrschbar ist (ich kann Schwimmen lernen, Fahrrad fahren lernen, Klettern lernen, Kampfsport lernen). Bei entgegengesetztem Handeln wird die Angst zunächst stärker und zeigt an, dass man auf dem richtigen Weg ist. Längerfristig schwächt sich die Angst dann ab. Entgegengesetztes Handeln ist bei den aufgeführten Beispielen zur Angst den meisten Menschen einsichtig. Das Prinzip gilt aber auch bei anderen Emotionen. Wenn jemand nach Hänseleien in seiner Kindheit wegen seines Körpers intensive Scham empfindet, braucht er entgegengesetztes Handeln, um wieder ins Schwimmbad gehen zu können. Wer sich niederschwellig über andere ärgert, kann lernen, anderen Gutes zu tun, um mit anderen Menschen besser auszukommen. Wer zu Hoffnungslosigkeit neigt, kann sich mit Aktivitäten aus dem Stimmungstief befreien, auch wenn er sich von dem, was er tut, zunächst nichts verspricht. Defizite in der Fähigkeit, entgegengesetzt zu handeln, sind ein wichtiges Element psychischer Störungen. Wenn diese Fähigkeit unzureichend trainiert wird, besteht die Gefahr, dass Emotionen einseitig durch Vermeidung, Rückzug, Alkoholkonsum oder gestörtes Essverhalten reguliert werden. Entgegengesetztes Handeln ist wirkungsvoller, wenn es beim primären Gefühl ansetzt und nicht beim sekundären. Wenn ich mich wegen meiner Angst in wenig gefährlichen Situationen schäme, ist es effektiver, der Angst entgegengesetzt zu handeln als der Scham.

Entscheidend für die Überwindung der Essstörung und für Ihren Therapieerfolg ist, dass Sie lernen, an den geeigneten Stellen entgegengesetzt zu handeln.

5.8 Mitgefühl

Mitgefühl ist eine zentrale Fähigkeit für das menschliche Zusammenleben und verbessert den Umgang mit sich selbst. Mitgefühl hilft bei der Überwindung schwieriger zwischenmenschlicher Situationen und dem Finden dialektischer Lösungen. Ein verbessertes Bewusstsein für Emotionen, also Akzeptanz der Emotionen, Fertigkeiten der Emotionsregulation, insbesondere die Möglichkeit, auch entgegengesetzt zu handeln, die Fähigkeit, zu validieren, und die Fähigkeit, primäre von sekundären Emotionen zu unterscheiden, werden die Fähigkeit, Mitgefühl zu entwickeln, erhöhen. Mitgefühl bedeutet nicht nur, die Emotionen anderer Menschen, ihr Leid und ihre Freude zu teilen. Es besteht nicht nur darin, wohlwollend gegenüber anderen Menschen und allen Lebewesen zu sein. Es bedeutet auch, die Welt mit den Augen anderer Menschen betrachten und Hypothesen dazu bilden zu können, welche Emotionen sie im Moment, in einer bestimmten Situation empfinden. Wenn Sie systematisch darauf achten, welche Emotionen die Menschen, mit denen Sie zu tun haben, gerade empfinden, werden Sie feststellen, dass dies Ihre Beziehung zu anderen Menschen verbessert.

5.9 Wissenswertes über wichtige Emotionen

Ärger

Konzept
Ärger ist eine Schutzemotion. Sie fördert Verhalten, das Verletzung von sozialen Verhaltensnormen durch andere und Ungerechtigkeit markiert, ihr entgegenwirkt oder sie zumindest begrenzt.

Auslöser
Regeln, Absprachen, Vereinbarungen, Verhaltensnormen, Vorschriften, Gesetze werden nicht eingehalten. Ich bekomme Dinge nicht, obwohl sie mir zustehen, ich werde unnötigerweise bei etwas Angenehmem unterbrochen oder von etwas Wichtigem abgehalten, jemand stellt unangemessene Forderungen an mich.

Körperliche Reaktionen
Hitzegefühl, Herzklopfen, vertiefte Atmung, Schnauben, Muskelanspannung im Gesicht oder in der Hand, Weinen

Typische Gedanken
»Es ist falsch, unverantwortlich, unfair, rechtswidrig, gegen die Absprachen«, »Er macht das absichtlich, er will mich ärgern, er verhält sich antisozial.«, »Ich habe ein Recht darauf, dass diese Norm eingehalten wird.«

Wahrnehmung
Man sieht nur noch Verletzungen von Verhaltensnormen.

Häufige Folgegefühle
Scham, Angst, Trauer. Das Äußern von Ärger wird als nicht erlaubt, gefährlich, nicht angemessen, als Zeichen von Schwäche erlebt. Wenn Sie nur auf diese Folgegefühle achten, geraten Sie in eine Falle.

Emotionsgetriebenes Verhalten
Stirn runzeln, laut sprechen, schreien, schimpfen, kritisieren, den anderen belehren, ermahnen, Kraftausdrücke verwenden, fluchen, zur Polizei gehen, sich beschweren, Rechtsanwalt einschalten, Unterstützung holen, um das eigene Recht einzufordern.

Wozu ist Ärger gut?
Sie mobilisieren Energie für das Setzen von klaren Grenzen und Sanktionieren von Grenzüberschreitungen und Ungerechtigkeiten durch andere (Vorsicht: in zivilisierten Staaten sind viele dieser Aufgaben dem Staat vorbehalten), Ärger hilft, die passive Opferrolle zu verlassen.

Wann ist es sinnvoll, entgegengesetzt zu handeln oder Ärger abzuschwächen?
Das auslösende Ereignis ist tatsächlich zufällig, nicht unter Kontrolle meines Interaktionspartners, von meinem Interaktionspartner nicht beabsichtig oder nicht unter seiner Kontrolle, das auslösende Ereignis ist nicht unter der Kontrolle einer konkreten Person (z. B. rote Ampel), es wurden keine Verhaltensnormen verletzt, das Setzen von Grenzen und Sanktionen ist im konkreten Fall nicht meine Aufgabe, sondern die von Polizei, Gerichten, Vorgesetzten oder anderen Personen.

Wie kann ich entgegengesetzt handeln?
Situation verlassen, Handeln anderen überlassen, dem Gegner Gutes tun, Gutes wünschen (für ihn beten, Mitgefühl-Meditation praktizieren), lächeln, Schultern fallen lassen, Handflächen öffnen und nach vorne drehen, Hand ausstrecken

Bedeutung von Ärger bei Essstörung
Unregelmäßige Ernährung macht Menschen reizbar und fördert damit Ärger. Bei Untergewicht und nach einem Essanfall ist Ärger häufig abgeschwächt. Konfrontation mit Nahrungsmitteln kann Ärger erzeugen, wenn jemand beschlossen hat, zu fasten. Wenn ein Essanfall unterbrochen wird, erzeugt das Ärger, wenn jemand beschlossen hat, einen Essanfall auszuleben. Gewichtsprobleme können entstehen, wenn Ärger regelmäßig durch Essanfälle oder Hungern abgeschwächt werden.

Wut

Konzept
Wut ist eine Schutzemotion. Sie fördert Verhalten, das die Aggression anderer Menschen markiert, ihr entgegenwirkt oder sie begrenzt.

Auslöser
Angriff, Bedrohung, Beleidigung, unzulässige Einschränkung der Bewegungsmöglichkeiten, Verlust von Macht, Besitz, Status oder Respekt durch absichtliches Verhalten anderer Menschen

Körperliche Reaktionen
Hitzegefühl, Herzklopfen, vertiefte Atmung, Schnauben, Muskelanspannung im Gesicht oder in der Hand, Weinen

Typische Gedanken
»Er bedroht mich, will mich einschüchtern, mir weh tun, mir meinen Einfluss oder Besitz wegnehmen, mich einschränken, mich unterwerfen.«, »Er respektiert mich nicht.«

Wahrnehmung
Man sieht nur noch Angriff und Bedrohung.

Häufige Folgegefühle
Scham, Angst, Trauer. Das Äußern von Wut wird als nicht erlaubt, gefährlich, nicht angemessen, als Zeichen von Schwäche erlebt. Wenn Sie nur auf diese Folgegefühle achten, geraten Sie in eine Falle.

Emotionsgetriebenes Verhalten
Zuschlagen, Waffen benutzen, auf Gegenstände einschlagen, Gegenstände werfen, schreien, schimpfen, Zähne zusammenbeißen, Fäuste ballen oder andere drohende Gebärden, stampfen, Kraftausdrücke verwenden, fluchen, mit Vergeltung drohen.

Wozu ist Wut gut?
Sie mobilisiert Energie für das Setzen von klaren Grenzen gegenüber Angriff, Bedrohung, Beleidigung (Vorsicht: in zivilisierten Staaten hat der Staat das Gewaltmonopol). Wut hilft, die passive Opferrolle zu verlassen.

Wann ist es sinnvoll, entgegengesetzt zu handeln oder Wut abzuschwächen?
Das auslösende Ereignis ist tatsächlich zufällig, nicht unter Kontrolle meines Interaktionspartners, von meinem Interaktionspartner nicht beabsichtigt oder nicht unter seiner Kontrolle, das auslösende Ereignis ist nicht unter der Kontrolle einer konkreten Person, es wurden keine Verhaltensnormen verletzt, die Abwehr von Aggression ist im konkreten Fall nicht meine Aufgabe, sondern die von Polizei oder Justiz.

Wie kann ich entgegengesetzt handeln?
Situation verlassen, Handeln anderen überlassen, dem Gegner Gutes tun, Gutes wünschen (für ihn beten, Mitgefühl-Meditation praktizieren), lächeln, Schultern fallen lassen, Handflächen öffnen und nach vorne drehen, Hand ausstrecken

Bedeutung von Wut bei Essstörung
Unregelmäßige Ernährung macht Menschen reizbar und fördert damit Wut. Bei Untergewicht und nach einem Essanfall ist Wut häufig abgeschwächt. Gewichtsprobleme können entstehen, wenn Wut regelmäßig durch Essanfälle oder Hungern abgeschwächt wird.

Furcht

Konzept
Furcht ist eine Schutzemotion. Sie fördert Verhalten, das eine Schädigung durch physikalische Gefahren verhindert oder vorbeugt.

Auslöser
Gefahr von Tod oder Verletzung, z. B. durch Abstürzen, Ertrinken, Ersticken, Verbrennen, Erfrieren, Verhungern, Verdursten, Bisse durch Schlangen, Hunde oder Raubtiere, Vergiftung, Dunkelheit oder Gewalt durch andere Menschen.

Körperliche Reaktionen
Blass werden, geweitete Pupillen, Herzklopfen, Kältegefühl, Zittern, Hitzegefühl, Schwitzen, Muskelanspannung, nicht schlucken können, flacher Atem (Atemnot), Durchfall, Harndrang, Erbrechen, Haare stehen zu Berge (Gänsehaut), Weinen, Appetitlosigkeit

Typische Gedanken
»Ich werde abstürzen, ertrinken, ersticken, verbrennen, erfrieren.«, »Ich werde mich verletzen, tot sein.«, »wie gruselig und gefährlich«

Wahrnehmung
Man sieht nur noch die bedrohlichen Aspekte der Wirklichkeit, die Zeitwahrnehmung verlangsamt sich (Tunnelblick, Zeit bleibt stehen).

Häufige Folgegefühle
Scham, Trauer (Äußern oder Erleben von Furcht wird als nicht erlaubt, nicht angemessen oder als Zeichen von Schwäche bewertet)

Emotionsgetriebenes Verhalten
Fliehen, weglaufen, sich verstecken, vermeiden (keine Annäherung), um Hilfe schreien, zittern, sich zusammenkauern, erstarren (sich totstellen)

Wozu ist Furcht gut?
Sicherung des Überlebens durch Verlassen oder Vermeiden von gefährlichen Situationen, Vermeiden von unangemessenen Risiken, Mobilisation von sozialer Unterstützung in Gefahrensituationen

Wann ist es sinnvoll, entgegengesetzt zu handeln oder Furcht abzuschwächen?
Tatsächliche Gefahr ist sehr gering, Vermeidung führt zu erheblichen Einschränkungen bezüglich werteorientiertem Handeln, entgegengesetztes Handeln erweitert den Handlungsspielraum, ohne zu erheblichen Risiken zu führen.

Wie kann ich entgegengesetzt handeln?
Aufsuchen und Üben von Bewältigungsstrategien für gefürchtete Situationen (Expositionsübungen). Dies ermöglicht auch neue Erlebnisse: z. B. Schwimmen lernen und Schwimmen, Sportarten wie Skaten, Eislaufen, Snowboarden, Skifahren, Bergsteigen; Fliegen, Zugfahren, Autofahren, Trainieren von Selbstverteidigung und Kampfsport, Teilnahme an Großveranstaltungen wie Kino, Theater, Volksfest, Besuchen von belebten Fußgängerzonen, Märkten und Kaufhäusern. Aus Expositionsübungen können sich auch neue berufliche Möglichkeiten ergeben.

Bedeutung von Furcht bei Essstörung
Bei Untergewicht und nach einem Essanfall ist Furcht häufig abgeschwächt. Gewichtsprobleme können entstehen, wenn Furcht regelmäßig durch Essverhalten abgeschwächt wird.

Bei Essstörung kann sowohl zu viel wie zu wenig Furcht ein Thema sein. Eine Essstörung, insbesondere wenn sie zu starkem Untergewicht führt, kann zu einem Zustand erworbener Furchtlosigkeit gegenüber der Schädigung des eigenen Körpers führen. Man fürchtet sich dann kaum noch vor Tod durch Verhungern oder durch andere Ursachen oder vor Schmerzen. Im Sinne des entgegengesetzten Handelns ist es dann erforderlich, besonders vorsichtig und liebevoll mit dem eigenen Körper umzugehen, obwohl man keine Furcht erlebt. Erworbene Furchtlosigkeit erhöht auch deutlich das Suizidrisiko, wenn Emotionen von Einsamkeit mit dem Gedanken, für andere eine Belastung zu sein oder zu viele unlösbare Probleme zu haben, kombiniert sind. Schätzungen zufolge ist das Suizidrisiko bei Anorexia nervosa bis zu sechzigfach erhöht. Eine wichtige Metapher zur erworbenen Furchtlosigkeit ist die vom Flugschüler, der die Instrumentenflugberechtigung erwerben möchte. Er muss unter anderem lernen, dem künstlichen Horizont zu folgen. Dem »Gefühl« von oben und unten zu folgen, führt bei einem »Blindflug« zum Absturz. In ähnlicher Weise kann sich eine Patientin mit Anorexia nervosa nicht auf ihr »Gefühl« von »zu dick«, »zu viel« oder »es ist doch bisher gutgegangen« verlassen.

Angst

Konzept
Angst ist eine Schutzemotion. Sie fördert Verhalten, das eine Schädigung durch noch unbekannte Gefahren verhindert oder ihr vorbeugt.

Auslöser
Sich in einer neuen, ungewohnten oder abgeschiedenen Umgebung aufhalten, Angst, jemanden zu verlieren, auch ohne dass klar ist, wie dies geschehen könnte, Gefahr von sozialer Isolation, Gefahr von schwerer Krankheit, Situationen, die Erinnerungen an vergangene Bedrohungen oder Verletzungen wachrufen

Körperliche Reaktionen
Blass werden, geweitete Pupillen, Herzklopfen, Kältegefühl, Zittern, Hitzegefühl, Schwitzen, Muskelanspannung, nicht schlucken können, flacher Atem (Atemnot), Durchfall, Harndrang, Erbrechen, Haare stehen zu Berge (Gänsehaut), Weinen, Appetitlosigkeit

Typische Gedanken
»Was, wenn ich angegriffen oder bedroht werde?«, »Was, wenn mein Partner stirbt oder mich verlässt?«, »Was, wenn ich ganz alleine dastehe und mir niemand hilft?«, »Mir kann jederzeit wieder etwas schreckliches passieren.«, »wie gruselig und gefährlich«

Wahrnehmung
Man sieht nur noch die bedrohlichen Aspekte der Wirklichkeit, die Zeitwahrnehmung verlangsamt sich (Tunnelblick, Zeit bleibt stehen).

Häufige Folgegefühle
Scham, Trauer (Äußern oder Erleben von Angst wird als nicht erlaubt, nicht angemessen oder als Zeichen von Schwäche bewertet)

Emotionsgetriebenes Verhalten
Sich zurückziehen, z. B. in der Wohnung bleiben, sich nur in einer tatsächlich oder vermeintlich sicheren Umgebung bewegen, nur bekannte Situationen aufsuchen

Wozu ist Angst gut?
Sicherung des Überlebens durch Vermeiden von unangemessenen Risiken, Erhöhung der Aufmerksamkeit für Gefahren

Wann ist es sinnvoll, entgegengesetzt zu handeln oder Angst abzuschwächen?
Tatsächliche Gefahr ist sehr gering, Vermeidung führt zu erheblichen Einschränkungen bezüglich werteorientierten Handelns

Wie kann ich entgegengesetzt handeln?
Expositionsübungen gegenüber unbekannten, neuen Situationen

Bedeutung von Angst bei Essstörung
Bei Untergewicht und nach einem Essanfall ist Angst häufig abgeschwächt. Untergewicht schwächt angsterzeugende Sorgenprozesse und angstvolle Erinnerungen (Flashbacks) ab. Gewichtsprobleme können entstehen, wenn Angst regelmäßig durch Essverhalten abgeschwächt wird.

Scham

Konzept
Scham ist eine Schutzemotion. Sie schützt vor sozialem Ausschluss aufgrund von fehlender Einhaltung sozialer Normen.

Auslöser
Verlust von Status und Anerkennung durch Versagen, Offenlegung von persönlichen Schwachpunkten, Mängel des eigenen Körpers (Nacktheit), von anderen wegen Figur oder Gewicht ausgelacht oder gehänselt werden, Mängel an der Kleidung, Krankheit, Offenlegen von Geheimnissen (auch Familiengeheimnissen) oder Traumatisierungen, ausgelacht werden, zurückgewiesen werden, betrogen werden, vor anderen kritisiert oder schlecht behandelt werden

Körperliche Reaktionen
Rot werden, blass werden, Herzklopfen, Vermeidung von Blickkontakt, Senken des Blicks, Gesicht bedecken, gebeugte Körperhaltung, sich zusammenkauern

Typische Gedanken
»Ich habe mich blamiert.«, »Ich möchte im Boden versinken.«, »Ich habe alles falsch gemacht, ich habe mich nicht so verhalten, wie ich sollte.«, »Ich bin fehlerhaft, nicht vorzeigbar, eine Schande.«, »Ich bin wertlos.«

Wahrnehmung
Man sieht nur noch die eigenen Schwächen und Fehler.

Häufige Folgegefühle
Noch mehr Scham, Trauer (Erleben von Scham wird als nicht angemessen oder als Zeichen von Schwäche bewertet), Ärger auf die anderen und auf sich

Emotionsgetriebenes Verhalten
Vermeidung von sozialen Kontakten, sich verstecken, sich entschuldigen, Wiedergutmachung oder Ausgleich anbieten, versuchen, sich den Erwartungen der anderen anzupassen

Wozu ist Scham gut?
Soziale Anpassung wird gefördert, Einhaltung von sinnvollen Gruppenregeln unterstützt, Schutz der Intimsphäre

Wann ist es sinnvoll, entgegengesetzt zu handeln oder Scham abzuschwächen?
Es wurde keine nachvollziehbare Regel verletzt, mein Status bei wohlwollenden Menschen ist nicht verändert, z. B. wenn ich Opfer von Gewalt geworden bin oder ungerechtfertigt kritisiert wurde. Ich bin nur unter Inkaufnahme von gesundheitlichen Problemen in der Lage, die Erwartungen der anderen zu erfüllen, ich kann sonst wichtige Ziele (z. B. Sport betreiben) nicht erreichen.

Wie kann ich entgegengesetzt handeln?
Eigene Schwächen oder Traumatisierungen offen und wahrheitsgemäß in wohlwollender Umgebung zu kommunizieren, hebt den sozialen Status. Expositionsübungen: z. B. Kontakt zu Menschen aufnehmen oder aufrechterhalten, die über eigene Schwachpunkte informiert sind, eigene Fehlschläge und Traumatisierungen in der Therapiegruppe thematisieren, dosierter Verstoß gegen soziale Konventionen (shame attacks) durch auffällige Kleidung oder ungewöhnliches Verhalten in der Öffentlichkeit. Sich von den Erwartungen der anderen abgrenzen, nein sagen, unberechtigte Kritik zurückweisen.

Bedeutung von Scham bei Essstörung
Körperbezogene Scham ist ein großes Thema bei Essstörungen. Gezügeltes Essverhalten wird eingesetzt, um Schamgefühle abzuschwächen. Essanfälle können Gefühle von Scham intensivieren, Erbrechen und Hungern schwächen die Scham dann wieder ab. Auch allgemeine Schamgefühle spielen bei Essstörungen eine große Rolle. Hungern kann dann eingesetzt werden, um Scham wegen Unzulänglichkeit zu reduzieren.

Trauer

Konzept
Trauer ist eine Emotion, die der Reorganisation des Lebens nach unumkehrbaren Verlusten dient. Sie fördert zum einen die Beendigung von durch den Verlust sinnlos gewordenem Verhalten, zum anderen die Entstehung eines neuen sozialen Netzwerkes.

Auslöser
Tod oder Verlust von wichtigen Interaktionspartnern, Trennung, Verlust von Beziehung, Bindung, Heimat und Zugehörigkeit, Zurückweisung, vernachlässigt werden oder Enttäuschung über wichtige Interaktionspartner, endgültige Fehlschläge bei wichtigen Anstrengungen, Wünschen und Hoffnungen, Verlust von Selbstachtung

Körperliche Reaktionen
Weinen, nach unten gezogene Mundwinkel, hängende Augen, Schweregefühl, Zusammenbrechen, sich auf den Boden werfen, gebeugte, kauernde oder liegende Körperhaltung, schlaffe Muskulatur, langsame Bewegungen, leise Stimme

Typische Gedanken
»Er ist tot, unwiderruflich verschwunden.«, »Ich vermisse ihn so sehr.«, »Unsere Beziehung ist vorbei.«, »Ich habe es endgültig nicht geschafft.«, »Meine Hoffnungen, Wünsche werden sich nie erfüllen.«

Wahrnehmung
Man sieht nur noch die Lücken, die der Verlust hinterlassen hat.

Häufige Folgegefühle
Scham oder Angst, wenn die Trauer als unangemessen oder bedrohlich erlebt wird

Emotionsgetriebenes Verhalten
Über die verlorenen oder vermissten Personen oder Dinge nachdenken oder sprechen, ansonsten wenig sprechen, Trauerrituale durchführen, beten, Kontakt auf vertraute Personen beschränken, sinnlos gewordene Aktivitäten abbrechen, angenehme Aktivitäten meiden, nicht essen, zu viel essen, nicht schlafen, weinen

Wozu ist Trauer gut?
Hilft, sinnlos gewordene Aktivitäten und Hoffnungen zu beenden oder zu verabschieden, unnötiger Energieverlust durch sinnlose Anstrengungen wird vermieden, ermöglicht eine Erholungs- und Ruhephase nach schwerwiegenden Ereignissen, mobilisiert Trost; hilft, das soziale Netzwerk und Unterstützungssystem nach einem Verlust zu reorganisieren.

Wann ist es sinnvoll, entgegengesetzt zu handeln oder Trauer abzuschwächen?
Es ist gar kein endgültiger Verlust aufgetreten, die Anstrengungen sind nicht sinnlos. Die sinnlos gewordenen Handlungsweisen sind schon längst beendet. Die Trauer dient nicht mehr der sozialen Reorganisation oder dauert schon unangemessen lang (Übergang in Depression).

Wie kann ich entgegengesetzt handeln?
Einbeziehen von Freunden und Bekannten in den Trauerprozess erleichtert die Reorganisation des sozialen Umfeldes. Angenehme Aktivitäten trotz Trauer erleichtern die Begrenzung von Trauer. Trauer als sozial gut akzeptiertes Gefühl kann andere Gefühle wie Wut, Ärger oder Scham überdecken, diese Emotionen bedürfen dann eigener Beachtung.

Bedeutung von Trauer bei Essstörung
Das Erleben von Trauer kann eine Essstörung verstärken. Exzessives Essen, aber auch Fasten kann das Erlebnis der Trauer abschwächen. Einsatz von Essverhalten, um das Gefühl von Trauer abzuschwächen oder Trauer zu vermeiden, kann zu erheblichen Gewichtsproblemen führen.

Schuld

Konzept
Schuld ist eine Emotion, die fördert, dass Verhalten, das ethische Standards verletzt, vermieden wird, sowie Wiedergutmachung und Ausgleich nach problematischem Verhalten, das andere Menschen geschädigt hat, begünstigt.

Auslöser
Alle Handlungen, die gegen moralische und ethische Standards verstoßen oder verstoßen haben. Dazu gehören absichtliche kriminelle Handlungen wie sexuelle Übergriffe, Diebstahl, Betrug oder Mord, aber auch Handlungen, die durch Versehen oder Fehleinschätzungen entstanden sind, wie zum Beispiel Verkehrsunfälle, bei denen ein anderer Mensch Schaden genommen hat. Häufig sind Schuldgefühle auch in Situationen, in denen das eigene Verhalten oder Nichtverhalten ein Glied in einer Kette war, die zu einem schlimmen Ereignis geführt haben (»Ich hätte meinem Kind kein Fahrrad kaufen sollen«, »Ich hätte ihre Drohungen, sich umzubringen, ernst nehmen sollen«, »Ich hätte ihn daran hindern sollen, noch wegzufahren«).

Körperliche Reaktionen
Kloßgefühl, blass werden, Engegefühl, Vermeidung von Blickkontakt, Verlangsamung der Bewegungen

Typische Gedanken
»Ich bin schuld.«, »Es war mein Fehler.«, »Ich bin böse.«, »Ich habe Strafe verdient.«, »Ich darf kein Glück mehr empfinden.«, »Ich habe es nicht mehr verdient, dass mir etwas Gutes passiert.«

Wahrnehmung
Man sieht nur noch die eigenen Fehler.

Häufige Folgegefühle
Scham, Angst, Trauer

Emotionsgetriebenes Verhalten
Vermeidung von sozialen Kontakten, sich verstecken, sich entschuldigen, Sühne und Wiedergutmachung leisten, um Vergebung bitten, Ausgleich anbieten, sich unterordnen, auf angenehme Dinge verzichten, anderen etwas Gutes tun

Wozu ist Schuld gut?
Die Einhaltung von moralischen Standards wird unterstützt, soziale Anpassung wird gefördert.

Wann ist es sinnvoll, entgegengesetzt zu handeln oder Schuld abzuschwächen?
Sinnvolle Verhaltensstandards oder Regeln wurden nicht verletzt, das Ergebnis war nicht vorauszusehen, Sühne und Ausgleich wurden bereits angemessen geleistet.

Wie kann ich entgegengesetzt handeln?
Eigene Erfahrungen und Gedanken offen und wahrheitsgemäß in wohlwollender Umgebung kommunizieren. Expositionsübungen: z. B. Kontakt zu Menschen aufnehmen oder aufrechterhalten, die an traumatischen Ereignissen beteiligt waren, sich selbst etwas Gutes tun.

Bedeutung von Schuld bei Essstörungen
Essverhalten wird eingesetzt, um Schuldgefühle abzuschwächen, z. B. Hungern, um Buße zu tun oder sich zu bestrafen.

Eifersucht

Konzept
Eifersucht ist eine Emotion, die vor Verlassenwerden und Betrogenwerden schützt, Treue, Fairness und Kooperation in Partnerschaften, familiären Beziehungen und Freundschaften fördert.

Auslöser
Alle Informationen, die zeigen oder darauf hindeuten, dass unser Partner, unsere Freundinnen und Freunde oder Eltern, Geschwister, Kinder andere Menschen mehr schätzen als uns oder sogar lieben. Gedanken, verlassen zu werden oder nicht genug Aufmerksamkeit zu bekommen.

Körperliche Reaktionen
Herzklopfen, Zittern, Übelkeit

Typische Gedanken
»Er mag den oder die andere lieber.«, »Er betrügt mich.«

Wahrnehmung
Man sieht nur noch Informationen, welche die Eifersucht bestätigen.

Häufige Folgegefühle
Scham, Angst, Trauer, Wut, Ärger

Emotionsgetriebenes Verhalten
Den anderen kontrollieren, sich rückversichern (»Hast du mich denn noch lieb?«), den anderen beschuldigen oder ihm etwas unterstellen (»Du magst mich doch gar nicht.«)

Wozu ist Eifersucht gut?
Schützt vor Verlassenwerden und Betrogenwerden. Die Einhaltung von Standards in Partnerschaften wird unterstützt, die Wichtigkeit der Beziehungen betont.

Wann ist es sinnvoll, entgegengesetzt zu handeln oder Eifersucht abzuschwächen?
Der andere verletzt sinnvolle Verhaltensstandards oder Regeln nicht, meine Eifersucht stützt sich ausschließlich auf Vermutungen; der Partner ist tatsächlich entschlossen, die Beziehung zu mir zu beenden.

Wie kann ich entgegengesetzt handeln?
Auf Rückversicherungen, Beschuldigungen und Unterstellungen verzichten. Sagen: »Ich liebe dich auch!«, Partner gehen lassen und die Trennung akzeptieren, dem Partner auf seinem neuen Lebensweg Gutes wünschen, die vergangene gemeinsame Zeit respektvoll behandeln

Bedeutung von Eifersucht bei Essstörungen
Essverhalten wird eingesetzt, um Eifersucht oder sekundäre Gefühle von Angst abzuschwächen.

Misstrauen

Konzept
Misstrauen ist eine Schutzemotion. Sie schützt vor Schädigung durch dissoziales, betrügerisches, unfaires Verhalten und Fehlinformation.

Auslöser
Alle Informationen, die zeigen oder darauf hindeuten, dass andere Menschen (fremde Menschen, Autoritätspersonen, Vorgesetzte, Geschwister, Eltern, Freundinnen und Freunde, unser Partner oder unsere Kinder) unsere Rechte einschränken wollen, uns Dinge wegnehmen wollen oder uns ausnützen wollen.

Körperliche Reaktionen
Muskelanspannung, »eingefrorene« Mimik des Gesichts, Tunnelblick, Kältegefühl, Übelkeit

Typische Gedanken
»Er will mich schikanieren.«, »Er will mich ausnützen.«, »Er betrügt mich.«, »Er will mir schaden.« »Er wird das gegen mich verwenden.«

Wahrnehmung
Man sieht nur noch Informationen, die das Misstrauen bestätigen.

Häufige Folgegefühle
Angst, Einsamkeit, Trauer, Wut, Hass

Emotionsgetriebenes Verhalten
Vorschläge und Bitten zurückweisen, sich zurückziehen, sich rückversichern (»Was steckt da dahinter?«), den anderen beschuldigen oder ihm etwas unterstellen (»Du meinst es nicht gut mit mir.«). Auf seiner eigenen Meinung beharren.

Wozu ist Misstrauen gut?
Schutz vor Missbrauch, Betrug und Fehlinformation, Einhaltung von Standards in zwischenmenschlichen Beziehungen wird unterstützt, Wichtigkeit von Fairness in zwischenmenschlichen Beziehungen wird betont, schützt vor Betrug und Ausbeutung insbesondere in einem antisozialen Umfeld

Wann ist es sinnvoll, entgegengesetzt zu handeln oder Misstrauen abzuschwächen?
Der andere hat mich und andere bisher fair und wohlwollend behandelt, er verletzt sinnvolle Verhaltensstandards oder Regeln nicht, mein Misstrauen stützt sich ausschließlich auf Vermutungen.

Wie kann ich entgegengesetzt handeln?
Vorschlägen und Bitten folgen, die in Übereinstimmung mit eigenen Werten und Zielen stehen, auf Rückversicherungen, Beschuldigungen und Unterstellungen verzichten. Sagen: »Ich vertraue dir!«

Bedeutung von Misstrauen bei Essstörungen
Misstrauen hat eine große Bedeutung für die therapeutische Beziehung. Patientinnen mit Essstörung nehmen häufig an, den Therapeuten gehe es nur darum, sie wieder zu angepasstem Verhalten zu bewegen und nicht um sie als Person. Patientinnen sind häufig misstrauisch gegenüber Menschen, die Essen zubereiten (»er kocht bestimmt zu fett«). Patientinnen misstrauen dem eigenen Körper, insbesondere dem eigenen Gehirn, da sie annehmen, dass diese sie in eine unerwünschte Richtung bewegen.

Ekel

Konzept
Ekel ist eine Schutzemotion. Sie schützt vor Infektion, Intoxikation und vor unerwünschten sexuellen Kontakten.

Auslöser
Dinge und Personen, die bei Berührung oder Aufnahme in den Körper mit der Möglichkeit von Infektion oder Vergiftung in Verbindung stehen. Dazu gehören verdorbene, verfaulte, verschimmelte Lebensmittel und Lebensmittel, mit denen man eine schlechte Erfahrung gemacht hat, z. B. weil sie aufgrund von hohem Fettgehalt Übelkeit ausgelöst haben. Geruch, Anblick oder Berührung von Ausscheidungen und Körperflüssigkeiten von Menschen und Tieren: Urin, Kot, Speichel, Rotz, Schleim, Erbrochenes, Ausfluss, Blut, Eiter oder Sperma oder Dinge, die aufgrund ihrer Beschaffenheit daran erinnern. Tote Menschen oder Tiere, Menschen mit Hautkrankheiten oder anderen Abweichungen von einem »normalen« Aussehen, Menschen, von denen man weiß oder vermutet, dass sie Hygienestandards nicht einhalten. Tiere wie Ratten, Würmer, Maden oder Spinnen. Unerwünschte sexuelle Kontakte

Körperliche Reaktionen
Kloßgefühl, Übelkeit, Würgereiz, Speichelfluss, Erbrechen, flacher Atem, Atemnot, Abwenden des Körpers und des Blicks, Nase hochziehen, Schultern hochziehen, sich verspannen, Kopfdruck

Typische Gedanken
»Wie eklig«, »Ich könnte mich anstecken.«, »Ich könnte krank werden.«, »nichts wie weg«, »Ich muss mich waschen, umziehen oder putzen.«

Wahrnehmung
Alles erscheint eklig.

Häufige Folgegefühle
Angst, Scham, Ärger

Emotionsgetriebenes Verhalten
Sich abwenden, wegrennen, duschen, waschen, Desinfektionsmittel verwenden, lüften, die Kleidung wechseln, Erbrechen auslösen, nichts essen oder trinken oder Dinge essen oder trinken, die den Geschmack oder Geruch überdecken, Zigaretten rauchen, Räucherstäbchen anzünden, Situation, Gegenstand, Person oder Ort meiden

Wozu ist Ekel gut?
Einhaltung von hygienischen Standards wird unterstützt, Schutz vor Infektionen, Vergiftung und unerwünschter sexueller Annäherung

Wann ist es sinnvoll, entgegengesetzt zu handeln oder Ekel abzuschwächen?
Sinnvolle Hygienestandards oder Regeln wurden nicht verletzt, der Ekel dient nicht meinem Schutz, sondern verhindert das Erreichen von persönlichen Zielen, z. B. das Erlernen eines medizinischen Berufs, Reisen, gesunde Ernährung, erwünschten Körperkontakt. Ekel verhindert neue Erfahrungen.

Wie kann ich entgegengesetzt handeln?
Ekel schwächt sich (im Gegensatz zur Angst) häufig nicht dadurch ab, dass man sich einer subjektiv ekelerregenden, aber ungefährlichen Situation einfach nur aussetzt. Es ist erforderlich, erst neue Erfahrungen mit dem vorher vermiedenen Gegenstand oder der Person zu machen, alte Erfahrungen bewusst zurückzustellen und sich der Sache oder Person anzunähern, »als ob es das erste Mal wäre« (Beginner's Mind). Ein wichtiges Beispiel hierfür ist die Überwindung von Ekel, wenn man nach einer schlechten sexuellen Erfahrung sich wieder eine sexuelle Partnerschaft wünscht. Hier hilft Behutsamkeit und Achtsamkeit auf die Unterschiede zwischen den Situationen. So gelingt es besser, die neue Beziehung auch in einen neuen Kontext zu stellen. Ekelexposition bedeutet, dass die Situation, in der Ekel erlebt wird, auch verändert wird. Beispielsweise findet die Exposition dann nur mit guten Nahrungsmitteln statt. Die Beginner's Mind Technik ist auch im Umgang mit Nahrungsmitteln hilfreich. Hiermit können sowohl neue Erfahrungen mit bekannten, aber aktuell vermiedenen Speisen gemacht werden, als auch das Repertoire von Nahrungsmitteln erweitert werden.

Bedeutung von Ekel bei Essstörungen
Entgegengesetztes Handeln bei Ekel ist ein wichtiges Element in der Überwindung einer Essstörung. Viele Menschen mit einer Essstörung haben, um abzunehmen, versucht, ihr Essverhalten durch Ekelvorstellungen zu kontrollieren. Beispielsweise indem sie sich Butter als glibberig oder stinkend vorgestellt haben oder sich ausgemalt haben, dass für sie besonders attraktive Nahrungsmittel wie Schokolade oder Hamburger aus verdorbenen Zutaten zubereitet werden. Auch hier ist es erforderlich, neue Erfahrungen mit den Nahrungsmitteln zu machen, sie zu essen, »als ob es die erste Begegnung mit diesem Lebensmittel wäre«.

Einsamkeit

Konzept
Einsamkeit ist eine Emotion, die vor sozialer Isolation schützt und darauf hinweist, dass soziale Beziehungen wohltuend und hilfreich sind. Einsamkeit fördert Annäherungsverhalten.

Auslöser
Fehlen oder Abwesenheit einer geliebten Person (auf Reisen, nach Umzug, nach Trennung oder Verlust durch den Tod der Person), Ausschluss aus einer Gruppe, der ich gerne zugehören würde, Nicht-Aufnahme in eine Gruppe (z. B. neuer Schulklasse, neuem Arbeitsplatz)

Körperliche Reaktionen
Schweregefühl, Muskelanspannung, Verlangsamung von Bewegungen, suchender Blick

Typische Gedanken
»Ich bin ganz allein.«, »Ich kann niemanden erreichen.«, »Niemand interessiert sich für mich.«, »Ich brauche jemanden, um glücklich zu sein.«, »Ich muss wieder nach Hause.«, »Niemand will mich.«, »Ich werde ausgeschlossen.«

Wahrnehmung
Die Welt erscheint leer, Gruppen von anderen Menschen erscheinen mir nicht zugänglich.

Häufige Folgegefühle
Angst, Trauer, Scham, Wut

Emotionsgetriebenes Verhalten
Sagen: »Ich fühle mich einsam.« Vermisste Personen anrufen, Briefe schreiben; Erinnerungen an vermisste Personen pflegen: Fotos betrachten, alte Briefe lesen

Wozu ist Einsamkeit gut?
Einsamkeit weist uns auf die Wichtigkeit von Kontakt, Austausch und sozialer Unterstützung hin und bringt uns anderen Menschen wieder näher.

Wann ist es sinnvoll, entgegengesetzt zu handeln oder Einsamkeit abzuschwächen?
Die soziale Einbettung ist nicht bedroht. Das Gefühl von Einsamkeit dient nicht meiner sozialen Einbettung, sondern verhindert das Erreichen von persönlichen Zielen, z. B. einen beruflich notwendigen Umzug, Reisen, Vorbereitung auf eine Prüfung, Entwicklung von Selbstständigkeit und Unabhängigkeit.

Wie kann ich entgegengesetzt handeln?
Einsamkeit schwächt sich durch gezieltes Aufsuchen und Üben der entsprechenden Situationen ab. Beispiele sind: Selbstständiges und konsequentes Lernen vor einer Prüfung, anstatt mit Freunden wegzugehen. Umzug an einen neuen Ort, um zu arbeiten oder zu studieren, anstatt zu Hause im Kreis der Freunde arbeitslos zu sein. Einüben von sozialer Kompetenz und Kontaktaufnahme.

Bedeutung von Einsamkeit bei Essstörungen
Das Erleben von Einsamkeit lässt sich sowohl durch Fasten wie durch Essanfälle abschwächen. Gewichtsprobleme können entstehen, wenn Einsamkeit regelmäßig durch Essverhalten abgeschwächt wird.

Kränkung

Konzept
Kränkung ist eine Emotion, die den sozialen Status schützt und Verhalten fördert, das der Selbstachtung dient.

Auslöser
Herabsetzende Äußerungen anderer Menschen über die eigenen Fähigkeiten, körperlichen Eigenschaften, Gedanken oder Gefühle, z. B. überzogene Kritik nach Fehlern, Hänseleien wegen Kleidung oder Gewicht. Falsches Lob. Aus einer Gruppe ausgeschlossen werden. In eine Gruppe aufgrund von Diskriminierung nicht aufgenommen werden.

Körperliche Reaktionen
Schweregefühl, Muskelanspannung, Druckgefühl im Magen, schneidender körperlicher Schmerz

Typische Gedanken
»Wie gemein«, »Das habe ich nicht verdient.«, »Ich mache etwas falsch.«, »Das muss an mir liegen.«

Wahrnehmung
Man denkt nur noch an die herabsetzenden Äußerungen.

Häufige Folgegefühle
Angst, Trauer, Scham, Wut, Trotz

Emotionsgetriebenes Verhalten
Sagen: »Du hast mich gekränkt, ich möchte nicht, dass du so mit mir redest.« Schmollen, sozialer Rückzug, Vermeidung der weiteren Offenlegung von »verletzlichen Seiten«, Einfordern korrekter Behandlung

Wozu ist Kränkung gut?
Kränkung weist uns auf die Notwendigkeit von Selbstachtung und Würde hin.

Wann ist es sinnvoll, entgegengesetzt zu handeln oder Kränkung abzuschwächen?
Das Gefühl von Kränkung dient nicht (mehr) der Wiederherstellung meiner Selbstachtung und Würde, sondern verhindert das Erreichen von persönlichen Zielen, z. B. der Aufnahme von Kontakt oder dem unbefangenen Umgang mit dem eigenen Körper.

Wie kann ich entgegengesetzt handeln?
Unangemessene oder hinderliche Gefühle von Kränkung schwächen sich durch gezieltes Aufsuchen und Üben der entsprechenden Situationen ab. Beispiele sind: Die Freundin ansprechen, die einen durch eine unbedachte Äußerung gekränkt hat.

Wieder ins Schwimmbad gehen, obwohl eine »blöde Bemerkung« über meinen Körper gemacht wurde.

Bedeutung von Kränkung bei Essstörungen
Kränkungserlebnisse und die Erinnerung an Kränkungen in Bezug auf den eigenen Körper haben eine große Bedeutung bei Essstörungen. Beispielsweise erinnern sich Betroffene an Hänseleien wegen ihres Gewichts oder »ihres dicken Hinterns« in der Schule im zwölften Lebensjahr und haben sich geschworen, alles zu tun, um das nie wieder zu erleben. Gefühle von Kränkung blockieren die Akzeptanz des eigenen Körpers, so wie er gerade ist, und somit einen wichtigen Ausgangspunkt der Veränderung.

Hoffnungslosigkeit/Niedergeschlagenheit

Konzept
Hoffnungslosigkeit ist eine Emotion, die davor schützt, Energie für Projekte aufzuwenden, die nur eine geringe Erfolgsaussicht haben.

Auslöser
Misserfolge: Scheitern von Beziehungen, Scheitern von beruflichen Plänen, Krankheit ohne Aussicht auf Besserung, Armut, schlechte Nachrichten

Körperliche Reaktionen
Schweregefühl, Muskelanspannung, Gefühl von Lähmung und Muskelschwäche, Schlafstörung, Appetitlosigkeit

Typische Gedanken
»Es gibt keine Hoffnung mehr.«, »Es wird nie wieder besser.«, »Ich werde nie wieder eine Beziehung haben.«, »Ich werde nicht mehr gesund.«, »Ich bleibe arm.«

Wahrnehmung
Es wird vorwiegend Informationen Aufmerksamkeit geschenkt, welche die Hoffnungslosigkeit bestätigen.

Häufige Folgegefühle
Angst, Trauer, Scham (andere könnten Hoffnungslosigkeit als Feigheit missverstehen)

Emotionsgetriebenes Verhalten
Sagen: »Ich habe die Hoffnung verloren.« Anstrengungen, die Situation zu verändern, werden aufgegeben. Die Konzentration liegt darauf, in der gegenwärtigen Situation ein Minimum an Wohlbefinden zu bewahren, z. B. sich Grundbedürfnisse wie Ruhe zu haben, zu essen, zu trinken, zu schlafen zu erfüllen, keine Schmerzen zu haben oder angenehme Kontakte zu pflegen.

Wozu ist Hoffnungslosigkeit gut?
Hoffnungslosigkeit hilft, unveränderliche Situationen zu akzeptieren und sinnlos gewordene Kämpfe zu beenden. In vielen Fällen ist Hoffnungslosigkeit ein notwendiges Durchgangsstadium, um unser Leben in schwierigen Zeiten wieder neu zu orientieren (kreative Hoffnungslosigkeit).

Wann ist es sinnvoll, entgegengesetzt zu handeln oder Hoffnungslosigkeit abzuschwächen?
Die Situation ist tatsächlich nicht aussichtslos. Ich brauche nur mehr Unterstützung, kompetente Hilfe oder muss meine eigenen Fertigkeiten mehr schulen. Hoffnungslosigkeit dient dann nicht dem Erreichen der persönlichen Ziele.

Wie kann ich entgegengesetzt handeln?
Trotz Hoffnungslosigkeit das tun, was den eigenen Werten und Zielen entspricht. Gefühle von Hoffnungslosigkeit schwächen sich ab, wenn man gezielt um Unterstützung bittet, beispielsweise Arzt, Psychotherapeuten, Sozialberatung, Schuldnerberatung aufsucht oder Freunde und Familie um Unterstützung bittet. Training der eigenen sozialen Geschicklichkeit und anderer Fertigkeiten, die helfen, die aktuelle Situation zu bewältigen, ist ebenfalls ein gutes Mittel gegen hinderliche Hoffnungslosigkeit.

Bedeutung von Hoffnungslosigkeit bei Essstörungen
Die tausendfachen erfolglosen Versuche, das eigene Gewicht oder Symptome wie Essanfälle durch noch stärkere Selbstkontrolle, Selbstbeschimpfung oder Selbstbestrafung »in den Griff« zu bekommen, lösen häufig Hoffnungslosigkeit aus. Tatsächlich ist eine Essstörung nicht alleine durch Willensanstrengung, Selbstkontrolle oder gar Selbstbestrafung unter Kontrolle zu bringen und es ist gut, diesen Versuch aufzugeben. Der neue Weg ist indirekt und sorgt vor allem für gute Rahmenbedingungen für gesundes Essverhalten und körperliche Aktivität.

Liebe

Konzept
Liebe ist eine Emotion, die Reproduktion, Bildung eines intimen sozialen Netzwerks und Verhalten fördert, das die Mitglieder dieses Netzwerks schützt und versorgt.

Auslöser
Kontakt mit einer attraktiven Person (Aussehen, Geruch, Bewegungsmuster, Art zu sprechen), ein Gespräch, bei dem ich mich besonders gut verstanden oder in meinem Wesen anerkannt fühle, ich bekomme etwas, was ich mir besonders wünsche oder brauche, ein besonderes Erlebnis mit einer Person, Kontakt mit Mitgliedern des intimen sozialen Netzwerks

Körperliche Reaktionen
Herzklopfen, Hitzegefühl, inneres Glühen, Schmetterlinge im Bauch, voller Energie, geringes Schlafbedürfnis, sexuelle Erregung

Typische Gedanken
»Er ist wunderschön, attraktiv, aufregend.«, »Ich möchte ihn ständig sehen, hören, riechen, spüren, ihm nahe sein, ihn ganz für mich haben.«, »Er versteht mich, weiß, was ich brauche.«, » Auf ihn kann ich mich verlassen.«, » Mit ihm kann ich leben oder glücklich sein, mit ihm ist das Leben sinnvoll oder aufregend.«, »Ich glaube, er liebt mich.«, »Ich muss ihn unterstützen, für ihn sorgen, er ist wichtiger als ich.«

Wahrnehmung
Man sieht nur noch die positiven Aspekte des anderen, »Liebe macht blind.«.

Häufige Folgegefühle
Generalisierung auf weitere angenehme Emotionen wie Freude oder Stolz. Scham, Ärger, Angst oder Trauer, wenn die Liebe nicht erwidert wird.

Emotionsgetriebenes Verhalten
Lächeln, dem anderen in die Augen sehen, verlängerter Blickkontakt, geringeren körperlichen Abstand halten, den anderen berühren, streicheln, umarmen, schmusen, sexuelle Handlungen, sagen »ich liebe dich«, offen über eigene Gefühle sprechen, Geheimnisse offenbaren, viel Zeit mit jemandem verbringen, dem anderen (auch ohne Gegenleistung) Gutes tun, Schwächen verzeihen, Bereitschaft, eigene Bedürfnisse zurückzustellen, wenn der andere in Not ist (sich aufopfern), die eigene Aufmerksamkeit vor allem auf die angenehmen Seiten des anderen richten

Wozu ist Liebe gut?
Bereitstellung von Energie, Aufmerksamkeit und Zeit für das Eingehen von intimen Beziehungen, Gründen und Zusammenhalt von Freundschaften, Partnerschaften, Familien, Zeugung und Erziehung von Kindern, Verwirklichung von gemeinsamen Lebenszielen; stabilisiert das soziale Netzwerk

Wann ist es sinnvoll, entgegengesetzt zu handeln oder Liebe abzuschwächen?
Liebe zu einem Menschen, der sich antisozial verhält, mich oder andere ausnützt, mir schadet, gewalttätig ist, keinen Kontakt mit mir wünscht. Verliebtheit in eine Person, die minderjährig ist, mit mir verwandt oder von mir abhängig ist. Anhaltende Verliebtheit in eine nicht erreichbare Person (z. B. berühmter Musiker, Filmstar). Verliebtheit in eine Person, welche meine Gefühle aus professionellen Gründen nicht erwidern darf (Pfarrer, Psychotherapeutin). Wenn die Person eine andere Partnerschaft hat und daran festhält.

Wie kann ich entgegengesetzt handeln?
Manchmal ist es sinnvoll, an einer Abschwächung oder Umwandlung in ein anderes Gefühl zu arbeiten: Freundschaft, Sympathie, Bewunderung. Trotz intensiver Liebesgefühle Abstand zu halten und auf liebevolle Handlungen zu verzichten kann außerordentlich schmerzlich sein, ist aber die Übung der Wahl bei unangemessener Liebe.

Bedeutung von Liebe bei Essstörungen
Eine Liebesbeziehung kann sich auf eine Essstörung günstig auswirken. Dabei werden Liebesbeziehungen von Menschen mit einer Essstörung häufig gemieden, da sie befürchten, wegen ihres Verhaltens oder ihres Körpers abgelehnt zu werden. Manche vermeiden Liebesbeziehungen, weil sie denken, Enttäuschungen nicht aushalten zu können. Manche Menschen mit Essstörungen halten aus Angst an schädigenden Liebesbeziehungen fest oder gehen Liebesbeziehungen mit Menschen ein, die für sie als Partner ungeeignet sind, da sie befürchten »nichts Besseres zu finden oder zu verdienen«. Manche hungern oder erbrechen, um für einen Partner attraktiv zu sein oder um Scham in der Partnerschaft zu reduzieren.

Freude

Konzept
Freude ist eine Emotion, die fördert, Verhalten zu wiederholen, das verstärkt wurde oder sich in Situationen zu begeben, die Belohnung wahrscheinlich machen.

Auslöser
Erfolg haben, ein Ziel erreichen, etwas Wichtiges bekommen, Lob, Anerkennung, Respekt, Freundschaft, Zuneigung erhalten, mit Freunden oder Partnern zusammen sein, Wiedersehen mit Freunden, Partner, Heimat, sich zugehörig fühlen, etwas Schönes geschenkt bekommen, etwas Schönes wahrnehmen (Natur sehen, riechen oder somato-sensorisch spüren, Musik, Kunst). Mit Tieren oder Kindern spielen. Etwas Zufälliges passiert, das für mich günstig ist, oder etwas, was ich befürchtet habe, tritt nicht ein.

Körperliche Reaktionen
Direkter Blickkontakt, lächeln, weit offene Augen, offener Mund, Freudenschreie, sich aufrichten, aufspringen, Arme öffnen, Arme hochreißen, in die Luft springen, Herzklopfen, angenehme innere Anspannung, Energie, Bedürfnis zu reden, geringes Schlafbedürfnis

Typische Gedanken
»Wie toll, wie schön« »mehr davon«, »Ich bin begeistert.«, »Es fühlt sich so gut an.«, »Darauf habe ich so lange gewartet.«, »Das muss ich sofort erzählen.«, »Glück gehabt!«

Wahrnehmung
Man sieht nur noch die positiven Aspekte des Ereignisses, Risiken, Nebenwirkungen und Nachwirkungen werden ausgeblendet.

Häufige Folgegefühle
Generalisierung auf weitere angenehme Emotionen wie Liebe oder Stolz. Scham infolge von Schadenfreude

Emotionsgetriebenes Verhalten
Verhalten wiederholen, in der Situation bleiben oder wieder eine ähnliche Situation aufsuchen, lachen, lächeln, kichern, brummen, schnurren, andere umarmen, in die Luft springen

Wozu ist Freude gut?
Mobilisiert Energie für die Fortsetzung erfolgreicher, das soziale Netzwerk stärkender Handlungsweisen, signalisiert die Bereitschaft zu kooperativer, freundschaftlicher Interaktion, verstärkt Zuwendung durch andere, stärkt soziale Bindungen, gibt Interaktionspartnern Feedback darüber, welches Verhalten angenehm und erwünscht ist

Wann ist es sinnvoll, entgegengesetzt zu handeln oder Freude abzuschwächen?
Freude über Ereignisse oder eigene Handlungsweisen, die andere schädigen, extrem breit gestreute unspezifische Freude, Freude zulasten von Erholungsprozessen (z. B. bei Hypomanie oder Manie), Äußerung von Freude, die zu ungünstigen Feedbackprozessen bei Interaktionspartnern führt (z. B. intensive Freude über Geschenke, die mehr Belastung als Nutzen bringen), Freude, die hauptsächlich durch Alkohol oder Drogen hervorgerufen wird, Freude über günstige Ergebnisse von problematischem Verhalten (z. B. Geldgewinn beim Glücksspiel), Schadenfreude (weil dabei andere geschädigt werden oder Beschämung erleben).

Wie kann ich entgegengesetzt handeln?
Manchmal ist es angemessen, die Äußerung von Freude aufzuschieben, z. B. um sie zusammen mit Freunden zu genießen. Manchmal ist es besser, Freude in weniger intensive Emotionen umzuwandeln (z. B. Zufriedenheit, Gerechtigkeit). Verzicht auf Wiederholung von problematischen Handlungen, die Freude hervorgerufen haben (z. B. Rache üben, sich über jemanden lustig machen), Verzicht auf Alkohol, Drogen und Risikoverhalten, Menschen, denen ein Unglück widerfahren ist, unterstützen

Bedeutung von Freude bei Essstörungen
Das Erleben von Freude und Erfolg kann sich auf eine Essstörung günstig auswirken. Auf der anderen Seite geraten Menschen, die mit einer psychischen Störung belastet sind, in Versuchung, sich Freude durch Alkohol, Drogen, Spielen oder Schadenfreude zu verschaffen. Verzicht auf Nahrung behindert die Wahrnehmung von Freude. Manchmal wird Freude aus Angst davor vermieden, die Rückkehr in den Normalzustand nicht aushalten zu können oder übermütig zu werden und dadurch Fehler zu machen.

Stolz

Konzept
Stolz ist eine Emotion, die fördert, Verhalten zu wiederholen, das verstärkt wurde und mit erheblicher eigener Anstrengung oder Belohnungsaufschub verbunden war. Stolz fördert auch Verhalten, das die eigene Leistung herausstellt und sichtbar macht.

Auslöser
Erfolgreiches Handeln (insbesondere, wenn es mit hoher Anstrengung, besonderen Fertigkeiten oder Eigenschaften und langem Belohnungsaufschub verbunden war), einen besonderen Status haben (durch eigene Leistung, Leistung der Familie oder einer Gruppe, zu der ich mich zugehörig fühle, wie Land, Firma, Club, Mannschaft, durch Reichtum, durch wirtschaftliche oder politische Macht, durch Schönheit, durch Intelligenz), nach Selbstüberwindung, erfolgreichem Wagnis

Körperliche Reaktionen
Direkter Blickkontakt, lächeln, aufrechte Körperhaltung, angenehme innere Anspannung, Energie, Bedürfnis zu reden, geringes Schlafbedürfnis

Typische Gedanken
»Ich hab's geschafft«, »Das Risiko hat sich gelohnt«, »Der Kampf hat sich gelohnt«, »Ich bin ganz oben«, »Ich bin die Schönste, Klügste, Beste«, »Ich bin mächtig, reich, überlegen«

Wahrnehmung
Man sieht nur noch die positiven Attribute der eigenen Person.

Häufige Folgegefühle
Gesteigertes Gefühl von Selbstwert, Generalisierung auf weitere angenehme Emotionen wie Liebe, Freude, Hoffnung. Scham bei Sorge, zu übertreiben.

Emotionsgetriebenes Verhalten
Lachen, lächeln, »Ich muss es allen erzählen.«, »Jeder muss mich sehen.«, Verhalten wiederholen

Wozu ist Stolz gut?
Mobilisiert Energie für die Fortsetzung erfolgreicher, aber mit Risiko oder Anstrengung verbundener Handlungsweisen

Wann ist es sinnvoll, entgegengesetzt zu handeln oder Stolz abzuschwächen?
Das Verhalten sollte oder kann nicht beliebig wiederholt werden. Stolz infolge von Ereignissen oder eigenen Handlungsweisen, die andere oder einen selbst schädigen oder benachteiligen, Stolz über Ereignisse, die rasch vergänglich sind.

Wie kann ich entgegengesetzt handeln?
Bescheiden bleiben, die Äußerung von Stolz aufschieben; auf schwächere Gefühle wie Zufriedenheit ausweichen

Bedeutung von Stolz bei Essstörungen
Das Erleben von Stolz kann sich auf eine Essstörung günstig auswirken, insbesondere dann, wenn er darauf beruht, dass erfolgreich neue Verhaltensweisen erprobt wurden. Der Versuch, Stolz durch einen perfekten Körper oder niedriges Gewicht zu erreichen, kann zum aufrechterhaltenden Faktor einer Essstörung mit Fasten und

Erbrechen werden. Stolz auf einen vergänglichen und subjektiv unterschiedlich bewerteten Faktor zu gründen, ist riskant und kann nur kurzfristig erfolgreich sein. Günstiger ist es, Zufriedenheit mit sich selbst »auf mehrere Beine zu stellen«. Wenn man versucht, körperbezogene Scham durch besondere Leistungen in anderen Bereichen auszugleichen, kann sich ein problematischer Zyklus von Scham und Stolz einstellen.

Hoffnung/Mut

Konzept
Hoffnung ist eine Emotion, die fördert, werteorientiertes Verhalten zu beginnen oder fortzusetzen, auch wenn hierfür ein erheblicher Belohnungsaufschub erforderlich ist.

Auslöser
Alle Informationen, die darauf hindeuten, dass ein persönliches Ziel erreicht werden könnte, eine Verbesserung in wichtigen Beziehungen, der eigenen beruflichen, wirtschaftlichen oder gesundheitlichen Situation möglich ist.

Körperliche Reaktionen
Aufrechte Körperhaltung, direkter Blickkontakt, lächeln

Typische Gedanken
»Ich glaube, ich schaffe es.«, »Es wird wieder gut.«, »Ich werde wieder gesund.«

Wahrnehmung
Wir fokussieren auf die hoffnungsvollen Aspekte von Situationen.

Häufige Folgegefühle
Stolz, Freude

Emotionsgetriebenes Verhalten
Werteorientiertes Verhalten beginnen oder fortsetzen. Sagen: »Ich habe wieder Hoffnung und Mut.«, lächeln.

Wozu ist Hoffnung gut?
Mobilisiert Energie für das Handeln entsprechend unserer persönlichen Werte und das Verfolgen von persönlich wichtigen Zielen auch bei Abwesenheit von Sicherheit oder Erfolgsgarantien

Wann ist es sinnvoll, entgegengesetzt zu handeln oder Hoffnung abzuschwächen?
Bei Projekten mit sehr geringer Wahrscheinlichkeit von Erfolg, bei Projekten, die schädigende Nebenwirkung auf die eigene Person oder andere haben oder letztlich nicht meinen Zielen dienen

Wie kann ich entgegengesetzt handeln?
Problematische Projekte aufgeben, Alternativen suchen, sich realistische Informationen einholen

Bedeutung von Hoffnung bei Essstörungen
Hoffnung auf die Überwindung der Erkrankung ist hilfreich. Wichtig ist es, Hoffnung von falscher Hoffnung abzugrenzen. Falsche Hoffnung (fehlende Bereitschaft, realistische Informationen aufzunehmen, hoffen auf zufälligen Erfolg ohne eigene Anstrengung, ohne Erwerb der notwendigen Fertigkeiten) kann die Gesundung erheblich behindern.

5.10 Emotionale Labilität vermindern

Emotionen – angenehme wie unangenehme – dienen der Anpassung an die Umwelt. Trotzdem können Menschen an ihren Emotionen leiden. Die Auslöseschwelle für eine Emotion kann sehr niedrig sein, dann entwickelt man leicht Angst oder Ärger oder vorschnell Freude. Emotionen können länger andauern als nützlich, beispielsweise wenn man sich nach einem Misserfolg oder Verlust jahrelang nicht aus Trauer und Hoffnungslosigkeit befreien kann. Weiterhin kann die Möglichkeit, entgegengesetzt zu handeln, blockiert sein. In solchen Situationen wünschen sich viele Menschen, ihre Emotionen ändern zu können. So wie man sich, wenn man Fieber hat – was ja auch ein nützlicher Bestandteil unseres Abwehrsystems ist –, wünscht, dass die Krankheit endlich aufhört.

Bei dem Wunsch, Emotionen zu verändern, müssen jedoch ihre Besonderheiten beachtet werden. Emotionen lassen sich nicht direkt verändern, so wie das Verhalten oder die Bewertungen einer Situation direkt verändert werden können. Mit dem Wunsch, eine Emotion nicht zu haben, verhält es sich ebenso wie mit dem Wunsch, gut zu schlafen. Wenn sich jemand mit dem Vorsatz, unbedingt gut zu schlafen, um am nächsten Tag leistungsfähig zu sein, ins Bett legt, führt das eine Schlafstörung erst richtig herbei. Genauso beantwortet das Gehirn die Selbstinstruktion: »Du darfst keine Angst haben, dass andere über deine Figur lachen!«, häufig mit noch mehr Angst vor Situationen, in denen andere den eigenen Körper sehen können.

Emotionen können also nur indirekt verändert werden. Hierzu gibt es folgende Möglichkeiten, die sich aus dem Prozessmodell der Emotionsregulation ableiten:

1. Situation neu auswählen (Annäherungs- oder Vermeidungsverhalten)
2. Situation verändern oder neugestalten
3. Aufmerksamkeitslenkung verändern
4. Bewertung der Situation verändern durch Neubewertung oder kritische Distanz zu Bewertung entwickeln

5. Den körperlichen Zustand verändern und dadurch auf den emotionalen Zustand einwirken

Die erste und zweite Möglichkeit setzt eine genaue Betrachtung der Situation voraus: Ist sie schädigend für mich? Habe ich die Möglichkeit, durch aktives Eingreifen eine Veränderung zu erreichen? Habe ich die Möglichkeit, die Situation zu verlassen oder eine andere, günstigere aufzusuchen?
Betrachten Sie folgendes Beispiel: Ihr langjähriger Partner kritisiert Sie ständig wegen ihrer Anorexia nervosa vom bulimischen Subtypus (»Ich würde einfach genug essen und das Essen drinbehalten. So schwierig kann das doch nicht sein. Irgendwann müsste die Behandlung doch mal wirken!«). Gleichzeitig weigert er sich, mit in Behandlung zu gehen, nicht einmal für ein Informationsgespräch (»Du hast ja das Problem, nicht ich!«). Die Kritik Ihres Partners führt bei Ihnen zu Hoffnungslosigkeit, gleichzeitig denken Sie, dass er wahrscheinlich Recht hat. Ihre Anspannung reduzieren Sie, indem Sie einen Essanfall durchführen.
Diese Situation belastet Sie und verschlechtert Ihre Möglichkeit, Ihre Ziele bezüglich Ihres Essverhaltens einzuhalten. Es wäre klug, zum Partner zu sagen: »Deine Bemerkungen belasten mich. Ich möchte nicht mehr hören, dass es einfach ist, eine Essstörung zu bewältigen. Das behindert mich bei meinem Ziel, regelmäßig und gesund zu essen.« Wenn Ihr Partner sein Verhalten nicht ändert, kommt auch ein Verlassen der Situation durch einen Wohnungswechsel infrage.
Für die Nutzung der dritten Möglichkeit brauchen Sie ein Bewusstsein für Ihren Aufmerksamkeitsfokus. Viele Menschen mit Essstörung vergleichen sich mit anderen. Wenn sie einen Raum betreten, werfen sie einen Blick in die Runde und überlegen dann, wie sie selbst im Vergleich mit der schlanksten Frau aussehen. Oder sie vergleichen ihren eigenen Gesundheitszustand mit dem anderen: Er ist gesund und ich bin krank. Wenn Sie ein ähnliches Verhalten von sich kennen, können Sie Experimente mit einem anderen Aufmerksamkeitsfokus machen. Üben Sie sich beispielsweise darin, sich das, was Ihr Partner sagt, wörtlich zu merken. Sie können dann später in Ruhe überprüfen, ob die Aussagen Ihres Partners für Sie persönlich hilfreich waren (siehe auch Schritt 4). Sie werden feststellen, dass dieses Experiment auch zu emotionalen Veränderungen führt.
Bei der vierten Möglichkeit ist es wichtig, dass Sie Ihre Bewertungen überprüfen: Ist die Bewertung zutreffend, besteht die Möglichkeit, den Sachverhalt aus einer anderen Perspektive zu sehen, hilft die Bewertung, die gesetzten Ziele zu erreichen? Oder ist es günstig, sich mit dem Thema gar nicht auseinanderzusetzen, weil die Beschäftigung damit fruchtlos ist? Dann ist es vorteilhaft, eine Haltung kritischer Distanz zu entwickeln.
Betrachten Sie folgendes Beispiel: Sie sind leichtgradig übergewichtig, BMI 29, und haben sich vorgenommen, zweimal in der Woche schwimmen zu gehen. Beim ersten Besuch im Schwimmbad empfinden Sie intensive Scham und haben den Gedanken: Jetzt denken alle: »Oh Gott, ist die fett«. Sie haben den Handlungsimpuls, den Schwimmbadbesuch abzubrechen und nie mehr wiederzukommen.
Hier sind vermutlich zwei Dinge erforderlich: Zum einen entgegengesetztes Handeln, d. h. trotz der Scham weiter schwimmen zu gehen. Zum zweiten kann der Gedanke überprüft werden. Es ist wichtig, sich einzuräumen, dass es sich nur um

eine Vermutung handelt. Es ist natürlich möglich, dass Einzelne abfällig über Sie denken. Deswegen ist der Gedanke nicht »falsch«. Die große Mehrheit wird Sie aber entweder gar nicht beachten oder wohlwollend über Sie denken. Außerdem hilft der Gedanke nicht dabei, Ihr Ziel zu erreichen. Es ist deshalb nicht notwendig, sich inhaltlich mit dem Gedanken auseinanderzusetzen. Eine kritische innere Distanz zu dem Gedanken ist vermutlich die beste Haltung. Konzentrieren Sie sich auf Gedanken, die auf Zielerreichung ausgerichtet sind.

Die fünfte Möglichkeit setzt die Kenntnis der Wechselwirkung zwischen Emotionen und körperlichen Zuständen voraus. Allgemein lässt sich sagen, dass regelmäßige Ernährung, regelmäßige körperliche Bewegung, ausreichender Schlaf, Verzicht auf Alkohol, Nikotin und Drogen, gute Gesundheitsvorsorge (z. B. regelmäßiger Besuch bei Zahnarzt, Allgemeinarzt, Gynäkologe) und ausreichende Behandlung von körperlichen Erkrankungen auch zu einer besseren emotionalen Stabilität führen.

Betrachten Sie folgendes Beispiel: Sie leiden darunter, dass Sie bei Konflikten am Arbeitsplatz entweder leicht explodieren oder sich schnell gekränkt zurückziehen. Ihr Leben sieht so aus, dass Sie abends oft bis Mitternacht vor dem Fernseher sitzen und nur sechs Stunden schlafen, den Beitrag für das Fitnessstudio zahlen Sie zwar noch, waren aber schon drei Monate nicht mehr dort, Mahlzeiten lassen Sie regelmäßig ausfallen, »um nicht noch dicker zu werden«. Sie rauchen jeden Tag 20 Zigaretten und trinken Alkohol.

Unter diesen Rahmenbedingungen ist es sehr schwer, eine stabile Stimmung zu erreichen und nicht reizbar und leicht gekränkt zu sein. Es hilft nicht, sich zu sagen, dass andere ein ähnliches Leben führen und dabei ganz gelassen sind. Besseres Management Ihrer Emotionen erfordert eine Umstellung des Lebensstils mit genug Schlaf, regelmäßigem Essen, Sport und Verzicht auf toxische Substanzen.

Eine weitere Quelle von Labilisierung sind Emotionen, die durch Erinnerungen oder sich aufdrängende Bilder aus der Vergangenheit hervorgerufen werden, aber nichts mehr mit der gegenwärtigen Situation oder der Zukunft zu tun haben. Diese Emotionen spielen deshalb keine Rolle für die Anpassung an die Umwelt. Es ist sinnvoll, einen Schritt zurückzutreten und diese Erinnerungen und die damit verbundenen Emotionen als »Vergangenheit« zu etikettieren. Hilfreich sind weiterhin Defusionsübungen (▶ Teil I, Kap. 3.2.10). Wenn Ihr Psychotherapeut eine komorbide posttraumatische Belastungsstörung feststellt, kann es erforderlich sein, diese spezifisch zu behandeln, sobald Sie bezüglich der Essstörung Fortschritte gemacht haben.

5.11 Emotionale Feinkörnigkeit erhöhen

Welche Schritte genau für Sie persönlich erforderlich sind, um Ihre emotionale Feinkörnigkeit zu erhöhen, hängt vom Ausgangspunkt ab: Möglicherweise starten Sie an der Stelle, an der Emotionen ein schlecht definiertes Gemisch sind, das sich angenehm oder unangenehm anfühlt und Sie eher aktiviert oder Ihre Energie vermindert. Möglicherweise passiert es Ihnen aber auch, dass Sie beispielsweise in einer Situation Furcht empfinden, von der Sie wissen, sie ist gar nicht gefährlich, und sich fragen: »Passt Furcht eigentlich zu der Situation?«

Welche Schritte können Sie gehen?

1. Die Informationen über verschiedene Emotionen unter 5.9 genau lesen (▶ Teil I, Kap. 5.9).
2. In Situationen, die angenehm oder unangenehm, aktivierend oder deaktivierend sind, zu denen Sie aber keine Emotion genau benennen können, haben Sie zwei Möglichkeiten:
    a. Sie bilden Hypothesen, welche Emotionen passen könnten, und überprüfen dann (zusammen mit Ihrem Therapeuten), ob diese Emotionen zur Situation und ihren Handlungsplänen passen würden
    b. Sie gehen Sie von der Situation aus oder von einem Verhalten, das in der Situation am wirksamsten ist, und suchen dann nach dem passenden Emotionskonzept. Das ist die gleiche Suche wie unter a) nur aus der anderen Richtung

Beispiel 1:

Anna leidet unter einer Bulimia nervosa. Sie ist 22 Jahre alt und studiert Medizintechnik. Eine Verhaltensanalyse zeigt, dass »schwierige Situationen« im Studium das Auftreten von Essanfällen am Abend wahrscheinlicher machen. Die Therapeutin und Anna vereinbaren, sich eine solche Situation genauer anzusehen und herauszufinden, welche Emotion dieser Situation zuzuordnen ist:

Anna: »Besonders schwierig für mich sind die zwei Seminare, die in einer Gruppe von zehn Studenten stattfinden. Wir sitzen dann mit dem Dozenten in einem Tischkreis. Wir haben einen Fahrplan für das ganze Semester. Der Dozent hält einige Impulsreferate, ansonsten muss jeder von uns zwei ausführliche Referate halten und es wird erwartet, dass wir mitdiskutieren. Der Stoff interessiert mich und die Dozenten sind total nett, trotzdem geht es mir schon Stunden vorher schlecht: Ich kann nichts essen, habe Durchfall, bin total angespannt und aufgeregt. Das Ganze fühlt sich schlimm unangenehm an, ich würde am liebsten nicht hingehen. Ich sage meistens nur wenig und gehe am Ende der Veranstaltung ganz schnell weg, während die anderen noch plaudern. Ich kann nicht genau sagen, welche Emotion das ist, die mich da quält, vielleicht Angst, Scham, Ekel, Hoffnungslosigkeit?«

Therapeutin: »Lassen Sie uns das mal systematisch angehen und untersuchen, ob die Konzepte der genannten Emotionen zu der Situation passen: Geht es denn um physikalische Gefahr, würde Angst passen?«

Anna: »Eher nicht, es geht nicht darum, dass mich jemand schlägt oder hinauswirft.«

Therapeutin: »Geht es denn darum, dass die Teilnahme an dem Seminar ein aussichtsloses Projekt ist, d. h. würde Hoffnungslosigkeit passen?«

Anna:	»Eigentlich auch nicht. Wenn ich durchhalte, kann ich den Kurs bestehen. Die Inhalte sind schwierig, aber ich bin nicht überfordert. Ich habe allenfalls wenig Hoffnung, mich im Studium gut zu fühlen.«
Therapeutin:	»Geht es denn um Intoxikation oder Infektion? Ist Ekel die passende Emotion?«
Anna:	»Daran habe ich gedacht, weil mir so übel ist und ich häufig vorher Durchfall habe. Aber eigentlich ist Intoxikation und Infektion da gar kein Thema.«
Therapeutin:	»Sind denn soziale Normen und drohender Ausschluss ein Thema? Könnte es um Scham gehen?«
Anna:	»Na ganz klar, wir sind dort zwei junge Frauen und acht junge Männer. Ich glaube, jeder beobachtet jeden ganz genau. Ich fühle mich wie auf dem Präsentierteller. Einige der Jungs tun ganz cool und machen viele spöttische Sprüche. Das würde ganz klar für Scham sprechen.«
Therapeutin:	»Das klingt logisch. Wie müssten Sie sich denn verhalten, um die Situation möglichst gut zu bewältigen?«
Anna:	»Ich müsste die beiden Referate gut vorbereiten und gut vortragen. Ich müsste mich so im mittleren Umfang an der Diskussion beteiligen und kluge Sachen sagen und ich müsste am Ende noch 10 Minuten dableiben, damit die anderen mich auch kennenlernen.«
Therapeutin:	»Das hört sich nach ganz sinnvollen Erwartungen und einem guten Plan für ein Seminar an. Könnte man denn sagen, dass Sie denken, dass Sie die an Sie gerichteten Erwartungen nur teilweise erfüllen und sich dann logischerweise schämen?«
Anna:	»Das hört sich ganz schlüssig an. Für mich ist das aber erst einmal überraschend, so hatte ich das bisher nicht gesehen.«
Therapeutin:	»Jetzt hatten wir besprochen, dass hinter Emotionen ein hilfreiches handlungsorientiertes Konzept steht. Welches für Sie hilfreiche Verhalten regt Scham denn hier in Ihrer Situation an?«
Anna:	»Na ja, eigentlich ist es o.k., wenn ich mich darum bemühe, die genannten Erwartungen der Dozenten und Mitstudenten zu erfüllen. Ich habe interessanterweise noch nicht darüber nachgedacht, wie ich das machen könnte. Ich habe gegrübelt, warum mir das passiert und überlegt, ob ich nicht besser wegbleiben soll, bis ich wieder gesund bin.«
Therapeutin:	»Das ist eine wichtige Beobachtung. Sollen wir hier zusammen überlegen, wie Sie die Erwartungen so erfüllen können, dass es für Sie auch stimmig ist?«
Anna:	»Ja, sehr gerne.«

Kommentar:

Anna nimmt die Situation zunächst als aversiv und anspannend wahr, ohne sie emotional differenzieren zu können. Dies hat den Nachteil, dass ihre Versuche der Adaptation sehr unspezifisch sind, sie geht zwar hin und hält die Situation aus, aber grübeln und über Vermeidung nachdenken führt nicht zu Lösungen. Ihren affektiven Zustand, dem Konzept Scham zuzuordnen, hat den Vorteil, dass sich hieraus unmittelbar ein erster Handlungsvorschlag ergibt, der dann natürlich weiterer Differenzierung bedarf. Die Therapeutin wendet die Strategie 2b an, d. h. sie überprüft sequenziell, welche Emotionskonzepte zu der Situation passen.

Beispiel 2:

Lisa leidet seit mehreren Jahren unter einer Anorexia nervosa. Sie ist 25 Jahre alt und arbeitet als Kauffrau. Eine Verhaltensanalyse zeigt, dass Lisa nach Besuchen bei ihrer Großmutter häufig Essen völlig vermeidet. Die Therapeutin und Lisa vereinbaren, sich diese Situation genauer anzusehen und herauszufinden, welche Emotion dieser Situation zuzuordnen ist:

Lisa: »Ich habe eigentlich eine gute Beziehung zu meiner Großmutter. In meinem 3.–5. Lebensjahr, also in der Zeit, in der sich meine Mutter von meinem Vater getrennt hat, habe ich bei ihr gewohnt und habe diese Zeit als sehr schön in Erinnerung. Meine Großmutter lebt jetzt in einer Seniorenresidenz, weil sie eine beginnende Demenz hat. Ich besuche sie dort zweimal pro Woche für zwei Stunden. Wenn ich dort bin, redet sie fast pausenlos. Sie hält mir so eine Art Predigt. Sie zählt mir auf, was meine ältere Schwester alles besser macht. Sie hat studiert, ist verheiratet, hat zwei Kinder und ist nicht psychisch krank. Dann ermahnt sie mich, mich zusammenzureißen und meiner Mutter keinen unnötigen Kummer zu machen. Ich höre ihr zu und sage: »Ja, ist gut Oma, hör auf!«. Sie macht dann weiter. Manchmal denke ich natürlich auch, dass sie recht hat. Das Ganze fühlt sich sehr unangenehm an, ich würde am liebsten nicht hingehen. Wenn ich nach Hause gehe, bin ich total angespannt und kann gar nichts essen. Ich schimpfe mich, dass ich so bin wie ich bin, und dass ich immer wieder hingehe. Dann gehe ich doch wieder hin, weil ich denke, es ist meine Aufgabe, für die alte Frau zu sorgen. Sie hat ja auch für mich gesorgt.«

Therapeutin: »Das hört sich nach einer wirklich sehr belastenden und nicht einfach zu lösenden Situation an. Ihre Fürsorge für Ihre Oma bringt Sie regelmäßig in eine belastende Situation. Lassen Sie uns aber bei unserer Vereinbarung bleiben und systematisch untersuchen, welche Emotionskonzepte zu der Situation passen: Daraus, dass Sie sich schimpfen, könnte man schließen, dass Sie gegen eine zwischenmenschliche Spielregel verstoßen und sich ärgern?

Lisa:	»Nein, ich verstoße gegen keine Spielregeln. Das tut eher meine Oma. Anstatt mich freundlich zu behandeln wie früher, was ich mir wünschen würde, hält sie mir diese blöden Predigten. Ich denke, sie begreift nicht, dass das nichts bringt und mich verletzt. Manchmal frage ich, ob sie mich aufgrund ihrer Demenz mit meiner Schwester verwechselt.
Therapeutin:	»Da wären wir schon bei einer ersten möglichen Emotion. Wenn wir davon ausgehen, dass Ihre Oma in unangemessener, herabsetzender Weise über Sie redet, dann wären wir bei Kränkung? Passt das?«
Lisa:	»Ja, das stimmt. Ich kann aber nicht mit Kränkung handeln und mich zurückziehen, ich fühle mich ja für sie verantwortlich. Ich hätte gerne, dass sie sich freundlich zu mir verhält.«
Therapeutin:	»Hat dieses Projekt eine gute Erfolgswahrscheinlichkeit?«
Lisa:	»Leider nein, ich glaube, sie ist total unflexibel geworden und hat keinen Kontakt zur Realität mehr.«
Therapeutin:	»Wenn dieses Projekt keine Erfolgsaussicht hat, dann wäre ja, wenn wir zu den Emotionen zurückkommen, Hoffnungslosigkeit passend.«
Lisa:	»Das stimmt leider. Ich gestehe mir das nur überhaupt nicht gerne ein.«
Therapeutin:	»Wie müssten Sie sich denn verhalten, um die Situation möglichst gut zu bewältigen?«
Lisa:	»Ich müsste das Verhalten meiner Oma als das nehmen, was es ist, nämlich das Reden einer Frau mit leichter Demenz. Ich müsste ihr sagen: »Oma, du hast völlig recht. Meine Schwester macht das besser. Jetzt erzähl mal, was du alles erinnerst, wie wir zusammen, als ich fünf war, in Italien an der Adria waren?« Dann würde sie wahrscheinlich eine ganze Reihe von witzigen alten Geschichten erzählen, die ich zwar schon kenne, die ich aber gerne öfter höre.«
Therapeutin:	»Das hört sich so an, wie wenn Hoffnungslosigkeit Ihr Verhalten in eine geschicktere Richtung drehen würde.«
Lisa:	»Das stimmt, wenn ich die Hoffnung aufgebe, dass sie mich nicht mehr vergleicht, habe ich einen ganz anderen Handlungsspielraum.«

Kommentar:

Lisa wendet zunächst das Konzept Ärger für ihre Reaktion auf die Situation an und ist sich unsicher, ob sie sich über sich selbst oder ihre Oma ärgern soll. Dies hat den Nachteil, dass sie gegen ein schwer veränderbares, gar nicht unter der Kontrolle einer Frau mit beginnender Demenz stehendes Verhalten ankämpft. Hoffnungslosigkeit führt dagegen plötzlich zu kreativen Ideen, wie sie mit der Situation umgehen kann. Die Therapeutin wendet die Strategie 2a an. Sie bildet Hypothesen zu möglichen Emotionen und diskutiert dann die Sinnhaftigkeit der sich daraus ableitenden Handlungskonsequenzen.

Beispiel 3:

Katrin litt über mehrere Jahre an einer Anorexia nervosa, jetzt erfüllt sie die Kriterien einer Bulimia nervosa. Sie ist 23 Jahre alt und Studentin. Die Ernährungsprotokolle zeigen, dass Katrin nur ein sehr kleines Spektrum von Nahrungsmitteln isst. Sie sagt: »Viele Nahrungsmittel machen mir Angst.« Ihr Partner sagt: »Du musst einfach mutiger sein, da passiert doch nichts.«. Die Therapeutin und Katrin vereinbaren, sich diese Situation genauer anzusehen:

Katrin:	»Ich erzähle mal ein Beispiel. Mein Freund isst unheimlich gerne Blumenkohl mit Semmelbröseln und griechischem Joghurt. Er bereitet sich das alle zwei Wochen zu und sagt dann: »Komm, iss mit, ist superlecker! Ich setze mich dann in die Ecke unserer Küche und esse Magerjoghurt. Ich habe das Gericht noch nie probiert, auch vor meiner Erkrankung nicht, in meiner Familie. Ich denke, es wird mir nicht bekommen. Ich denke, da ist zu viel Fett drin, besonders die Butter, mit denen die Semmelbrösel gebräunt werden, und der Blumenkohl könnte dazu führen, dass ich Blähungen bekomme. Die ganze Situation macht mir Angst.«
Therapeutin:	»Würden Sie denn sagen, dass diese Mahlzeit für Sie gefährlich wäre, Sie körperlich schädigen würde?«
Katrin:	»Nein, eigentlich nicht, mein Freund ist normalgewichtig und verträgt das sehr gut. Ich habe auch den Eindruck, dass es ihm richtig gut schmeckt. Er verbindet das mit seiner alten Heimat.«
Therapeutin:	»Dann scheiden Furcht und Angst ja erst einmal aus. Lassen Sie uns überlegen, ob nicht eine andere Emotion aus unserer Liste besser passt. Was meinen Sie?«
Katrin:	»Na ja, mit 15, in der Zeit, in der ich so stark abgenommen habe, habe ich mir immer gesagt, Butter ist eigentlich total eklig und habe mir vorgestellt, wie abstoßend ranzige Butter riecht. Ich habe seitdem keine Butter mehr gegessen, aber seitdem auch nicht viel darüber nachgedacht.«
Therapeutin:	»Angesichts dieser Vorgeschichte, könnte es sein, dass Sie sich vor dem Gericht ekeln, weil es Butter enthält?«
Katrin:	»Ja, jetzt wo Sie das sagen, halte ich das für gut möglich.«
Therapeutin:	»Das erklärt auch, warum mutig sein und einfach ausprobieren, wie es Ihr Freund vorschlägt, nicht funktioniert. Sollen wir mal darüber reden, welche Ideen es dazu gibt, bei Ekel entgegengesetzt zu handeln?«
Katrin:	»Ja, gerne.«

Kommentar:

Katrin wendet zunächst das Konzept Angst für ihre Reaktion auf bestimmte Nahrungsmittel an. Hieraus ergibt sich auch ihr Vermeidungsverhalten. Das Konzept Ekel ist allerdings sehr viel näher an der Situation. Hieraus lässt sich auch viel besser ein Veränderungskonzept ableiten, beispielsweise die Anwendung von Beginner's Mind. In diesem Beispiel wendet die Patientin zunächst die Strategie 2a an: Sie macht einen Vorschlag zu einer möglichen Emotion, dann überprüft sie zusammen mit der Therapeutin die Passung und erarbeitet eine weitere Option.

Arbeitsblatt 7 – Emotion – Eigene Beispiele

Wählen Sie eine Emotion und die für Sie typische dazugehörige Situation aus.

Emotion: _____

Auslöser – Beschreibung der Situation
_____
_____

Meine körperliche Reaktion
_____
_____

Meine Gedanken und Bewertungen in der Situation
_____
_____

Darauf hat sich meine Wahrnehmung gerichtet
_____
_____

Meine Folgegefühle
_____
_____

Meine Handlungstendenz
_____
_____

Wozu führt es, wenn ich mit der Emotion handle? Ist das für mich gut? Wie wirkt es sich auf andere aus?
_____
_____

5 Modul Umgang mit Emotionen

Wozu führt es, wenn ich entgegen der Emotion handle? Ist das für mich gut? Wie wirkt sich das auf andere aus?
___
___

Mein Handlungsplan für die Zukunft: Wie kann ich mit der Emotion oder entgegen der Emotion handeln?
___
___

Arbeitsblatt 8 – Emotionen identifizieren

Dieses Arbeitsblatt hilft Ihnen, die primäre Emotion in einer Situation zu identifizieren.

Auslöser – Beschreibung der Situation
___
___

Meine körperliche Reaktion
___

Meine Gedanken und Bewertungen in der Situation
___
___

Darauf hat sich meine Wahrnehmung gerichtet
___
___

So habe ich mich verhalten/das hätte ich am liebsten getan
___
___

Die primäre Emotion war
___
___

Die sekundäre Emotion war
___
___

Arbeitsblatt 9 – Emotionale Labilität vermindern

Wählen Sie eine belastende Emotion aus, die Sie abschwächen oder seltener erleben möchten.

Emotion: _____

Auslöser – Beschreibung der Situation
_____
_____
_____

Kann ich den Auslöser verändern oder vermeiden?
(Oder wäre mit der Vermeidung oder Veränderung eine Einschränkung meiner Lebensqualität verbunden? Kann ich mich in der Situation anders, zielführender verhalten?)
_____
_____
_____

Kann ich die auslösende Situation anders bewerten?
(Oder bewerte ich das bereits jetzt zutreffend?)
_____
_____
_____

Kann ich durch eine Veränderung meines Verhaltens (Essverhaltens) emotional stabiler werden?
(Oder liegt in diesem Bereich gar nicht das Problem?)
_____
_____

5.12 Interpersonelle Emotionsregulation nutzen

Alle Strategien der Emotionsregulation können auch im interpersonellen Raum genutzt werden. Sie können Beziehungen nutzen,

- … um Ihre emotionale Feinkörnigkeit zu erhöhen. Sie können fragen: »Welche Emotion würdest du in der Situation empfinden, welche Emotion passt aus deiner Sicht zu der Situation, welche Emotion würde aus deiner Sicht den günstigsten Handlungsimpuls geben?«

- … um Situationen zu verlassen oder neu aufzusuchen. Sie können sagen: »Hier zuhause fühle ich mich traurig, ich wünsche mir, dass wir zusammen an den Strand fahren.«
- … um die Situation zu verändern. Sie können sagen: »Setz dich neben mich und rede mit mir!«
- … um Ihre Aufmerksamkeit zu lenken: Sie können Ihre Freundin fragen: »Worauf achtest du eigentlich, wenn du vor dem Kino in der Schlange stehst?«
- … um Bewertungen zu überprüfen. Sie können Ihre Freundin fragen: »Was würdest du denken, wenn dein Semesterkollege zu dir sagt: Deine neue Jeans passt gut zu deiner Figur?«
- … um Ihr Verhalten zu verändern. Sie können zu Ihrem Partner sagen: »Ich wünsche mir, dass wir zweimal in der Woche zusammen kochen. Einmal darfst du das Rezept bestimmen, einmal ich.«
- … um Zuwendung und Unterstützung zu bekommen. Sie können sagen: »Mir ist etwas Blödes passiert. Ich brauche jetzt sofort deinen Trost!« oder »Ich habe mich so geärgert, ich muss jetzt erst einmal schimpfen und Dampf ablassen!«

5.13 Anwendung des Moduls »Umgang mit Emotionen« innerhalb der Therapie der Essstörung durch Emotionsregulation

Wichtig ist zunächst, sich mit dem Konzept vertraut zu machen, das hinter den einzelnen Emotionen steht, und Grundwissen über die einzelnen beschriebenen Emotionen zu erwerben. Dies kann im Rahmen einer Gruppentherapie oder im Rahmen von Einzeltherapie in Form von geleitetem Entdecken geschehen. Der nächste Schritt ist das Einüben von Emotionsregulation, das durch die Arbeitsblätter »Umgang mit Emotionen« und »Emotionale Labilität vermindern« unterstützt wird. Hierzu ist es erforderlich, dass Sie eines oder das wichtigste emotionale Ereignis der letzten Woche mit dem Arbeitsblatt genau analysieren. Denken Sie daran, dass die praktische Umsetzung von entgegengesetztem Handeln der wichtigste Schritt in der Veränderung des emotionalen Erlebens ist. Überlegen Sie zusammen mit Ihrem Therapeuten, wie Sie entgegengesetztes Handeln planen können.

6 Modul Interpersonelle Fertigkeiten

6.1 Warum ist dieses Modul wichtig?

Unbewältigte zwischenmenschliche Probleme tragen wesentlich zu chronischer psychischer Belastung und zu Problemen mit der Emotionsregulation bei. Menschen mit Essstörung, wie mit anderen psychischen Störungen, berichten über vermehrte zwischenmenschliche Probleme.

Die Wahrnehmung eigener Rechte (Selbstbehauptung) wird von Menschen mit Essstörung häufig vermieden, um kurzfristig unangenehmen Emotionen auszuweichen, langfristig führt dies aber zu mehr Misserfolg und Leid. Weiterhin wird sozial kompetentes Handeln nicht ausreichend geübt.

Der Versuch, durch Schlankheit oder Kontrolle über das Essverhalten indirekt mehr Anerkennung und Erfolg in zwischenmenschlichen Situationen zu bekommen, scheitert oft und kann durch direktere Strategien ersetzt werden.

Der hohe zeitliche Aufwand, der mit einer Essstörung verbunden ist, und die starke gedankliche Beschäftigung mit Essen, Figur und Gewicht führen häufig dazu, dass wichtige andere Werte und Lebensbereiche vernachlässigt werden.

Die Vermeidung von Essen in Gemeinschaft oder die bei gemeinsamem Essen auftretenden Konflikte verschärfen die vorhandenen zwischenmenschlichen Schwierigkeiten weiter.

Interpersonelle Fertigkeiten sind wichtig, um werteorientiert handeln zu können, d. h. Ziele so setzen zu können, dass sie Ihren Werten entsprechen. Werteorientiert handeln zu können, ist eine Voraussetzung für ein lebenswertes Leben.

6.2 In folgenden Bereichen und Situationen können Sie üben

Kommunikation

- Gespräche beginnen und aufrechterhalten
- Gespräche beenden

Management von Konflikten

- Aushandeln von Kompromissen und Lösungen
- Eine abweichende Meinung äußern
- Anschuldigungen zurückweisen
- Belastende Situationen beenden

Selbstbehauptung

- Bitten und Wünsche vorbringen
- Forderungen stellen, sich beschweren
- Bitten und Wünsche zurückweisen
- Auf Beschwerden reagieren
- Sich entschuldigen
- Versuchungen zurückweisen
- Unerwünschte Vorschläge und Kontakte zurückweisen

Freundschaften und Partnerschaften pflegen

- Um Beziehung werben
- Gemeinsame Interessen herausfinden
- Komplimente machen
- Komplimente annehmen
- Sich mit jemandem verabreden
- Eine Verabredung beenden
- Unerwünschte sexuelle Annäherungsversuche zurückweisen
- Mit dem Partner über Empfängnisverhütung reden

Für die eigene Gesundheit sorgen

- Einen Termin beim Arzt ausmachen
- Fragen zur Medikation stellen
- Fragen zu Behandlungsmöglichkeiten stellen
- Mit dem Partner oder anderen vertrauten Menschen über die Essstörung sprechen
- Gemeinsam mit anderen essen

Mit Situationen am Arbeitsplatz umgehen

- Ein Bewerbungsgespräch führen
- Um Rückmeldung zur eigenen Arbeitsleistung bitten
- Auf Kritik an der Arbeit reagieren
- Versuchungssituationen für ungünstiges Essverhalten am Arbeitsplatz verhindern

6.3 Was wissen wir über interpersonelle Fertigkeiten?

Interpersonelle Fertigkeiten bezeichnen die Fertigkeiten, die benötigt werden, um zwischenmenschliche Begegnungen angemessen zu gestalten und zwischenmenschliche Ziele zu erreichen.

6.4 Wie wirken interpersonelle Fertigkeiten?

Gute zwischenmenschliche Fertigkeiten haben vielfältige Folgen, die sich letztlich auch günstig auf eine Essstörung auswirken:

- Bessere Übereinstimmung zwischen eigenen Bedürfnissen und dem Verhalten der Umwelt
- Schnellere Konfliktlösung
- Vorbeugung von belastenden Situationen
- Bessere Selbstbehauptung
- Größere Zuversicht

6.5 Planung interpersoneller Situationen

Bei der Planung und Vorbereitung von zwischenmenschlichen Situationen sollten zuerst Überlegungen zu den folgenden drei Punkten angestellt werden.

1. *Ziel:* Was möchte ich erreichen? Was soll der Endpunkt der Situation sein? Liegt das Verhalten, das ich zeigen möchte, im Bereich meiner Fähigkeiten und Möglichkeiten? Welches Verhalten ist erforderlich, um mein Ziel zu erreichen?
2. *Beziehung:* Wie wirkt sich das Verhalten, das ich zeigen möchte, auf die Beziehung zu meinem Interaktionspartner aus?
3. *Selbstachtung:* Wie wirkt sich das Verhalten, das ich zeigen möchte, auf meine Selbstachtung aus? Passt es zu mir, so wie ich bin oder mich entwickeln möchte? Passt es zu meinen Werten?

Zwischenmenschliche Situationen sind in der Regel so gestaltet, dass alle drei Elemente in einer Begegnung mit einem Gesprächspartner enthalten sind. In den meisten Fällen geht es dann darum, zu entscheiden, was im Vordergrund stehen soll, um die richtige Gewichtung vorzunehmen. In privaten, freundschaftlichen oder in Kontakten zu Arbeitskollegen steht oft der Beziehungsaspekt im Vordergrund, die Kontakte zu diesen Menschen sind langfristig angelegt. Wenn in diesen Bereichen die Umstände sich so entwickeln, dass die Gewichtung der Beziehung zu dem Gegenüber mit den eigenen Werten nicht übereinstimmt, dann wird die Betonung der Selbstachtung notwendig sein. Entscheidungen müssen so gefällt werden, dass den eigenen Werten die oberste Priorität zukommt. In Situationen, in denen der Kontakt zu dem Gegenüber von kurzer Dauer und mit der Erreichung von eigenen Zielen und Rechten verbunden ist, steht die Zielerreichung im Vordergrund. Solche Situationen sind Termine bei Behörden, Einkaufssituationen, Kontakte zu Vermietern oder ähnliche. Natürlich ist es auch in solchen Situationen wichtig, freundlich zu bleiben. Dennoch liegt der Schwerpunkt darin, das eigene Ziel zu verfolgen und den Nachdruck, mit dem der eigene Standpunkt vertreten wird, auf das Entgegenkommen des Gegenübers abzustimmen.

Wenn die folgenden Fragen beantwortet sind, kann genauer geplant werden:

- Was werde ich sagen?
- Was werde ich tun?
- Wie sollen mein Gesichtsausdruck und meine Körperhaltung sein?
- Welche Selbstinstruktionen brauche ich?

Sinnvoll ist es, auf einem Blatt Papier oder einer Flipchart ein genaues Drehbuch der gesamten Situation zu erstellen.

6.6 Wie kann man interpersonelle Fertigkeiten üben?

Die ersten Übungen fokussieren am besten auf Situationen, in denen entweder Zielerreichung, Beziehung oder Selbstachtung klar im Vordergrund steht. Erst wenn man diese Übungen beherrscht, sollte man auf Situationen übergehen, in denen mehrere Ziele ausgewogen angestrebt werden. Das Üben zwischenmenschlicher Fertigkeiten erfolgt am günstigsten im mittleren Schwierigkeitsgrad. Dies erreicht man am besten in standardisierten Situationen, die sich besonders für die Umsetzung in der Gruppentherapie eignen. Erst wenn diese Situationen beherrscht werden, können auch individuelle Situationen geübt werden. Nehmen Sie die Rollenspiele ernst, handeln Sie beim Üben »wie im richtigen Leben«. Zu sagen: »Ich würde das in Wirklichkeit nie so machen«, ist eine Vermeidungsstrategie. Probieren Sie erst aus und verzichten auf vorweggenommene Bewertungen. Es geht hier um Fertigkeiten, zunächst nicht um die Bewältigung konkreter Probleme. Stellen Sie deshalb die Frage, mit welcher Wahrscheinlichkeit die Fertigkeit zur Anwendung kommen wird, erst einmal zurück.

Eine Forderung oder eine Frage stellen

Rational
In diesem Rollenspiel geht es darum, Zielerreichung »pur« zu üben.

Elemente der Fertigkeit

- Die Person direkt ansprechen und grüßen
- Eine Forderung oder eine Frage stellen
- Verzichten Sie auf »bitte« oder »entschuldigen Sie« oder ähnliches (es ist natürlich höflicher, bitte zu sagen oder Entschuldigung, wenn man jemanden anspricht. Es geht hier um das Experiment, die Erfahrung, wie es sich auswirkt, wenn man darauf verzichtet).

Mögliche Rahmenbedingungen für Rollenspiel

- Auf der Straße:
  »Guten Tag, ich suche die Königspassage!«
- Im Kaufhaus:
  »Guten Tag, ich möchte die Jeans in Größe 36 anprobieren!«

Spezielle Überlegungen
Konzentrieren Sie sich auf das Ziel, die Information oder Dienstleistung zu erhalten. Sprechen Sie laut und deutlich mit freundlichem Tonfall und Mimik. Sie werden die Erfahrung machen, dass Sie die gewünschten Ziele auch erreichen, wenn Sie sich nicht entschuldigen oder in anderer Art eine unterlegene Rolle einnehmen.

Etwas ablehnen

Rational
Auch in diesem Rollenspiel geht es darum, Zielerreichung »pur« zu üben.

Elemente der Fertigkeit

- Die Person direkt ansprechen
- Sagen Sie: »Nein«, »Ich will nicht«, »Ich habe keine Zeit«, »kein Interesse«.
- Verzichten Sie auf »Entschuldigen Sie«, »Tut mir leid« oder ähnliches sowie Ausreden.
- Auf der Straße: Bleiben Sie nicht stehen.
- An der Haustür: Schließen Sie die Tür.
- Am Handy: Beenden Sie das Gespräch.

Mögliche Rahmenbedingungen für Rollenspiel

- Ihnen bietet auf der Straße jemand eine Zigarette an.
- Ein Spendensammler bittet Sie um eine Spende.

- Jemand fragt Sie nach dem Weg.
- Jemand will Ihnen an der Haustür ein Abonnement verkaufen.
- Jemand möchte Ihnen am Handy einen neuen Tarif verkaufen.

Spezielle Überlegungen

Konzentrieren Sie sich auf das Ziel, die Angebote abzulehnen. Sprechen Sie laut und deutlich mit freundlichem Tonfall und Mimik. Sie werden die Erfahrung machen, dass Sie etwas ablehnen können, ohne dass Sie sich entschuldigen oder in anderer Art eine unterlegene Rolle einnehmen. Andere Menschen finden eine kompakte Ablehnung angenehmer als lange Reden.

Um Beziehung werben

Rational
In diesem Rollenspiel geht es ausschließlich um Beziehung.

Elemente der Fertigkeit

- Wählen Sie eine Person aus, mit der Sie bisher gute Erfahrungen gemacht haben und mit der Sie die Beziehung vertiefen möchten.
- Verzichten Sie auf »Entschuldige«, »Ich will dich nicht belästigen« oder ähnliches. Verzichten Sie auf Ausreden oder Vorreden.
- Knüpfen Sie, wenn möglich, an eine gemeinsame angenehme Aktivität oder Erfahrung an.
- Machen Sie einen Vorschlag für eine gemeinsame beziehungsstiftende Aktivität.
- Betonen Sie, wie sehr Sie sich freuen würden.

Mögliche Rahmenbedingungen für Rollenspiel

- Gemeinsamer Kinobesuch: Sagen Sie: »Julia, letzte Woche mit dir im Kino war es unglaublich lustig. Können wir diese Woche zusammen in den Film ›Käpt'n Oskar‹ gehen? Ich würde mich ja so freuen.«
- Bei der Arbeit: »Anna, ich arbeite besonders gerne mit dir. Können wir die nächste Spätschicht zusammen machen? Das würde mir richtig gut gefallen.«

Spezielle Überlegungen

Konzentrieren Sie sich auf das Ziel, die Beziehung zu verbessern. Sprechen Sie deutlich mit freundlichem Tonfall und Mimik. Sehen Sie Ihrem Gesprächspartner in die Augen. Sie werden die Erfahrung machen, dass es am günstigsten ist, auf Augenhöhe mit dem Gesprächspartner zu bleiben. Verzichten Sie darauf, sich zu entschuldigen oder in anderer Art eine unterlegene Rolle einzunehmen, aber auch darauf, irgendeine Form von Druck auszuüben. Bei der ersten Umsetzung in ein Rollenspiel sollte der Interaktionspartner auf das Beziehungsangebot eingehen (garantierter Erfolg).

Zumutungen zurückweisen

Rational
In diesem Rollenspiel geht es ausschließlich um Selbstachtung.

Elemente der Fertigkeit

- Sprechen Sie laut und deutlich und sehen Sie die Person an.
- Sagen Sie: »Ich möchte nicht, dass du so mit mir redest«, oder: »Ich möchte nicht, dass du dich so verhältst«, »Dein Verhalten ist unvereinbar mit einer guten Beziehung zwischen uns!«.

Mögliche Rahmenbedingungen für Rollenspiel

- Gemeinsames Abendessen. Ihrem Partner schmeckt das Essen nicht, das Sie gekocht haben. Er sagt: »Das schmeckt ja widerlich. Wo hast du denn kochen gelernt?«

Spezielle Überlegungen
Konzentrieren Sie sich in dieser Situation darauf, Ihre Selbstachtung zu wahren. Sprechen Sie deutlich. Sehen Sie Ihrem Gesprächspartner in die Augen. Verzichten Sie auf Gegenangriffe.

Ein Gespräch durch Fragen aufrechterhalten

Rational
Wenn Sie eine Beziehung intensiver gestalten möchten, ist es sinnvoll, längere Gespräche zu führen. Eine Möglichkeit besteht darin, das Gespräch durch Fragen aufrechtzuerhalten. Im Vordergrund steht, die Beziehung aufrechtzuerhalten – nicht etwas Inhaltliches zu erreichen.

Elemente der Fertigkeit

- Die Person ansprechen und begrüßen
- Eine allgemeine Frage stellen
- Die von der Person gegebene Information durch spezifische, gerichtete Fragen weiterverfolgen

Beziehung und Selbstachtung
Die Beziehung zum Interaktionspartner wird durch diese Fertigkeit möglicherweise intensiviert. Sie ist nicht für Situationen geeignet, in denen Abstand angestrebt wird. Die Selbstachtung wird durch sozial angemessene Fragen gesteigert.

Mögliche Rahmenbedingungen für Rollenspiel

- Eine Mitbewohnerin war am Wochenende unterwegs und ist gerade zurückgekommen.

- Eine Bekannte war in einem Film, der Sie auch interessiert.

Spezielle Überlegungen

Oft ist es schwierig, sozial angemessene von unangemessenen Fragen zu unterscheiden und Nähe und Distanz zu regulieren. Beispielsweise soll das Gespräch kein Ausfragen werden. Günstig ist es, die Hinweise, die der Gesprächspartner gibt, einzubeziehen. Im Zweifelsfall hilft es, in der Therapiegruppe oder mit Ihrem Therapeuten zu diskutieren, was zur Situation passt. In einigen Situationen ist es auch sinnvoll, den Gesprächspartner zu fragen, ob eine Unterhaltung erwünscht ist und ob die Fragen als willkommen erlebt werden. Es ist wichtig, Unterhaltungen zu beenden, wenn der Gesprächspartner nicht bereit ist, die Unterhaltung fortzuführen. Dann besteht die Möglichkeit, einen neuen Termin auszumachen, um die Unterhaltung fortzuführen.

Aushandeln von dialektischen Lösungen

Rational

Menschen, die gemeinsame Interessen haben, können unterschiedlicher Meinung sein, wie diese Interessen befriedigt werden sollen. Bei einer dialektischen Lösung sollten beide Beteiligte die Lösung gut annehmen können. Verhandlungsgeschick ist erforderlich.

Elemente der Fertigkeit

- Eigene Meinung darstellen
- Dem anderen zuhören
- Den Standpunkt des anderen zusammenfassen
- Vorteile in den Vorschlägen des Gegenübers für sich entdecken
- Einen Kompromiss vorschlagen
- Eine dialektische Lösung vorschlagen
- Eine zufriedenstellende Lösung finden

Beziehung und Selbstachtung

Diese Fertigkeit kann zu einer Intensivierung der Beziehung führen. Sie ist deshalb nicht für Situationen geeignet, in denen Abgrenzung erforderlich ist. Entscheiden Sie deshalb zuerst, ob die Situation dazu geeignet ist, die Beziehung zu intensivieren. Beziehen Sie in Ihre Überlegungen nicht nur die aktuellen Gesichtspunkte, sondern auch Ihre zukünftigen Ziele und Ihre darunterliegen Werte und nachfolgende Konsequenzen mit ein. Die Verbesserung der Selbstachtung hängt an der Ausgewogenheit von Geben und Nehmen und der Qualität der Lösung.

Mögliche Rahmenbedingungen für Rollenspiel

- Die beste Freundin möchte Pizza essen gehen, Sie wollen lieber zu Hause kochen.
- Der Therapeut hat nur noch einen Termin am Mittwoch um 14:00 Uhr. Zu dieser Zeit erwarten Sie den Besuch einer Freundin.

Spezielle Überlegungen

Verhandlungen können durch Einstellungen behindert werden wie:

- »Wenn die andere wirklich meine Freundin wäre, würde sie meinen Wünschen folgen.«
- »Ich kann es nicht ertragen, von meinen Vorstellungen abzuweichen, das verstößt gegen meine Würde.«
- »Wenn ich mit mir verhandeln lasse, werde ich nur ausgenutzt.«

Günstige Selbstinstruktionen sind:

- »Verhandeln ist wichtig, zwei unterschiedliche Meinungen ergeben eine neue Lösung.«

Forderungen stellen, sich beschweren

Rational

Persönliche Rechte werden häufig nicht selbstverständlich gewährt, sondern müssen eingefordert werden. Viele unangenehme Situationen können vermieden oder abgeschwächt werden, wenn Sie Ihre eigene Position klar darstellen.

Im Vordergrund bei dieser Fertigkeit steht das Ziel, den eigenen Rechten Geltung zu verschaffen. Achten Sie bei diesen Übungen darauf, laut und deutlich zu sprechen. Besonders wenn andere Menschen als Zuhörer dabei sind, ist es wichtig, dass Sie beim Vorbringen Ihrer Wünsche und Beschwerden laut sprechen und auch von den Zuschauern gehört werden. Die Ablehnung Ihrer Wünsche wird dadurch schwieriger. Dagegen könnte es sich ungünstig auf Ihren Erfolg auswirken, wenn die Zuschauer erst dann aufmerksam werden, wenn Ihr Gegenüber zu Wort kommt. Das würde das Entstehen von Schamgefühlen begünstigen und es würde Ihnen schwerer fallen, die eigene Position zu vertreten.

Elemente der Fertigkeit

- Die Person ansehen, klar, ruhig und ausreichend laut sprechen
- Die Forderung oder Beschwerde spezifisch und präzise darstellen
- Einen Lösungsvorschlag machen

Beziehung und Selbstachtung

Verbesserung der Beziehung ist nicht das angestrebte Ziel dieser Fertigkeit. Einfordern von eigenen Rechten kann auch dazu führen, dass sich die Beziehung zu dem Interaktionspartner verschlechtert. Um persönlich wichtige Ziele zu erreichen, kann dieser Umstand durchaus in Kauf genommen werden. Die Selbstachtung wird durch eigenes faires und sozial angemessenes Verhalten gesteigert. Eigenes grenzüberschreitendes Verhalten gegenüber dem Interaktionspartner führt dagegen zur Minderung der Selbstachtung und erzeugt im Anschluss Emotionen von Scham und Schuld.

Mögliche Rahmenbedingungen für Rollenspiel

- Im Zug ist Ihr reservierter Platz durch eine andere Person besetzt.
- Ihre Zimmernachbarin hört um 24 Uhr noch laut Musik.
- Sie entdecken eine schadhafte Stelle im Stoff der neu gekauften Hose und möchten diese umtauschen.

Spezielle Überlegungen

Das Einfordern von Rechten kann durch Einstellungen behindert werden wie:

- »Es sollte nicht nötig sein, dass ich meine Rechte einfordere.«
- »Wenn ich meine Rechte einfordere, wirke ich unsympathisch, engstirnig oder rechthaberisch.«
- »Ich will auf keinen Fall, dass die Beziehung zu der Person getrübt wird.«

Wichtig ist es, zwischen Forderungen (»Ich habe ein Recht darauf«) und Wünschen (»Ich brauche«) zu unterscheiden.

Eigenes grenzüberschreitendes Verhalten wird durch Einstellungen gefördert wie:

- »Wenn ich im Recht bin, brauche ich mich nicht mehr gut zu benehmen.«
- »Wenn ich mir etwas ganz stark wünsche, dann habe ich eigentlich auch ein Recht darauf.«

Unerwünschte Kontakte und Vorschläge zurückweisen

Rational

Niemand hat ein Recht darauf, mit Ihnen in persönlichen Kontakt zu treten, wenn Sie dies nicht möchten, Ihr Bedürfnis nach Sicherheit zu untergraben oder Ihre Zeit oder Ihr Geld in Anspruch zu nehmen. Gefährliche Situationen, Überforderung und finanzielle Verluste können vermieden werden, wenn Sie Ihre eigenen Bedürfnisse unmissverständlich klar darstellen. Im Vordergrund steht die erfolgreiche Abgrenzung von unerwünschten Einflüssen.

Elemente der Fertigkeit

- Die Person ansehen, klar, ruhig und laut sprechen
- »Nein« oder »Ich will nicht« sagen
- Gebrochene Schallplatte (unverändertes wörtliches Wiederholen Ihrer Aussage, bis das Gegenüber keine Gegenargumente mehr bringt)
  Situation verlassen

Beziehung und Selbstachtung

Es handelt sich um eine Abgrenzungsstrategie. Verbesserung der Beziehung ist nicht das Ziel der Fertigkeit. Die Selbstachtung wird durch eigenes konsequentes Handeln gesteigert. Zu lange in der Situation zu verweilen, kann die Effektivität der Strategie beeinträchtigen, handeln Sie deshalb rasch. Sich den Forderungen des Gegenübers zu beugen, zieht unangenehme Emotionen von Ärger, Schuld, Angst und Scham nach sich. Um solche besonders schwierige Situationen, die möglicherweise schon längerfristig bestehen, zu bewältigen, benötigen Sie unter Umständen die Hilfe Dritter. Die Selbstachtung kann dann dadurch gesteigert werden, dass diese Hilfe gesucht und angenommen wird.

Mögliche Rahmenbedingungen für Rollenspiel

- Ein entfernter Bekannter lädt Sie nachts nach dem Diskobesuch zu sich nach Hause ein.
- Eine Nachbarin beobachtet regelmäßig, wie Sie nach Hause kommen, und lädt Sie zum Kaffee ein.
- Eine Freundin möchte von Ihnen Geld leihen, hat aber schon die letzten Schulden nicht beglichen.
- Ihr Partner wünscht sich sexuellen Kontakt, den Sie in dieser Situation nicht möchten.
- Ihre Eltern oder andere Familienangehörige wünschen Ihre Unterstützung, die Sie aber aus persönlichen Gründen nicht geben wollen.

Spezielle Überlegungen
Das Nein-Sagen kann durch Einstellungen behindert werden wie:

- »Wenn schon jemand mal zu mir nett ist, darf ich nicht Nein sagen.«
- »Ich könnte etwas Schönes verpassen.«
- »Wenn ich Nein sage, wirke ich unsympathisch oder engstirnig.«
- »Ich will auf keinen Fall, dass die Beziehung zu der Person getrübt wird.«

Sich mit jemandem verabreden

Rational
Angenehme Kontakte entstehen nicht automatisch, sondern müssen aktiv hergestellt werden. Im Vordergrund stehen das Werben um Sympathie und die Intensivierung einer Beziehung.

Elemente der Fertigkeit

- Eine geeignete Person auswählen
- Eine sozial angemessene, gemeinsame Aktivität vorschlagen
- Wenn die Person zusagt, einen geeigneten Zeitpunkt aushandeln
- Wenn die Person ablehnt, kurz Bedauern ausdrücken und sich für das Gespräch bedanken

Beziehung und Selbstachtung

Verbesserung der Beziehung ist das direkt angestrebte Ziel dieser Fertigkeit. Das Risiko der Zurückweisung ist eine Gefährdung für die Selbstachtung und muss durch geeignete Selbstinstruktionen begrenzt werden. Die Bereitschaft, die Entscheidungsfreiheit des Gegenübers zu respektieren, steigert die Selbstachtung. Penetrantes Einfordern des erwünschten Kontakts zieht unangenehme Emotionen von Trauer, Wut oder Schuld nach sich.

Mögliche Rahmenbedingungen für Rollenspiel

- Sie möchten eine Freundin ins Kino einladen.
- Sie möchten in der Diskothek eine unbekannte Person zum Tanzen auffordern.
- Sie möchten mit einem Arbeitskollegen zum Essen ausgehen.

Spezielle Überlegungen

Die Herstellung von angenehmen Kontakten kann durch Einstellungen behindert werden wie:

- »Es sollte nicht nötig sein, dass ich mich verabrede, Kontakte sollten spontan, wie von selbst entstehen.«
- »Wenn ich mich verabreden will, wirke ich aufdringlich.«
- »Ich könnte es nicht ertragen, dass der andere Nein sagt, das würde beweisen, dass ich unattraktiv und nicht liebenswert bin.«
- »Andere haben immer Erfolg, ich werde immer zurückgewiesen.«
- »Wenn ich zu jemandem Kontakt wünsche, dann muss diese Person zuerst zu mir Kontakt aufnehmen.«

Wichtig sind Selbstinstruktionen wie:

- »Ich wünsche mir angenehme Kontakte, die Chance ist das Risiko einer Ablehnung wert.«
- »Der andere hat das Recht, Nein zu sagen. Das sagt nichts über meine Attraktivität.«
- »Ich habe ein Recht darauf, meine Wünsche zu formulieren, und mein Gegenüber hat ein Recht darauf, sich nach seinen Bedürfnissen zu verhalten.«
- »Wenn ich ein Angebot mache, dann habe ich mich entsprechend meinen Zielen und Wünschen verhalten. Der andere darf das gleiche tun. Das ist eine notwendige Grundlage für angenehme Kontakte.«

Mit neuem Partner über Empfängnisverhütung sprechen

Rational

Wenn Sie sexuell aktiv sind, ist es wichtig, sich vor sexuellen Erkrankungen und unerwünschter Schwangerschaft/Vaterschaft zu schützen. Im Vordergrund steht, dass Sie Ihr Bedürfnis nach Sicherheit und Selbstschutz durchsetzen.

Elemente der Fertigkeit

- Einen geeigneten Zeitpunkt auswählen, zu dem Sie ungestört reden können
- Bitten Sie Ihren Partner, ein Kondom oder eine andere Methode der Empfängnisverhütung zu verwenden.
- Bringen Sie ein Kondom mit.
- Begründen und erläutern Sie Ihren Wunsch nach Verhütung.
- Wenn Ihr Partner Nein sagt, sagen Sie ihm, dass Sie unter diesen Umständen keine sexuellen Kontakte mit ihm haben werden.

Beziehung und Selbstachtung

Die Entwicklung der Beziehung hängt vom Verhalten Ihres Partners ab. Das Risiko der Zurückweisung kann eine Gefährdung für die Selbstachtung darstellen. Sexuellen Kontakt dennoch einzugehen, ist ein selbstschädigendes, riskantes Verhalten, da Sie sich in Gefahr bringen. Ein solches Verhalten zieht unangenehme Emotionen von Trauer, Ärger, Angst, Scham und Schuld nach sich, die zusammen mit dem gefährlichen Verhalten eine noch stärkere Gefährdung Ihrer Selbstachtung sind. Geeignete Selbstinstruktionen und ein Verhalten, das auf Selbstschutz ausgerichtet ist, sind wichtig.

Mögliche Rahmenbedingungen für Rollenspiel

- Sie wünschen sich Sex mit einem Freund/Freundin, mit dem/der Sie mehrfach verabredet waren.

Spezielle Überlegungen

Die Anwendung dieser Fertigkeit kann durch Einstellungen behindert werden wie:

- »Es sollte nicht nötig sein, darüber zu reden, in Liebesdingen sollte sich alles spontan ergeben.«
- »Mein Partner ist dafür verantwortlich.«
- »Es ist zu peinlich, über Verhütung zu sprechen.«
- »Wenn es darüber zu einem Konflikt kommt, würde das unsere Beziehung beschädigen.«
- »Ich bin unattraktiv und nicht liebenswert. Ich muss froh sein, jemanden zu haben, und sollte keine Forderungen stellen.«

Wichtig sind Selbstinstruktionen wie:

- »Es ist mein Recht, für mich zu sorgen.«
- »Ich werde kein unnötiges Risiko eingehen.«
- »Der andere hat das Recht, Nein zu sagen, dann passen unsere Bedürfnisse nicht zusammen. Das sagt aber nichts über meine Attraktivität.«
- »Mit dieser Vorsichtsmaßnahme schütze ich auch meinen Partner.«

Fragen zur Medikation stellen

Rational
Informationslücken bei der Verschreibung von Medikamenten sind häufig. Wenn Sie als Patient Entscheidungen eigenverantwortlich treffen wollen, ist es erforderlich, dass Sie Informationen aktiv einholen. Im Vordergrund steht Ihr Informationsbedürfnis.

Elemente der Fertigkeit

- Den geeigneten Ansprechpartner auswählen
- Spezifische Fragen stellen (Sie können diese Fragen bereits vorformulieren und schriftlich in die Gesprächssituation mitbringen)
- Wenn Sie die Informationen nicht genau verstanden haben oder nicht nachvollziehen können, nochmals nachfragen
- Dem Interaktionspartner für seine Unterstützung danken

Beziehung und Selbstachtung
Ziel dieser Fertigkeit ist es, eine optimale Behandlung zu gewährleisten und die Therapiebeziehung stabil zu halten. Ihre Selbstachtung steigt, wenn Sie Entscheidungen eigenverantwortlich treffen oder nachvollziehen können. Ärzte und Therapeuten sind für Patienten mit psychischen Störungen gute Trainingspartner für Übungen zu interpersonellen Fertigkeiten.

Mögliche Rahmenbedingungen für Rollenspiel

- Seit Ihnen Ihr Arzt ein neues Antidepressivum verschrieben hat, haben Sie vermehrt Albträume.
- Sie sind besorgt, ob Sie von dem Schlafmittel, das Sie nehmen, abhängig werden können.
- Sie fühlen sich seit einigen Tagen deutlich besser und möchten jetzt alle Medikamente absetzen.
- Sie möchten keine Benzodiazepine einnehmen.

Spezielle Überlegungen
Die Umsetzung dieser Fertigkeit kann durch Einstellungen behindert werden wie:

- »Der Arzt hätte die Nebenwirkung voraussehen müssen. Ich setze das Medikament lieber heimlich ab.«
- »Ich frage lieber eine Freundin.«
- »Der Arzt weiß schon, was er macht, er hat das studiert.«
- »Ich will nicht groß nachdenken, ich mache einfach, was der Arzt sagt.«
- »Ich möchte meinem Arzt nicht zu viel Zeit rauben oder ihm auf die Nerven gehen.«

Günstige Selbstinstruktionen sind:

- »Nur wenn ich gut informiert bin, kann ich die Verantwortung für mich übernehmen.«
- »Es ist eine Aufgabe des Arztes, mich zu informieren und meine Fragen zu beantworten.«

Auf Kritik an der Arbeit reagieren

Rational
Kritik an der Arbeit durch Vorgesetzte, Auftraggeber oder Kunden erleben Arbeitnehmer, aber auch Selbstständige häufiger. Diese Kritik kann ein sehr schmerzliches Erlebnis sein. Unangemessene Reaktionen können die Fähigkeit, wirtschaftlich für sich selbst zu sorgen, erheblich beeinträchtigen. Geschickter Umgang mit Kritik kann die Situation erträglicher machen und zu einem sinnvollen Lernprozess führen.

Im Vordergrund steht die Erhaltung einer guten Beziehung zu Vorgesetzten, Auftraggebern oder Kunden.

Elemente der Fertigkeit

- Genau hinhören, ohne zu unterbrechen oder zornig zu werden
- Wenn Sie die Kritik nicht genau verstanden haben, nochmals nachfragen
- Das Gesagte zusammenfassen und konkretisieren
- Konkrete Fehler einräumen und Veränderung zusagen; keine Rechtfertigungen
- Den Interaktionspartner um Vorschläge bitten, die geeignet sind, die Situation zu verbessern
- Unangemessene Kritik freundlich zurückweisen

Beziehung und Selbstachtung
Ziel dieser Fertigkeit ist es, die Arbeitsbeziehung stabil zu halten. Zu Fehlern zu stehen und an der Verbesserung der eigenen Fertigkeiten und der eigenen Zuverlässigkeit zu arbeiten, ist für die Selbstachtung besser, als die Auseinandersetzung mit diesen Themen zu vermeiden. Selbstachtung kann dadurch steigen, dass es Ihnen gelingt, angemessen mit Kritik am Arbeitsplatz umzugehen.

Mögliche Rahmenbedingungen für Rollenspiel

- Sie sind im letzten Monat zweimal 30 Minuten zu spät auf der Arbeitsstelle erschienen. Ihr Vorgesetzter sagt: »Immer kommst du zu spät.«
- Sie arbeiten als Reinigungshilfe in einem Haushalt. Die Hausherrin weist Sie darauf hin, dass auf den Türrahmen noch große Mengen Staub liegen.
- Sie arbeiten in einem Kaufhaus an der Kasse. Ein Kunde sagt zu Ihnen: »Heute geht das aber langsam.«
- Sie arbeiten als Bedienung in einem Café. Ein Gast bittet Sie um Überprüfung der Rechnung.

Spezielle Überlegungen

Die Ausübung dieser Fertigkeit kann durch ungünstige innere Einstellungen behindert werden wie:

- »Niemand hat das Recht, mich zu kritisieren.«
- »Die wollen mich nur mobben.«
- »Ich bin für die Probleme an meiner Arbeitsstelle nicht verantwortlich.«
- »Wenn mein Chef mich kritisiert, bedeutet das, ich bin ein Versager.«

Wichtig sind Selbstinstruktionen wie:

- »Kritisiert zu werden ist immer unangenehm. Aber aus Fehlern und Problemen kann man lernen.«
- »Es ist unmöglich, alle zufrieden zu stellen, aber es ist in Ordnung, wenn andere ihre Unzufriedenheit äußern.«

Mit dem Partner oder wichtigen Bezugspersonen über die Essstörung sprechen

Rational

Die Information, dass Sie unter einer Essstörung leiden, ist etwas Intimes und im Regelfall nicht für die Öffentlichkeit bestimmt. Ihren Partner oder andere wichtige Bezugspersonen nicht einzuweihen, beraubt Sie aber wichtiger Quellen von Unterstützung. Im Vordergrund von Gesprächen über Ihre Essstörung steht deshalb Ihr Bedürfnis nach Unterstützung, Sicherheit und Selbstschutz.

Elemente der Fertigkeit

- Einen geeigneten Zeitpunkt auswählen, an dem Sie ungestört reden können
- Bitten Sie Ihren Partner oder Ihre Freundin, die Information vertraulich zu behandeln.
- Erklären Sie, welche Symptome und Schwierigkeiten Sie haben.
- Erklären Sie, welche Form von Unterstützung Sie brauchen und welche nicht.
- Sagen Sie Ihrem Partner, wie er sich im Umgang mit Ihrer Essstörung verhalten soll.

Beachten Sie dabei, dass Angehörige oft besorgt reagieren werden, dass Ihre Angehörigen aber keine Fachkräfte sind und dass Sie deshalb in diesem Fall die notwendigen Informationen geben müssen.

Beziehung und Selbstachtung

Die Entwicklung der Beziehung hängt vom Verhalten Ihres Partners ab. Die Selbstachtung steigt im Regelfall durch die Selbstöffnung.

Mögliche Rahmenbedingungen für Rollenspiel

- Sie möchten, dass Ihr Partner keine Lebensmittelvorräte einkauft, die bei Ihnen in der Vergangenheit mit Essanfällen verbunden waren.
- Sie möchten nicht, dass Ihr Partner an der Badezimmertür horcht, ob Sie erbrechen.
- Sie möchten, dass Ihr Partner ein Fachbuch über Essstörung liest.

Spezielle Überlegungen

Die Anwendung dieser Fertigkeit kann durch Einstellungen behindert werden wie:

- »Es sollte nicht nötig sein, darüber zu reden, mein Partner sollte wissen, was ich brauche.«
- »Es ist zu peinlich, über meine Essstörung zu sprechen.«
- »Er wird mich nicht mehr mögen, wenn ich mich offenbare.«

Wichtig sind Selbstinstruktionen wie:

- »Es ist mein Recht, für mich zu sorgen«
- »Wenn ich offen bin, bekomme ich mehr Unterstützung.«

Gemeinsam mit anderen Menschen essen

Rational

Gemeinsam mit anderen Menschen zu essen, ist eine Fertigkeit, die eine Schnittstelle zwischen interpersonellen Fertigkeiten und Achtsamkeit darstellt. Im Vordergrund steht dabei Ihr Bedürfnis nach Unterstützung, Sicherheit und Selbstschutz. Gemeinsames Essen wird häufig in Klinikprogrammen geübt. Sie brauchen die zusätzlichen Fertigkeiten, um auch im Alltag mit anderen essen zu können.

Elemente der Fertigkeit

- Bitten Sie geeignete Personen (Partner, Familienmitglieder, Freunde, Arbeitskollegen), mit Ihnen zu essen. Vermeiden Sie dabei Menschen, von denen Sie wissen, dass sie extrem schnell oder extrem langsam essen, die ausgeprägt kritisch Ihnen gegenüber sind oder häufig mit Ihnen über unangenehme Themen reden.
- Bitten Sie diese Personen, sich eine halbe Stunde Zeit zu nehmen und in Ruhe mit Ihnen zu essen (im Fall eines Restaurantbesuchs auch länger).
- Stoppen Sie gegebenenfalls unangemessenes Verhalten.
- Essen Sie achtsam.
- Beobachten Sie, wie die anderen essen, aber bewerten Sie es nicht.
- Sprechen Sie in den Essenspausen über unbelastete gemeinsame Themen.

Beziehung und Selbstachtung
Die Entwicklung der Beziehung bei dieser Fertigkeit hängt vom Verhalten Ihrer Interaktionspartner ab. Angenehme gemeinsame Essen intensivieren die Beziehung, die Selbstachtung steigt im Regelfall.

Mögliche Rahmenbedingungen für Rollenspiel

- Sie bitten Ihren Partner, mit Ihnen in ein Restaurant zu gehen.
- Sie bitten Kollegen, zu denen Sie eine gute Beziehung haben, mit Ihnen in der Kantine zu essen.

Spezielle Überlegungen
Die Anwendung dieser Fertigkeit kann durch Einstellungen behindert werden wie:

- »Es sollte nicht nötig sein, andere zu bitten, mit mir in Ruhe zu essen.«
- »Es ist peinlich, so eine Bitte auszusprechen.«

Wichtig sind Selbstinstruktionen wie:

- »Es ist mein Recht, für mich zu sorgen.«
- »Gemeinsam zu essen, ist eine Unterstützung für mich.«

Versuchungssituationen für ungünstiges Essverhalten am Arbeitsplatz verhindern

Rational
Für Menschen mit bulimischen Symptomen ist es ungünstig, wenn sie am Arbeitsplatz, z. B. bei Besprechungen oder Teamübergaben, mit großen Mengen Junk-Food konfrontiert werden.

Elemente der Fertigkeit

- Einen geeigneten Zeitpunkt auswählen, an dem Sie mit dem gesamten Team reden können.
- Legen Sie offen, dass große Mengen von Keksen, Chips oder Schokolade es Ihnen schwer machen, so zu essen, wie Sie es sich vorgenommen haben.
- Bitten Sie die Kollegen, Essen nur noch für sich selbst mitzubringen.

Beziehung und Selbstachtung
Die Entwicklung der Beziehung hängt vom Verhalten Ihrer Kollegen ab. Die Selbstachtung steigt im Regelfall durch die Selbstöffnung.

Mögliche Rahmenbedingungen für Rollenspiel

- Sie möchten nicht, dass bei der Mittagsbesprechung immer mehrere Teller mit Keksen auf dem Tisch stehen.

Spezielle Überlegungen

Die Anwendung dieser Fertigkeit kann durch Einstellungen behindert werden wie:

- »Es ist zu peinlich, darüber zu sprechen.«
- »Sie werden mich nicht mehr mögen, wenn ich diesen Wunsch äußere.«

Wichtig sind Selbstinstruktionen wie:

- »Es ist mein Recht, für mich zu sorgen.«
- »Wenn ich offen bin, bekomme ich mehr Unterstützung.«

6.7 Selbstunsicheres und aggressives Verhalten

Selbstunsicheres Verhalten

- Wünsche von Partnern und Freunden erfüllen, selbst wenn Sie das gewünschte Verhalten nicht in Ordnung finden
- Nett sein, egal wie schlecht sich andere Menschen benehmen
- Immer auf die Wünsche anderer achten, selbst wenn die eigenen Bedürfnisse dabei untergehen
- Bei Konflikten immer nachgeben
- Sich aus einer Beziehung zurückziehen, anstatt etwas zu sagen, das Ärger erzeugen könnte
- Situationen vermeiden, die dazu führen können, dass andere einen beachten oder beurteilen

Aggressives Verhalten

- *Andere entwerten:* Anderen zeigen, dass ihre Gedanken, Bedürfnisse oder Emotionen keine Gültigkeit haben: »Du gehst mir mit deiner Essstörung schon lange auf die Nerven! Wie kommst du dazu, zu glauben, ich könnte dir deine Wünsche erfüllen?«
- *Mit Verlassen drohen:* »Hör bis nächste Woche mit deiner Essstörung auf oder ich suche mir einen neuen Partner.«
- *Mit Wutausbrüchen drohen:* »Es ist liegt an dir, nichts zu sagen, das mich in Wut bringen kann.«
- *Schuldzuweisungen:* »Die Schwierigkeiten in unserer Familie/unserer Partnerschaft sind einzig und allein die Folge deiner Essstörung.«
- *Den anderen klein machen:* »Es ist doch lächerlich, dass du wieder arbeiten möchtest, werde erst mal wieder gesund.«
- *Schuldgefühle hervorrufen:* »So schlecht, wie du dich benommen hast, hast du überhaupt keine Rechte.«

- *Das Wort im Mund umdrehen:* »Du sagst, du fühlst dich traurig. Hast du eine Ahnung, wie es mir in den letzten Jahren wegen deiner Essstörung ging?«
- *Den anderen bestrafen:* »Die Situation mit dir belastet mich so, ich habe erst mal keine Lust mehr, mit dir zu sprechen«, »Du provozierst mich ständig. Dass ich dich schlage, ist deine Schuld«, »Ich mache nichts mehr für dich, was willst du eigentlich noch von mir, du hast meine Geduld lange genug strapaziert.«

6.8 Schädigende Beziehungen

Menschen mit einer Essstörung denken oft, dass sie keine normale Beziehung führen können und keine Liebe verdienen. Sie verhalten sich häufig selbstunsicher und akzeptieren aggressives Verhalten. Das Verharren in einer Beziehung, die zu ständigen unangenehmen Erlebnissen führt, ist ein aufrechterhaltender Faktor für eine Essstörung. Veränderung im Beziehungsbereich ist eine der schwierigsten Aufgaben auf dem Weg, wieder gesund zu werden.

Die Frage, soll ich gehen oder soll ich versuchen, die Beziehung zu verbessern, stellt ein dialektisches Dilemma dar. Wenn Sie in einer Beziehung bisher nie Ihre Wünsche geäußert haben, kann es sein, dass Sie Ihren Partner als übermächtig und übermäßig bestimmend erleben, ohne dass dies von ihm so beabsichtigt ist. In diesem Fall kann sich Ihre Beziehung günstig entwickeln, wenn Sie anfangen, sich selbstsicher zu verhalten. Wenn Sie andererseits anhand der oben stehenden Checkliste einräumen müssen, dass in Ihrer Beziehung eine Spirale von Gewalt herrscht, dann ist Trennung die angemessene Lösung. Beraten Sie sich mit Ihrem Psychotherapeuten, wenn Sie Unterstützung bei dem Entscheidungs- und Veränderungsprozess brauchen.

6.9 Konfliktbewältigungsstrategien

Validierung

Ein guter Einstieg in ein Gespräch über ein Problem ist die Validierung des Verhaltens des Interaktionspartners (zum Üben der Validierungsstrategien ▶ Teil I, Kap. 3.5). Denken Sie daran: Validieren bedeutet weder gutheißen noch zustimmen. Es zeigt aber, dass Sie sich in wohlwollender Weise Gedanken darüber machen, was der andere sagt oder wie er sich verhält.

Gebrochene Schallplatte

Wenn jemand Ihr Anliegen nicht aufnimmt, ist es besser, das Anliegen zu wiederholen, als in die Breite zu gehen und neue Argumente zu sammeln. Verändern Sie wenige Worte an der Formulierung, aber auch nicht mehr, und wiederholen Sie einfach das, was Sie gesagt haben.

> **Beispiel:**
>
> Sie: »Bitte kauf keine Schokolade auf Vorrat mehr ein, das bringt mich in Versuchung, mehr zu essen, als mir guttut!«
> Partner: »Das braucht dich doch nicht zu stören, die ist doch nur für mich, ich lege sie auch in meinen Schrank.«
> Sie: »Mein Wunsch ist, dass es hier keine Schokoladenvorräte gibt.«
> Partner: »Ok. Ich habe verstanden.«

Problemklärung

Möglicherweise beruht der Konflikt darauf, dass Sie das Anliegen des anderen, der Sie kritisiert, noch nicht genau verstanden haben. Fragen Sie so lange, bis Sie die wesentliche Information besitzen (anstatt nach Gegenargumenten zu suchen).

> **Beispiel:**
>
> Partner: »Du setzt dich nicht genug für unsere Partnerschaft ein.«
> Sie: »Was ist es genau, das dich stört?«
> Partner: »Deine Essstörung belastet unser Zusammenleben. Ich würde mir wünschen, dass du eine Therapie machst.«

Teilweise Zustimmung

Globale Angriffe in einem Konfliktgespräch können häufig dadurch entschärft werden, dass Sie sich auf den »wahren Kern« der Vorwürfe konzentrieren und diesen einräumen.

> **Beispiel:**
>
> Partner: »Du gehst ständig in die Luft, wenn ich über unsere Beziehung sprechen möchte.«
> Sie: »Du hast recht, vorgestern bin ich schon nach deinem zweiten Satz laut geworden. Ich habe gedacht, jetzt werde ich wieder kritisiert. Ich weiß, dass das möglicherweise gar nicht deine Absicht war.«

Kompromisse anbieten

- *Geben und nehmen:* Beispiel: »Ich kaufe jeden Tag ein, du putzt jeden Tag das Bad.«
- *Wenn du es machst, mach es nach deinen Regeln, wenn ich es mache, mache ich es nach meinen Regeln:* Beispiel: Wenn du kochst, halte ich mich mit Kommentaren und Ratschlägen zurück, wenn ich koche, erwarte ich das Gleiche von dir.
- *Probezeit:* Beispiel: »Ich konzentriere mich im nächsten Jahr auf die Kinderbetreuung und du arbeitest Vollzeit. Dann muss die Aufgabenteilung zwischen uns neu diskutiert werden.«

6.10 Lernen aus problematischen Interaktionen

Eine wichtige Strategie, um Ihre interpersonellen Fertigkeiten zu verbessern, besteht darin, schwierige Interaktionen systematisch auszuwerten. Daraus ergeben sich Ansatzpunkte, wo Sie Ihre Vorbereitung auf schwierige Begegnungen verbessern können.

Hatten Sie klare Ziele?

- Wussten Sie, was Sie wollten?
- Wussten Sie, was Sie nicht wollten?
- Waren Sie sich Ihrer Werte bewusst, wie Sie behandelt werden wollten und wie Sie mit anderen umgehen wollten?

Haben Sie oder Ihr Interaktionspartner aggressive Strategien eingesetzt?

- Entwerten
- Mit Rückzug drohen
- Drohungen aussprechen
- Schuldzuweisungen
- Klein machen
- Schuldgefühle erzeugen
- Das Wort im Mund herumdrehen
- Bestrafen

Haben Sie oder Ihr Interaktionspartner passive Strategien eingesetzt?

- Vermeiden von Themen, Zurückhalten von Informationen
- Den anderen »gegen die Wand fahren lassen«

Gab es blockierende Faktoren für Ihr Verhalten?

- Intensive Emotionen
- Ängste und Sorgen
- Störende Gedanken (»Ich bin hilflos, kann nichts machen«, »Ich würde es nicht aushalten, wenn er wütend wird«, »Es wird schlecht für mich ausgehen, wenn ich meine Bedürfnisse äußere«)

Gab es Probleme mit der Selbstsicherheit und der Anwendung von Kommunikationsregeln?

- Haben Sie Bewertungen anstelle von Fakten vorgebracht?
- Haben Sie übergenau beschrieben, was Sie wollen oder brauchen?
- Haben Sie »du musst« anstelle von »ich brauche« gesagt?
- Sind Sie von unüberprüften Annahmen ausgegangen?
- Waren Sie unkonzentriert und mit den Gedanken nicht bei der Sache?

Haben Sie Konfliktbewältigungsstrategien eingesetzt?

- Validierung
- Gebrochene Schallplatte
- Problemklärung
- Teilweise Zustimmung
- Kompromisse

7 Modul Stresstoleranz

Belastungen können nicht immer durch geschickte Problemlösungen abgebaut werden. Manchmal besteht eine hohe Belastung einfach und die Situation ist kurzfristig unveränderbar. Beispiele sind Verlust des Arbeitsplatzes, Trennung vom Partner, schwere Krankheiten von Partnern, Kindern, Eltern oder Freunden, plötzlich einschießende Erinnerungen an unangenehme Situationen aus Ihrer Vergangenheit, starke Emotionen oder Auseinandersetzungen vor Gericht. Manche dieser Belastungen dauern an, ohne dass ein Ende abzusehen ist. Akzeptanz, Ausdauer und Durchhaltevermögen sind notwendig. Sich die Situation schönzureden ist unmöglich. Die Versuchung ist groß, die durch die Belastung entstehende Anspannung durch Verhalten abzubauen, das kurzfristig hilft, langfristig aber schadet: Alkohol- und Drogenkonsum, Fasten, Essanfälle, Erbrechen, Selbstverletzungen.

Stresstoleranz-Fertigkeiten helfen, belastende Situationen unbeschadet zu überstehen und Anspannung zu reduzieren, wenn keine kurzfristige Problemlösung möglich ist.

7.1 Prinzipien der Anwendung von Stresstoleranz-Fertigkeiten

Um Stresstoleranz zu entwickeln, werden Verhaltenstechniken eingesetzt, die dazu führen, dass innere Anspannung effektiv reduziert wird und selbstschädigende Verhaltensweisen unterbleiben. Dabei werden starke (aber ungefährliche) Stimuli eingesetzt, die auf den Körper einwirken und die Aufmerksamkeit binden. Stresstoleranz-Fertigkeiten müssen geübt werden und entfalten häufig erst nach regelmäßiger Wiederholung eine ausreichende Wirkung. Wichtig ist es auch, in weniger angespannten Zuständen zu üben und nicht nur dann an Stresstoleranz-Fertigkeiten zu denken, wenn gerade ein Maximum an Belastung vorliegt. Stresstoleranz-Fertigkeiten sind kein Ersatz für Essanfälle, Selbstverletzungen oder andere kurzfristig wirkende Maßnahmen, die spontan eingesetzt sehr effektiv sind, aber mit langfristig negativen Konsequenzen verbunden sind. Sie entsprechen viel mehr Fertigkeiten, die allgemein von allen Menschen zur Anspannungsreduktion benutzt werden und die sich in der Regel bereits in der Kindheit etablieren. Durch den vorbeugenden

Einsatz von Fertigkeiten bereits im mittleren und unteren Anspannungsbereich schaffen es die meisten Menschen, nur in Ausnahmesituationen Spannungsbereiche über 70 % zu erreichen. Aus diesem Grund ist das Erlernen von Stresstoleranz-Fertigkeiten für viele Menschen nicht explizit notwendig. Wenn Sie häufiger hohe Anspannungsbereiche erleben und nicht mehr zu kurzfristig wirkungsvollen, aber langfristig schädigenden Strategien greifen wollen, dann ist das Üben von Stresstoleranz-Fertigkeiten unumgänglich.

7.2 Anspannung

Um Stresstoleranz zu verbessern, ist es zunächst wichtig, das Phänomen der Anspannung zu verstehen. Anspannung wird zunächst als undifferenziertes Geschehen wahrgenommen. Es zeigt sich in Körperreaktionen (erhöhter Muskeltonus, Schmerzen, Zittern, Bewegungsdrang, unruhiger Atem, verschwommenes Sehen), auf gedanklicher (Gedankenkreisen) und emotionaler Ebene (Gereiztheit) sowie im Verhalten (z. B. Rückzug). Um später Veränderungen in der Stressbelastung wahrnehmen zu können, ist es zunächst hilfreich, eine Liste der Symptome aufzustellen, an denen Sie persönlich Anspannung feststellen. Ordnen Sie diese Symptome einer »Spannungskurve« zu, indem Sie die Anspannung auf einer Skala von 0 (keinerlei Anspannung) bis 100 (höchste Anspannung) einschätzen und die jeweiligen Symptome in die Kurve eintragen. Das ist Ihre persönliche »Spannungskurve«, Sie können diese nutzen, um auch in Momenten, in denen Sie sich über das Ausmaß Ihrer Anspannung nicht sicher sind, eine Entscheidung zu treffen, welche Fertigkeiten Sie einsetzen müssen, um sich besser regulieren zu können. Stresstoleranz-Fertigkeiten sind dann sinnvoll, wenn die Anspannung über 70 eingeschätzt wird, klassische Entspannungsverfahren greifen in diesem Bereich nicht. Interpersonelle Fertigkeiten, Emotionsregulation oder Problemlösestrategien helfen in der Regel in den Anspannungsbereichen 30 bis 70. Unter 30 werden Entspannungstechniken und Achtsamkeitsübungen als angenehm und unterstützend erlebt.

Testen Sie dann die unten aufgeführten Fertigkeiten auf ihre Wirkung.

Erstellen Sie eine Fertigkeitenkette. Die erste Fertigkeit muss dabei die wirkungsvollste sein und die unangenehmsten Symptome reduzieren. Viele erleben das Gedankenkreisen in dem hohen Anspannungsbereich als sehr unangenehm und bedrohlich. Mit der ersten Stresstoleranz-Fertigkeit sollte genau dieses Symptom gezielt und erfolgreich reduziert werden. Suchen Sie sich aus der Liste eine Fertigkeit, deren Wirkung so stark ist, dass sie Ihnen nicht mehr erlaubt, einen bestimmten Gedanken festzuhalten. Denken Sie beispielsweise an Ihre Lieblingsschokolade. Stellen Sie sich vor, wie sie aussieht, wie sie verpackt ist, wie sie riecht, wie es ist, das erste Stück an den Mund zu führen. Stellen Sie sich vor, wie Sie die Schokolade in den Mund nehmen und beginnen, die Konsistenz der geschmeidigen süßen Substanz auf Ihrer Zunge wahrzunehmen. Schmecken Sie die Süße ganz bewusst und konzentrieren Sie sich ausschließlich auf diesen süßen Geschmack in Ihrem Mund. Wenn Sie diese Vorstellung ganz intensiv wahrnehmen können, dann entscheiden Sie sich, z. B. eine Chilischote in den Mund zu nehmen, beißen Sie hinein und kauen Sie. Halten Sie den Gedanken an die süße Schokolade fest. Denken Sie an nichts anderes als an die süße Schokolade. Wenn Sie diesen Gedanken nicht mehr festhalten können, dann haben Sie die erste Fertigkeit in der Kette. Die Wirkung des ersten Glieds Ihrer Fertigkeitenkette muss so intensiv sein, dass Sie unweigerlich Ihre Aufmerksamkeit darauf lenken müssen. Die folgenden Kettenglieder dienen dazu, die Aufmerksamkeit nicht mehr zu dem ursprünglichen Gedanken zurückkehren zu lassen. Ordnen Sie in der Folge weitere Fertigkeiten in Ihre Kette ein. Diese Fertigkeiten sollen weniger intensiv sein, aber länger eingesetzt werden. Es könnte jetzt etwas Saures folgen, z. B. in eine Zitrone beißen, dann eine sportliche Betätigung oder ein Stein im Schuh, mit dem Sie einige Male die Treppe rauf und runter laufen, und anschließend könnten Sie eine Fertigkeit für den mittleren Spannungsbereich, wie z. B. ein Kreuzworträtsel, einsetzen. Zum Schluss würde sich angenehme Musik anbieten. Üben Sie die Wirkung Ihrer Fertigkeitenkette. Sie ist Ihr Weg in die Spannungsreduktion.

7.3 Sport zur Steigerung der Stresstoleranz

Sport ist besonders effektiv, um Anspannung zu reduzieren. Besonders geeignet sind Sportarten, welche die Herz-Kreislauf-Leistungsfähigkeit submaximal auslasten oder die Koordinationsfähigkeit auslasten. Sport erfordert entsprechende Ausrüstung (Schuhe, Kleidung). Wenn Sie wenig Erfahrung mit Sport haben oder durch Ängste und Scham an Sport gehindert werden, sprechen Sie mit Ihrem Therapeuten, suchen Sie sich Partner und Begleitung für das Training. Beachten Sie die Unfallgefahr. Sport ist zur Steigerung der Stresstoleranz nur eingeschränkt geeignet, wenn Sie untergewichtig sind.

- Fahrrad, Heimtrainer, Crosstrainer
- Treppenlaufen
- Stepper
- Trampolin
- Balancieren
- Stelzenlaufen
- Schwimmen
- Badminton, Tischtennis, Squash
- Basketball

7.4 Thermische Reize zur Steigerung der Stresstoleranz

Thermische Reize können die Aufmerksamkeit stark binden und dadurch eine Spannungsreduktion herbeiführen. Wenn Sie sich ein Coolpack auf den Bauch legen, werden Sie große Mühe haben, in den nächsten Minuten an irgendetwas anderes zu denken. Probieren Sie aus, welche thermischen Reize bei Ihnen am besten wirken. Übertreibung kann zu Schäden (z. B. Erfrierungen) führen. Hitze in Form von Wärmflaschen, heißen Duschen und ähnlichem ist wegen Verbrennungsgefahr nicht geeignet.

- Coolpack, Eiswürfel
- Kaltes Wasser (Schwimmen, Bäder, Dusche)
- Sauna

7.5 Akustische Reize zur Steigerung der Stresstoleranz

Auch akustische Reize können die Aufmerksamkeit stark binden und dadurch zu Spannungsreduktion führen. Probieren Sie aus, was bei Ihnen am besten wirkt. Achten Sie auf mögliche Hörschäden und darauf, ob Sie andere Menschen stören.

- Wecker
- Laute Musik
- Trommeln

7.6 Geschmacks- und Geruchsstimuli zur Steigerung der Stresstoleranz

Intensive Gerüche und Geschmacksstimuli binden ebenfalls die Aufmerksamkeit und reduzieren Spannung. Vermeiden Sie Übertreibungen, zu hohe Dosen von Pfeffer, Essig, Zitrone oder anderen Gewürzen können zu Magen- und Darmreizungen führen.

- Riechfläschchen mit Ammoniak (die meisten Apotheken haben hierzu ein Hausrezept. Ammoniak ist ein sogenannter Trigeminusreizstoff, dem man sich nur schwer entziehen kann)

- Essig
- Zitrone
- Chilischoten und andere Pfeffer
- Senf
- Tabasco
- Wasabi (Meerrettich)

7.7 Schwierigkeiten bei der Anwendung von Stresstoleranz-Fertigkeiten

Schwierigkeiten ergeben sich aus Über- und Unterschätzung. Natürlich kann ein Eisbeutel nicht die Lösung für schwerwiegende zwischenmenschliche Probleme bieten. Wenn Sie jedoch anfangen, Spannung mit Eisbeuteln und Sport zu reduzieren, anstatt Essanfälle zu haben und zu erbrechen, sind Sie einem lebenswerten Leben einen wichtigen Schritt nähergekommen. Denken Sie daran, dass unablässiges Üben das Geheimnis des Erfolgs ist.

7.8 Sich von Problemverhalten ablenken

Sich abzulenken ist eine wichtige kurzfristige Strategie bei der Bewältigung von Problemverhalten, beispielsweise Essanfällen, Erbrechen, Selbstverletzungen oder Zwangshandlungen. Ablenkung braucht keine Problemlösung oder dauerhafte Alternative zu dem Problemverhalten zu sein. Es genügt, wenn das gewählte Verhalten das Problemverhalten blockiert oder verdrängt.

Ablenkende Aktivitäten können solche sein, die Sie für sich selbst durchführen. Dabei kann es sich um angenehme Aktivitäten oder das Erledigen unangenehmer Pflichten handeln. Aktivitäten können nach außen gerichtet sein. Mit einem Partner oder Freund etwas zu unternehmen oder jemanden zu unterstützen, hilft besonders, die Aufmerksamkeit von sich selbst wegzulenken. Aktivitäten können aber auch alleine durchgeführt werden oder sich überwiegend im Kopf abspielen (wie Musik hören oder Phantasiereisen durchführen). Eine wichtige Möglichkeit besteht darin, die Wohnung zu verlassen, besonders dann, wenn das Problemverhalten an eine bestimmte Situation zu Hause (allein sein, Vorräte von Nahrungsmitteln für einen Essanfall) gebunden ist.

7.9 Aktivitäten aufbauen

Aktivitäten sind eine wichtige Strategie, um Problemverhalten zu bewältigen und damit auch die Emotionsregulation zu beeinflussen. Arbeiten Sie zunächst die nachfolgende Aktivitätenliste durch. Sie ist eine wichtige Planungsgrundlage für den Aktivitätenaufbau. Beachten Sie dabei die folgenden Prinzipien: Aktivitäten, die zu Ihren Werten und Zielen passen, sind besonders günstig (werteorientierte Aktivität). Aktivitäten, mit denen Sie gute Vorerfahrungen haben, sind zu Beginn der Therapie leichter umzusetzen. Neues auszuprobieren, erweitert Ihre Möglichkeiten. Aktivitäten müssen nicht sofort angenehm sein, manchmal werden werteorientierte Aktivitäten erst nach einer Übungsphase als angenehm wahrgenommen. Auch erledigte Pflichten unterstützen das eigene Selbstwertgefühl. Wenn Sie später Erfolge bemerken, werden Sie stolz sein und diese Emotion hilft Ihnen, die Aktivität beizubehalten. Wenn ein Mangel an Aktivitäten oder ein zu kleines Spektrum ein Thema bei Ihnen ist, besprechen Sie regelmäßig mit Ihrem Therapeuten die Planung für die nächste Woche. Lassen Sie sich auf Experimente ein und probieren Sie besonders auch solche Aktivitäten aus, von denen Sie glauben, dass sie Ihnen keine Freude bereiten werden.

7.10 Aktivitätenliste

Arbeitsblatt 10

- In Spalte 1 markieren Sie bitte Tätigkeiten, die Sie irgendwann in Ihrem Leben durchgeführt haben.
- In Spalte 2 markieren Sie bitte Tätigkeiten, die Sie in den letzten 30 Tagen durchgeführt haben.
- In Spalte 3 markieren Sie bitte Tätigkeiten, die Sie sich in den nächsten Tagen oder Wochen vorstellen können.

Aktivität	1	2	3
1. Für einen guten Zweck spenden			
2. Sich über Sport unterhalten			
3. Eine neue Bekanntschaft machen (gleiches Geschlecht)			
4. Zu einem Konzert gehen			
5. Badminton (Federball) oder Squash spielen			
6. Einen Ausflug machen			

Aktivität	1	2	3
7. Für sich selbst Dinge einkaufen			
8. Am Strand sein			
9. Sich künstlerisch betätigen (Malerei, Zeichnen usw.)			
10. Kletterfahrten oder Bergtouren machen			
11. Die Bibel oder andere religiöse Schriften lesen			
12. Golf oder Minigolf spielen			
13. Zimmer oder Haus auf- oder umräumen			
14. Nackt herumlaufen			
15. Zu einer Sportveranstaltung gehen			
16. Tipps und Ratschläge zur Selbsthilfe lesen			
17. Romane, Erzählungen, Theaterstücke oder Gedichte lesen			
18. In Discos oder Clubs gehen			
19. Zu Vorträgen gehen			
20. Autofahren			
21. Ein Lied oder ein Musikstück texten oder komponieren			
22. Eine Sache klipp und klar sagen			
23. Segeln, Motorboot oder Kanu fahren			
24. Seinen Eltern eine Freude bereiten			
25. Antiquitäten restaurieren, Möbel aufarbeiten			
26. Selbstgespräche führen			
27. Zelten			
28. Sich politisch betätigen			
29. An technischen Dingen arbeiten (Autos, Fahrräder, Hausgeräte usw.)			
30. Karten spielen			
31. Lachen			
32. Puzzle, Kreuzworträtsel usw. lösen			
33. An Hochzeiten, Taufen, Konfirmationen usw. teilnehmen			
34. Jemanden kritisieren			
35. Mit Freunden oder Bekannten zusammen essen			

Aktivität	1	2	3
36. Tennis spielen			
37. Holz- oder Schreinerarbeiten ausführen			
38. Romane, Erzählungen, Theaterstücke oder Gedichte schreiben			
39. Sich mit Tieren beschäftigen			
40. Eine offene und ehrliche Unterhaltung führen			
41. In einem Chor singen			
42. Sich beruflich engagieren			
43. Zu einer Party gehen			
44. Eine Fremdsprache sprechen lernen			
45. Zu kirchlichen Veranstaltungen gehen			
46. Zu Versammlungen von gemeinnützigen oder sozialen Einrichtungen gehen			
47. Ein Musikinstrument spielen			
48. Skilaufen			
49. Leger gekleidet sein			
50. Sein Haar kämmen oder bürsten			
51. Schauspielerisch tätig sein			
52. Ein Nickerchen machen			
53. Mit Freunden zusammen sein			
54. Lebensmittel einmachen, einfrieren, Vorräte anlegen			
55. Ein Bad nehmen			
56. Vor sich hin singen			
57. Billard spielen			
58. Mit seinen Enkelkindern zusammen sein			
59. Schach oder Dame spielen			
60. In den Zirkus gehen			
61. Im Internet surfen oder chatten			
62. In den Zoo gehen			
63. Ins Café/ein Eis essen gehen			
64. In einer Mannschaft spielen			
65. Ins Hallenbad/Thermalbad gehen			

7 Modul Stresstoleranz

Aktivität	1	2	3
66. In die Sauna gehen			
67. Schlittschuhlaufen			
68. Staubsaugen			
69. Boot fahren (Motorboot, Dampfer)			
70. Im Fotoalbum blättern			
71. Im Hobbykeller arbeiten			
72. Das Auto waschen			
73. Briefmarken sammeln			
74. Basteln			
75. Film- oder Videoaufnahmen machen			
76. Mit dem Hund Gassi gehen			
77. Die Zeitung lesen			
78. Grillen			
79. Geschirr spülen			
80. Naschen			
81. Auf einen Flohmarkt gehen			
82. Ein politisches Magazin lesen			
83. In den Supermarkt gehen			
84. Ein Picknick machen			
85. Putzen und Staub wischen			
86. Eine Frauenzeitschrift lesen			
87. Duschen			
88. Eine Sportzeitschrift lesen			
89. Sich pflegen (eincremen, rasieren usw.)			
90. Bequeme Kleidung tragen			
91. Einen Liebesroman lesen			
92. Wäsche waschen und bügeln			
93. Ein Glas Wein/Bier trinken			
94. Rechnungen bezahlen			
95. Einen Erfolg feiern			

Aktivität	1	2	3
96. Elegante Kleidung tragen			
97. Einen Krimi lesen			
98. Die Steuererklärung machen			
99. Mit jemandem ein Schwätzchen halten			
100. Einem Besserwisser die Meinung sagen			
101. Neue Kleidung tragen			
102. Jemandem einen Gefallen tun			
103. Sich einen Wunsch erfüllen			
104. Sich mit Computern beschäftigen			
105. Über jemanden lästern			
106. Mitglied in einem Verein sein/werden			
107. Jemanden necken oder einen Streich spielen			
108. Make-up auflegen			
109. Leute besuchen, die krank, inhaftiert oder sonstwie in Schwierigkeiten sind			
110. Kegeln/Bowling spielen gehen			
111. Tiere beobachten			
112. Garten-, Landschafts- oder Hofarbeit verrichten			
113. Fachliteratur oder Sachbuch lesen			
114. Tanzen			
115. In der Sonne sitzen			
116. Motorrad fahren			
117. Ein Glas Saft/Milch trinken			
118. Einen Vergnügungspark besuchen			
119. Sich über Philosophie oder Religion unterhalten			
120. Um Geld spielen			
121. Hausaufgaben für Schule oder Universität erledigen			
122. Etwas planen oder organisieren			
123. Friedhof besuchen			
124. Den Geräuschen in der freien Natur zuhören			
125. Mit jemandem flirten			

7 Modul Stresstoleranz

Aktivität	1	2	3
126. Eine lebhafte Unterhaltung führen			
127. Rennen fahren			
128. Radio hören			
129. Besuch von Freunden bekommen			
130. An einem sportlichen Wettbewerb teilnehmen			
131. Geschenke machen			
132. Zu Gerichtsverhandlungen gehen			
133. Massiert werden			
134. Den Himmel, Wolken oder einen Sturm beobachten			
135. Sich im Freien aufhalten			
136. Basketball oder Volleyball spielen			
137. Seiner Familie etwas kaufen			
138. Fotografieren			
139. Eine Rede oder einen Vortrag halten			
140. Landkarten studieren			
141. Dinge aus der Natur sammeln			
142. Eine Anschaffung oder Investition tätigen (Auto, Geräte, Hausgegenstände)			
143. Jemandem helfen			
144. Sich um neue Arbeit bewerben			
145. Witze anhören			
146. Eine Wette abschließen			
147. Über seine Kinder oder Enkel sprechen			
148. Jemanden vom anderen Geschlecht kennenlernen			
149. Gut essen			
150. Kampfsport betreiben			
151. In einer Musikgruppe/Band spielen			
152. Wandern			
153. Ein Museum oder eine Ausstellung besuchen			
154. Tagebuch schreiben			
155. Angeln gehen			

Aktivität	1	2	3
156. Sich auf eine Prüfung vorbereiten			
157. Etwas verleihen			
158. Arbeitgebern, Lehrern usw. eine Freude bereiten			
159. Jemanden beraten			
160. In ein Fitness-Center gehen			
161. Jemandem Komplimente machen oder ihn loben			
162. Mit Dienstleistungen oder Handwerk Geld verdienen			
163. Über Leute nachdenken, die man mag			
164. Mit seinen Eltern zusammen sein			
165. Reiten			
166. Telefongespräche führen			
167. Tagträumen			
168. Blätter, Sand, Kieselsteine usw. herumkicken			
169. Boule/Boccia spielen			
170. Zu Klassen-, Alterstreffen usw. gehen			
171. Ins Kino gehen			
172. Küssen			
173. Allein sein			
174. Essen kochen			
175. Gelegenheitsarbeiten im Hause verrichten			
176. Weinen			
177. Eine Party oder ein gemütliches Beisammensein veranstalten			
178. Seine Haare waschen			
179. Jemandem Anweisungen erteilen			
180. Eine Blume oder Pflanze sehen oder riechen			
181. Ausgehen			
182. Parfüm benutzen			
183. Mit jemandem derselben Meinung sein			
184. In Erinnerungen schwelgen, von früheren Zeiten sprechen			
185. Morgens früh aufstehen			

7 Modul Stresstoleranz

Aktivität	1	2	3
186. Ruhe finden			
187. Experimente oder wissenschaftliche Versuche durchführen			
188. Freunde besuchen			
189. E-Mail verschicken			
190. Sich beraten lassen			
191. Beten			
192. Jemanden massieren			
193. Per Anhalter reisen			
194. Meditation oder Yoga betreiben			
195. Einem Kampf zusehen			
196. Mit Arbeits- oder Klassenkameraden sprechen			
197. Sich entspannen			
198. Über anderer Leute Probleme nachdenken			
199. Gesellschaftsspiele spielen			
200. Schwere Arbeiten im Freien verrichten (Bäume fällen, Holz hacken etc.)			
201. Leute schockieren, fluchen, obszöne Gesten machen usw.			
202. An einer Selbsterfahrungsgruppe teilnehmen			
203. Tischtennis spielen			
204. Sich die Zähne putzen			
205. Schwimmen			
206. Laufen, Jogging, Gymnastik, Fitness- oder Freiluftübungen betreiben			
207. Barfuß laufen			
208. Ein Wurfspiel oder Fangen spielen			
209. Hausarbeit erledigen, saubermachen			
210. Musik hören			
211. Erotische Phantasien pflegen			
212. Sex mit jemandem haben, der Ihrem Herzen nahe ist			
213. Stricken, Häkeln, Sticken oder phantasievolle Näharbeiten ausführen			

Aktivität	1	2	3
214. Schmusen			
215. Leute erheitern			
216. Über Sexualität sprechen			
217. Zu einem Friseur oder Kosmetiker gehen			
218. Gäste im Haus haben			
219. Mit jemandem zusammen sein, den man mag			
220. Ausschlafen			
221. Ein neues Vorhaben beginnen			
222. Eigensinnig sein			
223. Diskutieren			
224. Phantasiereisen machen			
225. In eine Bibliothek gehen			
226. Fußball oder Handball spielen			
227. Ein neues oder spezielles Gericht zubereiten			
228. Vögel beobachten			
229. Einen Einkaufsbummel machen			
230. Leute beobachten			
231. Ein Kaminfeuer entfachen oder beobachten			
232. Etwas verkaufen oder mit etwas handeln			
233. Ein Vorhaben oder eine Aufgabe zu Ende bringen			
234. Etwas beichten oder für etwas Abbitte leisten			
235. Gegenstände reparieren			
236. Radfahren			
237. Partyspiele spielen			
238. Briefe, Karten schreiben			
239. Über Politik oder öffentliche Angelegenheiten reden			
240. Über sein Hobby oder spezielles Interessengebiet reden			
241. Attraktive Frauen oder Männer beobachten			
242. Leuten zulächeln			
243. Zu einer Techno- oder Houseparty gehen			

7 Modul Stresstoleranz

Aktivität	1	2	3
244. Im Sand, Gras oder an einem Fluss spielen			
245. Über andere Leute reden			
246. Mit seinem Ehepartner zusammen sein			
247. Sich um Zimmerpflanzen kümmern			
248. Mit Freunden Kaffee, Tee trinken			
249. Einen Spaziergang machen			
250. Verschiedene Dinge sammeln			
251. Sich an einen verstorbenen Freund erinnern			
252. Mit Kindern gemeinsam etwas unternehmen			
253. Einen Imbiss zu sich nehmen			
254. Abends lange aufbleiben			
255. Zu Auktionen, Versteigerungen usw. gehen			
256. Über eine interessante Frage nachdenken			
257. Freiwillige Arbeit tun, an gemeinnützigen Projekten mitarbeiten			
258. Wasserski laufen, surfen, tauchen			
259. Jemanden verteidigen oder in Schutz nehmen			
260. Einen Anhalter mitnehmen			
261. Über Beruf oder Schule sprechen			
262. Cartoons, Comic-Hefte lesen			
263. Etwas ausleihen			
264. An einer Gruppenreise teilnehmen			
265. Alte Freunde wiedertreffen			
266. Reisen			
267. Eine Opern- oder Ballettaufführung besuchen			
268. Mit Haustieren spielen			
269. Ein Theaterstück besuchen			
270. Die Sterne oder den Mond betrachten			
271. An einer Familienfeier teilnehmen			
272. Inline-Skating betreiben			
273. Computerspiele spielen			

Aktivität	1	2	3
274. Mit seinen Kindern zusammen sein			
275. Sich die Haare färben			
276. Artistisch tätig sein (Jonglieren, Balancieren usw.)			
277. An einer Selbsthilfegruppe teilnehmen			

Anna war im Rahmen ihrer Anorexia nervosa in die Situation geraten, dass sie seit einem Jahr nur noch ein minimales Leben führte. Sie verließ das Haus nur noch, um für Essanfälle einzukaufen und einmal in der Woche zu ihrer Therapeutin zu gehen. In der Spalte 1 gab es viele Nennungen, in Spalte 2 aber außer für sich einkaufen nur Dinge, die man zu Hause machen konnte, wie Zimmer aufräumen, lesen, Kreuzworträtsel lösen oder ein Bad nehmen. Ihre Therapeutin schlug vor, jeden Tag eine neue Aktivität aus der Liste auszuprobieren. Es sollte etwas sein, was man außer Haus machen musste. Anna hatte zuerst Bedenken. Ihr kamen die Aktivitäten entweder zu schwierig oder zu banal vor.

Die Therapeutin sagte: »Darf ich einen ersten Vorschlag machen? Sie haben mir doch erzählt, dass Sie sich als Kind für Astronomie interessiert haben. Heute wird wahrscheinlich eine klare Winternacht sein. Könnten Sie sich vorstellen, heute am späten Abend noch mal nach draußen zu gehen und zu überprüfen, welche Sternbilder Sie noch erkennen?«

Anna stimmte zu: »Ja ich probiere das mal.« In der nächsten Sitzung erzählte sie: »Ich habe eine alte Freundin angerufen und sie um Hilfe gebeten, da ich das doch nicht alleine machen wollte. Es war ein ganz tolles Erlebnis. Mir vorzustellen, dass Beteigeuze 300mal größer als die Sonne ist und 350 Lichtjahre entfernt, hat mich ganz davon weggebracht, nur um mich selbst zu kreisen. Ich habe dann auch weitergemacht, ich war einen Tag am Strand und habe mich auch nochmal mit dieser Freundin zum Tee getroffen.«

7.11 Imagination eines sicheren Ortes

Die Imagination eines sicheren Ortes ist eine wichtige kurzfristige Stresstoleranz-Strategie: Stellen Sie sich einen Ort vor, an dem Sie sich sicher fühlen. Es kann sich um einen Ort handeln, den Sie aus eigener Erfahrung, von Fotos oder aus Büchern kennen, oder um einen Ort, der nur in Ihrer Phantasie existiert: der Strand einer einsamen Insel, ein Baumhaus, eine Bergspitze, das Turmzimmer einer Burg, der Platz vor dem offenen Kamin in einer Berghütte, der Korb eines Heißluftballons oder ein Zimmer in einer Ihnen vertrauten Wohnung. Schließen Sie die Augen und beschreiben Sie, was Sie sehen, achten Sie dabei auf alle Details, beschreiben Sie, was

Sie hören (z. B. Brandung, Knistern des Feuers), beschreiben Sie, was Sie riechen (z. B. Salzluft, Harz der Bäume), beschreiben Sie, was Sie auf Ihrer Haut spüren (z. B. Wind, Wärme des Feuers). Verweilen Sie bei Ihren Eindrücken, achten Sie darauf, wie sicher und geschützt Sie sich fühlen. Prägen Sie sich alle Details genau ein, indem Sie alle Wahrnehmungskanäle nutzen: Sehen, Riechen, Schmecken, Fühlen, Hören. Wenn Sie in Ihrer Vorstellung ein klares Bild von dem Ort entwickelt haben, dann nehmen Sie ganz bewusst Kontakt mit Ihrem Körper auf. Spüren Sie nach, wo Sie in Ihrem Körper jetzt die intensivste Wahrnehmung haben. Merken Sie sich diese Stelle. Vielleicht ist es im Bauch oder in der Herzgegend oder in den Händen. Setzen Sie an dieser Körperstelle einen Anker, so als würden Sie ein wertvolles Boot anbinden, damit es durch die stürmische See nicht weggespült werden kann. Über die bildliche Vorstellung des Ankers in Ihrem Körper und über die Wahrnehmungskanäle können Sie jederzeit an diesen sicheren Ort zurückkehren.

7.12 Notfallplan

Einen Notfallplan (▶ Arbeitsblatt 11) benötigen Sie dann, wenn etwas Belastendes passiert, Sie in einer Krisensituation sind oder Druck verspüren, ein Problemverhalten zu zeigen. Wählen Sie geeignete Verhaltensweisen und Stresstoleranz-Fertigkeiten aus und tragen Sie diese ein.

Zuerst werde ich:
_____
_____
_____

Dann mache ich:
_____
_____
_____

Anschließend mache ich:
_____
_____
_____

Zuletzt mache ich:
_____
_____
_____

Wenden Sie die Strategien an und überprüfen Sie, wie sich Ihre Anspannung verändert hat.

7.13 Anwendung von Stresstoleranz-Fertigkeiten im Rahmen der Therapie der Essstörung durch Emotionsregulation

Die Entwicklung einer besseren Stresstoleranz dient im Rahmen des Therapieprogramms primär der Emotionsregulation. Wichtig ist, dass Sie zunächst eine Reihe der genannten Fertigkeiten durch praktische Anwendung kennenlernen und dann in schwierigen Situationen einsetzen können. Es kommt dabei tatsächlich darauf an, dass Sie die Fertigkeiten können, diese nur zu kennen wird Ihnen im Ernstfall nicht ausreichend helfen. Entscheiden Sie zusammen mit Ihrem Therapeuten, welche Fertigkeiten zur Steigerung der Stresstoleranz von Ihnen regelmäßig geübt werden.

8 Implementierung des Manuals in verschiedene Settings

Das Manual kann im Rahmen eines stationären oder teilstationären psychotherapeutischen Intensivprogramms eingesetzt werden, aber auch die Arbeitsgrundlage für eine ambulante Einzeltherapie darstellen. Die psychoedukativen Teile des Manuals können als Selbsthilfemanual genutzt werden. Wenn die zeitlichen Rahmenbedingungen ein vollständiges Abarbeiten aller Therapieelemente nicht erlauben, entscheidet der Therapeut in Abstimmung mit den Patientinnen über die Prioritätensetzung.

8.1 Stationäres oder teilstationäres psychotherapeutisches Intensivprogramm

Wünschenswerte Therapieelemente

Tab. 8: Wünschenswerte Therapieelemente im (teil-)stationären psychotherapeutischen Intensivprogramm

	Zeitbedarf pro Woche	Bemerkungen
Einzeltherapie	50 min	Inhalte siehe »Ablaufplan«, bei Bedarf zusätzliche Kurzkontakte
Bezugspflege	2 × 25 min	Einübung von Stresstoleranz-Fertigkeiten
Gruppentherapie	3 × 100 min	Gruppengröße maximal zehn Personen, Inhalte siehe »Ablaufplan«, kann im stationären Bereich als offene Gruppe geführt werden, Gruppe und Gruppentherapeut müssen dann den neuen Mitgliedern jeweils eine kurze Einführung geben.
Expositionstherapie (Bestandteil der Gruppentherapie)	Ganztägig einmal pro Therapiezyklus	Am besten in das Modul »Umgang mit Emotionen einbauen«, gemeinsames Aufsuchen von Stimuli für agoraphobe Ängste (z. B. U-Bahn, Tunnel, Höhe, Lift) und Stimuli für Scham (z. B. Anprobieren von Badekleidung im Kaufhaus, gemeinsam in der Öffentlichkeit essen)

Tab. 8: Wünschenswerte Therapieelemente im (teil-)stationären psychotherapeutischen Intensivprogramm – Fortsetzung

	Zeitbedarf pro Woche	Bemerkungen
Achtsames Essen in der Gruppe	5 × 30 min	Mittags in therapeutischer Begleitung, bei vollstationärer Behandlung gemeinsames Essen der Patientinnen auch morgens und abends
Kochtraining	100 min	Einübung von achtsamem Einkaufen und Nahrungszubereitung
Achtsamkeitsgruppe	100 min	Praktische Einübung der Achtsamkeitstechniken; eigenes Üben täglich
Frühsport	5 × 30 min	Schwerpunkt auf Ausdauertraining
Risikomanagement	100 min	Schwerpunkt Selbstverteidigung und Erkennung von Gefährdungssituationen
Ergotherapie	100 min	Nutzung von handwerklicher Tätigkeit zur Schulung von Achtsamkeit
Sozialberatung	Optional	Z. B. wenn die Veränderung der Wohnsituation erforderlich ist (Wohngruppe), Unterstützung bei der Lösung finanzieller Probleme
Paar- und Familiengespräche	Optional	Koordination der Therapie mit dem partnerschaftlichen oder familiären Kontext
Medizinische Visite	Zeitaufwand nach Bedarf	Koordination von Psychopharmakotherapie, Diagnostik und Therapie komorbider medizinischer Zustände, Minimierung des Risikos bei Untergewicht oder Übergewicht
Weitere komplementäre Angebote	Nach Verfügbarkeit	Z. B. Entwicklung von musikalischen und künstlerischen Fertigkeiten, Entwicklung einer angemessenen Freizeitgestaltung

120 Minuten Supervision pro Woche für das therapeutische Team. Teilweise auch als Live-Supervision unter Einbeziehung der Patientin oder als Intervision.

Ablaufplan für kombinierte stationäre Gruppen- und Einzeltherapie über 12 Wochen

Inhalte Einzeltherapie in der stationären Behandlung

Die Bearbeitung der individuellen Anliegen erfolgt jeweils in Abstimmung mit den Therapiezielen.

8 Implementierung des Manuals in verschiedene Settings

Tab. 9: Inhalte der Einzeltherapie in der stationären Behandlung

Woche	Inhalte
1.	Einbindung der Patientin in das therapeutische Setting
2.	Diagnostik, Erheben biografischer Hintergründe
3.	Erstellen und Vermitteln des Störungsmodells, Einholen von Commitment
4.	Kettenanalyse und Verhaltensanalysen zu zentralen Problemverhaltensweisen
5.	Psychoedukation zu Non-Suizid-Entschluss (falls erforderlich), Einführung in das Essprotokoll, Beratung zu Gewicht und körperlicher Aktivität
6.	Besprechung von Essprotokoll und Gewichtsverlauf, individuelle Werte und Ziele
7.–11.	Besprechung von Essprotokoll und Gewichtsverlauf, Troubleshooting, Einüben von erforderlichen Fertigkeiten, Bearbeitung individueller Anliegen
12.	Zusammenfassung, Planung weiterer Therapie

Inhalte Gruppentherapie in der stationären Behandlung

Vorschlag für die Verteilung der Themen über 34 Gruppensitzungen (zwölf Wochen stationäre Therapie). Die Gruppentherapie wird als offene Gruppe angeboten.

Tab. 10: Inhalte der Gruppentherapie in der stationären Behandlung

Selbstmanagement-Tools	1.	Dialektik, Ebenen der Veränderung, Umgang mit dialektischen Dilemmata
	2.	Kettenanalysen, Lerntheorie
	3.	Verhaltensanalyse, Lerntheorie
Achtsamkeit, Akzeptanz	4.	Grundlagen, erste Übungen
	5.	Achtsamkeitslenkung auf das Essverhalten
	6.	Validierungsstrategien
Gesundes Essverhalten	7.	Essverhalten und emotionale Stabilität, Regeln für Achtsamkeit beim Essen, im Umgang mit Nahrung und im Umgang mit dem eigenen Körper
	8.	Ernährungsgrundwissen, Appetit, Hunger, Sättigung
	9.	Sport, Schlaf
	10.	Abbau von Störfaktoren für gesundes Essverhalten
Umgang mit Emotionen	11.	Grundwissen über Emotionen, Emotionen und Essverhalten

Tab. 10: Inhalte der Gruppentherapie in der stationären Behandlung – Fortsetzung

	12.	Emotionsvermeidung, Emotionen beobachten und beschreiben
	13.	Ärger und Wut
	14.	Furcht und Angst
	15.	Scham
	16.	Trauer
	17.	Schuld
	18.	Misstrauen
	19.	Ekel
	20.	Liebe
	21.	Freude
Interpersonelle Fertigkeiten	22.	Grundlagen interpersoneller Fertigkeiten
	23.	Forderung stellen, etwas ablehnen
	24.	Um Beziehung werben, Zumutungen zurückweisen
	25.	Ein Gespräch aufrechterhalten, Aushandeln von Lösungen
	26.	Sich beschweren, unerwünschte Kontakte zurückweisen
	27.	Sich mit jemandem verabreden, über Empfängnisverhütung reden
	28.	Fragen zur Medikation stellen, auf Kritik an der Arbeit reagieren
	29.	Mit Partner über Essstörung sprechen, gemeinsam essen
	30.	Versuchungssituationen für ungünstiges Essverhalten verhindern, selbstunsicheres und aggressives Verhalten
	31.	Konfliktbewältigungsstrategien, Lernen aus problematischen Interaktionen
Stresstoleranz	32.	Grundlagen
	33.	Aktivitätenaufbau
	34.	Notfallplan

8.2 Ambulante Einzeltherapie

Die ambulante Einzeltherapie setzt voraus, dass die Patientin das Manual abschnittsweise zu Hause liest und dann zusammen mit dem Therapeuten vertieft. Für den Aufbau der Fertigkeiten ist eine Zusammenarbeit mit Sportvereinen und Volkshochschulen sinnvoll (z. B. Bewegungsaufbau, achtsames Kochen, Meditationskurse). Die Bearbeitung der individuellen Anliegen erfolgt jeweils in Abstimmung mit den Therapiezielen.

Inhalte

1. Einbindung der Patientin in das therapeutische Setting
2. Diagnostik, biografische Hintergründe
3. Erstellen und Vermittlung des Störungsmodells, Einholen von Commitment
4. Kettenanalyse und Verhaltensanalysen zu zentralen Verhaltensweisen
5. Psychoedukation zu Non-Suizid-Entschluss (falls erforderlich), Einführung in das Essprotokoll, Beratung zu Gewicht und körperlicher Aktivität
6. Besprechung von Essprotokoll und Gewichtsverlauf, individuelle Werte und Ziele
7. Bis 45. Stunde Besprechung von Essprotokoll und Gewichtsverlauf, Troubleshooting, systematisches Durcharbeiten des Manuals, Bearbeitung individueller Anliegen

Teil 2 Grundlagen und Hinweise für die Therapie

1 Merkmale schwerkranker Patientinnen mit Essstörung

1.1 Anorexia nervosa, Borderline-Persönlichkeitsstörung und histrionische Persönlichkeitsstörung

Die 23-jährige Stella wird von einem Allgemeinarzt in eine psychosomatische Fachklinik eingewiesen. Beweggrund für den Klinikaufenthalt ist neben der Anorexia nervosa ihre kritische soziale Situation mit Arbeits- und Wohnungslosigkeit. Sie hat zwei jüngere Halbgeschwister väterlicherseits. Der Vater ist Pilot. Die Patientin war der Liebling des Vaters, sie wurde bereits als Kind wie eine erwachsene Frau behandelt und überallhin mitgenommen. Im zehnten Lebensjahr der Patientin verließ der Vater die Familie abrupt und brach den Kontakt ab. Stella lebte anschließend bei der Mutter.

Ab dem 13. Lebensjahr traten zunehmende Verhaltensprobleme auf und erste sexuelle Beziehungen entstanden. Stella riss von zu Hause aus und lebte mit einer türkischen Jugendgang in einer Großstadt auf der Straße. Sie experimentierte mit verschiedenen Drogen und Prostitution. Zeitweise konnte sie sich aufgrund ihrer finanziellen Situation keine Lebensmittel kaufen. In guten Zeiten wurde sie von reichen Männern ausgehalten. Sie zeigte dann ein extrem restriktives Essverhalten, um ihre schlanke kindliche Erscheinung zu behalten, im Wechsel mit Heißhungeranfällen und Erbrechen. Sie hat Piercings an der Zunge, den Brustwarzen und Schamlippen. Der davon ausgehende Schmerz wird auch zur Spannungsreduktion eingesetzt.

Bei der körperlichen Untersuchung besteht ein leichtgradiges Untergewicht (47 kg bei 1,68 m, BMI 16,8). Mehrere der Piercings sind entzündet. Der Blutdruck beträgt 100/60 mmHg, das EKG ist unauffällig. Im Urin finden sich Ketonkörper, das Blutbild zeigt eine leichtgradige Leukozytose und eine hypochrome Anämie. Bei der Erhebung des psychischen Befunds ist die Patientin um einen guten Eindruck bemüht, in Stimmung und Affekt wechselt sie zwischen Zuständen, in denen sie charmant, kokettierend und lustig erscheint, und Zuständen, in denen sie depressiv und verzweifelt ist. Im Denken ist sie eingeengt, es zeigt sich eine leichtgradige Konzentrationsstörung sowie eine Störung der Impulskontrolle mit Essanfällen, Wutausbrüchen, Drogenkonsum und Diebstählen geringwertiger Sachen. Krankheitsgefühl und partielle Krankheitseinsicht bestehen.

Erläuterungen:

Das gestörte Essverhalten bei Stella steht im Zusammenhang mit einer katastrophalen Lebenssituation. Impulsive Verhaltensweisen dienen der Emotionsregulation, sind in diesem Kontext kurzfristig adaptiv und werden von der Umgebung verstärkt. Fasten kann bei einer Borderline-Persönlichkeitsstörung kurzfristig einen emotional beruhigenden und ablenkenden Effekt haben, langfristig zur Erhöhung der emotionalen Vulnerabilität führen. Stella erhielt für ihren körperlichen Zustand, eine morbide Schönheit (»heroin chic«), erhebliche Anerkennung und Bewunderung durch Männer, was sie als sehr selbstwertsteigernd erlebte. Die Behandlungsprognose hängt neben der Ernährungsrehabilitation langfristig davon ab, ob es Stella gelingt, sich aus ihrem Lebensmilieu zu lösen und neue Fertigkeiten im Umgang mit ihren Emotionen, zur Spannungsregulation und Impulskontrolle aufzubauen. Weiterhin benötigt sie alternative Verhaltensfertigkeiten, um befriedigende interpersonelle Beziehungen zu entwickeln und zu stabilisieren.

1.2 Anorexia nervosa mit extremem Untergewicht, Major Depression, Zwangsstörung, posttraumatischer Belastungsstörung und Borderline-Persönlichkeitsstörung

Die 31-jährige Gertrud wird von ihrem Facharzt für Psychiatrie und Psychotherapie zur sechsten stationären Behandlung wegen einer seit dem 16. Lebensjahr bestehenden Anorexia nervosa in eine psychiatrische Klinik eingewiesen. Gertrud wuchs als Einzelkind in kleinstädtischer Umgebung auf. Der Vater ist Bauhandwerker, die Mutter Verkäuferin. Die Atmosphäre in der Familie war durch die Alkoholabhängigkeit des Vaters und häusliche Gewalt geprägt. Die Mutter verhielt sich abhängig, litt an einer rezidivierenden Depression, war ihrer Tochter gegenüber unterstützend, konnte sie aber vor den Schlägen des Vaters nicht wirklich beschützen. Eine erste freundschaftliche Beziehung zu einem Schulkameraden im 15. Lebensjahr führte zu heftigen, auch gewalttätigen Auseinandersetzungen mit beiden Eltern. Gertrud fühlte sich verzweifelt, konnte nicht mehr essen und unternahm einen Suizidversuch mit Tabletten, weshalb sie kurzfristig im Allgemeinkrankenhaus behandelt wurde. Die Eltern reagierten besorgt auf den Suizidversuch, der Vater unterzog sich einer Entzugsbehandlung, Eskalationen von Gewalt kamen nicht mehr vor, das Familienklima blieb aber ängstlich angespannt, konflikthafte Themen konnten nicht angesprochen werden. Das restriktive Essverhalten von Gertrud blieb weiter bestehen. Sie beschrieb, dass sie sich ausgeglichener und selbstsicher fühlte, wenn sie fastete. Sie nahm kontinuierlich ab und wog nach Abschluss der Realschule im 18. Lebensjahr nur mehr 35 kg bei 1,70 m Körpergröße (BMI 12,1). Im Verlauf einer stationären Behandlung, bei der sie durch eine Magensonde zwangsernährt wurde, nahm sie auf 49 kg zu (BMI 17,0). In der Folgezeit schwankte das Gewicht zwischen 32 und 50 kg. Gelegentlich traten Heißhungeranfälle auf. Gertrud begann, regelmäßig auch Erbrechen und Abführmittel einzusetzen, insbesondere nachdem sie durch die Familie zum Essen gedrängt worden war. Mehrere stationäre Klinikaufenthalte folgten.

In den Intervallen mit einem ausreichenden Allgemeinzustand absolvierte Gertrud eine Lehre im Metallwarenhandel, sie wurde am Arbeitsplatz aufgrund ihrer Sorgfalt sehr geschätzt und behielt ihre Stelle trotz häufiger Ausfälle und stationärer Behandlungen. Sie heiratete einen Kollegen und begann, mit ihm ein Haus zu bauen. Kompliziert wurde die Essstörung durch rezidivierende depressive Zustände mit ausgeprägten Schlafstörungen und psychomotorischer Beeinträchtigung, Zwangsgedanken und -handlungen (Zählen, Kontrollieren, Waschen), häufige Selbstverletzungen (Schneiden oder Kopf gegen die Wand schlagen), Alkoholexzesse und auch außerhalb der depressiven Episoden bestehende Todeswünsche und chronische Suizidgedanken. Es bestehen ausgeprägte dissoziative Zustände, in denen die Todessehnsüchte mit der Hoffnung auf Wiedergeburt in einer besseren Situation verbunden werden. Im Vorfeld der aktuellen Aufnahme war es erneut zu einem Gewichtsverlust auf 32 kg (BMI 11,1) gekommen. Bei der körperlichen Untersuchung zeigt sich eine vorgealtert wirkende Frau mit hochgradig ausgeprägtem Untergewicht, im EKG bestehen eine Bradykardie und eine Verlängerung der QT-Zeit, im Urin finden sich Ketonkörper, in Blutbild eine hypochrome Anämie, in der Serumchemie erniedrigte Kalium- und Phosphatwerte.

Erläuterungen:

Charakteristisch für das Krankheitsbild von Gertrud sind die hohe familiäre Belastung mit psychischen Erkrankungen und die ausgeprägte Komorbidität der Essstörung mit einer rezidivierenden schweren depressiven Erkrankung, einer Zwangsstörung, einer posttraumatischen Belastungsstörung, einem Substanzmissbrauch und einer Borderline-Persönlichkeitsstörung. Die enge familiäre und partnerschaftliche Einbindung ist einerseits unterstützend, hat aber durch die andauernde Konfrontation mit erheblicher Psychopathologie auch belastende Aspekte, die Verhaltensveränderungen verhindern. Gertrud ist körperlich durch das Untergewicht und die daraus folgenden medizinischen Komplikationen akut gefährdet und benötigt immer wieder stationäre Behandlung in einem spezialisierten Behandlungszentrum. Die Mangelernährung dient der Emotionsvermeidung und erhält gleichzeitig langfristig die emotionale Vulnerabilität aufrecht. Die Schwere der Erkrankung und die ungünstige Prognose ergeben sich aus dem hochgradigen Untergewicht, der Komorbidität, der langen Erkrankungsdauer und der hohen Zahl an Rezidiven. Erforderlich ist neben der Ernährungsrehabilitation eine fortlaufende psychotherapeutische und medikamentöse Behandlung der komorbiden Störungen.

1.3 Bulimia nervosa, Major Depression, soziale Phobie, Borderline-Persönlichkeitsstörung und schizotype Persönlichkeitsstörung

Die 21-jährige Francesca wird vom betreuenden Arzt ihrer Wohngemeinschaft wegen einer Ess- und Borderline-Persönlichkeitsstörung in eine Fachklinik eingewiesen. Sie ist als einziges Kind einer deutsch-italienischen Arbeiterfamilie teilweise bei den Großeltern in Italien, teilweise in einer deutschen Kleinstadt aufgewachsen. Die Mutter leidet unter Schizophrenie, der Vater zeigt unter Alkoholeinfluss impulsives Verhalten. Mit dem Beginn der Erkrankung der Mutter im 15. Lebensjahr der Patientin begann sie, die Verantwortung für die Familie zu übernehmen, und versorgte den Haushalt. Sie schloss die Realschule ab, eine Ausbildung konnte sie jedoch erkrankungsbedingt nicht beginnen. Seit dem 18. Lebensjahr lebt sie in einer therapeutischen Wohngemeinschaft. Etwa ein Jahr nach dem Beginn der Erkrankung der Mutter kam es zu einer sexuellen Grenzüberschreitung durch einen nahen Verwandten. In der Folge zeigte sie Verhaltensauffälligkeiten mit Aufsuchen von gefährlichen Situationen: Klettern auf Baukräne, Zug-Surfen, Schwimmen in Seen und Flüssen im Winter, gelegentliche Experimente mit Giftpflanzen, Selbstverbrühungen, Fasten, Heißhungeranfälle und Erbrechen.

Francesca beschreibt eine deutliche Reduktion innerer Spannung und ein tagelang anhaltendes Gefühl von Meisterschaft und erhöhtem Selbstwert nach der Bewältigung von Gefahrsituationen. Sie nahm zeitweise auf 43 kg bei 1,60 m Körpergröße ab (BMI 16,8). Meist lag ihr Gewicht um 47 kg (BMI 18,4). Sie wurde immer wieder von der Polizei und Rettungseinheiten aufgegriffen, in psychiatrische Kliniken gebracht, von dort aber meist schnell wieder entlassen. Durch Eingreifen des sozialpsychiatrischen Dienstes wurden ihr eine ambulante Psychotherapie und ein Platz in einer therapeutischen Wohngemeinschaft vermittelt. Während sie ihre Angst in gefährlichen Situationen sehr gut bewältigen konnte, bereiten ihr alltägliche interpersonelle Situationen große Schwierigkeiten. Kontakte zu Gleichaltrigen, Mitschülern, bei Arbeitsversuchen, Behördengänge vermied sie. Exazerbationen der Erkrankung der Mutter waren bei Francesca zweimal der Anlass zu schweren depressiven Episoden mit dem Gefühl völliger innerer Leere, psychomotorischer Beeinträchtigung, ausgeprägten Schlafstörungen und Suizidversuchen mit Tabletten.

Bei der körperlichen Untersuchung finden sich ein Gewicht im unteren Normalbereich, eine große Brandwunde am linken Arm sowie mehrere ältere Brandwunden an beiden Armen und Beinen. Der Blutdruck liegt bei 100/60, das EKG zeigt eine Bradykardie. Das Routinelabor ist unauffällig. Die Patientin ist in exzentrischer Farbwahl gekleidet. Bei der Erhebung des psychischen Befunds ist sie skeptisch interessiert, sie trifft selbstverachtende Äußerungen, es bestehen eine erhebliche Stimmungslabilität, Einengung des Denkens, erhebliche Störung der Impulskontrolle mit Risikoverhalten, Selbstverletzungen und chronischen Suizidgedanken, Krankheitsgefühl und partielle Krankheitseinsicht.

Erläuterungen:

Bei dieser Patientin steht die Essstörung im Kontext multipler impulsiver Verhaltensweisen (multiimpulsive Bulimie), sehr geringer Fertigkeiten im Bereich Emotionsregulation und einer erheblichen Belastung mit persönlicher und familiärer psychiatrischer Komorbidität. Sie zeigt nur eine begrenzte Einsicht bezüglich ihrer Erkrankung und interessiert sich wenig für soziale Konventionen. Sie hat Schwierigkeiten, die Patientenrolle einzunehmen. Die Patientin wünscht sich eine enge therapeutische Beziehung, ist aber nur eingeschränkt in der Lage zu signalisieren, dass und in welcher Form sie therapeutische Unterstützung braucht. Ausgeprägtes Schlankheitsdenken im herkömmlichen Sinne spielt nur eine beiläufige Rolle. Die Patientin benötigt wiederholte stationäre Behandlung in einer spezialisierten Einrichtung und eine fortlaufende ambulante Therapie. Die Behandlung der Essstörung und der Borderline-Persönlichkeitsstörung sollte simultan erfolgen. Die Prognose wird durch die erhebliche Komorbidität belastet. Der Therapieerfolg hängt kritisch davon ab, ob es der Patientin gelingt, Selbstwertgefühl und Spannungsreduktion durch andere Strategien zu erreichen.

1.4 Binge-Eating-Störung, Borderline-Persönlichkeitsstörung und soziale Phobie

Die 25-jährige Vreni wird von der betreuenden Ärztin ihrer Wohngemeinschaft wegen einer Borderline-Persönlichkeitsstörung und einer Essstörung in eine universitäre Fachabteilung überwiesen. Vreni ist das jüngste von drei Kindern, die Eltern betreiben eine Gastwirtschaft auf dem Land. Das Familienklima ist durch die gemeinsame Arbeit geprägt. Der Vater ist erheblich übergewichtig und leidet unter einer Alkoholabhängigkeit. Vreni wurde von ihm als Kind häufig geschlagen. Die Mutter versuchte unter großen Anstrengungen, zwischen den Familienmitgliedern auszugleichen. Vreni berichtet über ausgeprägte Stimmungsschwankungen, Fantasien wegzulaufen, Wünsche zu sterben und unter besseren Umständen wieder aufzuwachen, die etwa seit dem zwölften Lebensjahr bestehen. Hänseleien durch Mitschüler wegen ihres leichtgradigen Übergewichts oder sexuell übergriffige Bemerkungen durch Gäste brachten sie leicht aus der Fassung. Sie begann, abends gegen 21:00 Uhr noch eine zusätzliche Mahlzeit zu sich zu nehmen, um ihre Anspannung am Abend zu reduzieren.

Während des Besuchs einer Hauswirtschaftsschule wohnte sie unter der Woche außerhalb. Zu dieser Zeit begannen richtige Essanfälle, für die sie auch vorgeplant einkaufte. Ein typischer Essanfall beinhaltete 500 g Nudeln mit Sahnesauce und 500 ml Schokoladenpudding, die sie sehr schnell aß. Nur gelegentlich erbrach sie, wenn das Druckgefühl im Magen zu groß wurde. Meistens sagte sie sich: »Ich bin sowieso hässlich, wenn ich noch dicker bin, werde ich wenigstens nicht mehr dumm angemacht.« Aber auch heftige Selbstbeschimpfungen als »fettes Schwein« kamen vor. Nach solchen Selbstabwertungen begann sie, sich mit Rasierklingen oberflächlich die Haut an den Armen und am Bauch zu ritzen. Nach Selbstintoxikationen mit Schlaftabletten wurde sie mehrfach akutpsychiatrisch behandelt. Schmerzen in den Füßen und Rückenschmerzen führten zum vorzeitigen Ende von Arbeitsversuchen und zuletzt zu einer Berentung auf Zeit.

Vreni verlässt ihr Zimmer nur noch zum Einkaufen und für Therapiesitzungen. Bei der körperlichen Untersuchung findet sich eine mit 180 kg bei einer Größe von 1,66 m (BMI 65,2) massiv übergewichtige Patientin. Ausgeprägte Fußdeformität beidseitig (Senkfuß). Der Blutdruck liegt bei 155/95 mmHg, im Glukosetoleranztest das Maximum bei 240 mg/dl, Hyperlipidämie, leichtgradige Erhöhung von Kreatinin und GT. Bei der Erhebung des psychischen Befunds ist die Patientin zurückhaltend, in Stimmung und Affekt wechselt sie rasch zwischen Zutrauen und feindseliger Ablehnung, im Denken ist sie eingeengt, es bestehen einige überwertige Ideen, die Impulskontrolle ist gestört mit Essanfällen, Selbstverletzungen und chronischen Suizidgedanken.

Erläuterungen:

Bei Vreni hat sich ein Circulus vitiosus zwischen einer bulimischen Symptomatik, ausgeprägter Emotionsvermeidung, sozialen Ängsten, zunehmendem Gewicht, Selbstverletzungen, Bewegungsarmut, Defiziten an angenehmen Erfahrungen und innerer Spannung entwickelt. Die Gewichtszunahme dient zusätzlich dazu, aversive interpersonelle Situationen zu vermeiden. Die Essstörung, die Borderline-Persönlichkeitsstörung und die soziale Phobie sollten simultan behandelt werden. Zusätzlich ist die Implementierung eines Bewegungsprogramms außerordentlich wichtig. Zu Beginn der Behandlung empfiehlt sich ein stationärer Aufenthalt, da hier die Voraussetzungen für die Überwindung des äußeren und inneren Vermeidungsverhaltens günstiger sind.

1.5 Binge-Eating-Störung, Borderline-Persönlichkeitsstörung, Cannabisabhängigkeit und Alkoholmissbrauch

Die 19-jährige Natascha lebt in einer Einrichtung der Jugendhilfe und wird zur Behandlung einer Borderline-Persönlichkeitsstörung von ihrer Hausärztin in eine universitäre Spezialeinrichtung überwiesen. Sie war im 15. Lebensjahr in die Einrichtung aufgenommen worden, nachdem sie sich wegen des sexuellen Missbrauchs durch einen Angehörigen an das Jugendamt gewandt hatte. Sie hat die Realschule abgeschlossen und arbeitet jetzt in einem Berufsfindungsprogramm. Natascha leidet unter ausgeprägten Stimmungsschwankungen, verbrennt sich regelmäßig die Arme mit Zigaretten und hat bereits mehrere Suizidversuche mit freiverkäuflichen Schlafmitteln unternommen. Besonders störend für das Zusammenleben sind ihre Wutausbrüche, bei denen sie regelmäßig ihr Zimmer und die Kücheneinrichtung erheblich beschädigt. Im 17. Lebensjahr hatte Natascha begonnen, regelmäßig Cannabis zu rauchen. Sie konsumierte seitdem regelmäßig etwa 5 g pro Woche. Sie berichtet: »Fast jeder in der Wohngemeinschaft tut das, außerdem ist es ungefährlich, angenehm und schützt mich vor Wutausbrüchen.« Alkohol trank sie nur etwa einmal pro Monat, dann jedoch große Mengen (z. B. eine halbe Flasche Wodka gemischt mit Cola). Seit Beginn des Cannabisgebrauchs isst sie vermehrt Süßigkeiten. Insbesondere am Wochenende treten gemeinsame abendliche Essanfälle mit Konsum von Pizza oder Spaghetti auf. Erbrechen und Sport setzt sie nur gelegentlich als gegensteuernde Maßnahme ein. Sie hat 20 kg zugenommen und wiegt jetzt 75 kg bei 1,65 m Körpergröße (BMI 27,6).

Bei der körperlichen Untersuchung findet sich ein leichtgradiges Übergewicht. RR 120/80 mmHg, EKG und Routinelabor sind unauffällig, im Drogenscreening THC positiv. Im psychischen Befund ist Natascha freundlich, im Affekt labil, im Denken Tangentialität und Umständlichkeit, Störung der Impulskontrolle mit Substanzmissbrauch, Selbstverletzungen, Essanfällen und chronischen Suizidgedanken.

Erläuterungen:

Ein wichtiges Element der Erkrankung ist die Wechselwirkung zwischen geringen Fertigkeiten in der Emotionsregulation, emotionaler Instabilität bei Borderline-Persönlichkeitsstörung, appetitsteigernden und die Handlungskontrolle herabsetzenden Effekten von THC und einer bulimischen Symptomatik. Abstinenz von THC ist eine wichtige Voraussetzung für den Therapieerfolg bezüglich der bulimischen Symptomatik. Bei der Behandlung empfiehlt sich ein stationärer Aufenthalt in einer spezialisierten Abteilung.

1.6 Bulimia nervosa als Notfall

Die 20-jährige Sarah stellt sich wegen akut aufgetretener Schmerzen im Abdomen in einer interdisziplinären Notaufnahme vor. Das Abdomen ist trommelförmig aufgetrieben und druckschmerzhaft. Darmgeräusche sind spärlich. Die sofort angefertigte Computertomographie des Abdomens zeigt einen überdehnten, gefüllten Magen, der etwa 70 % der Schnittfläche des Bildes einnimmt. Das Notfalllabor ergibt einen Kaliumwert von 2,8 mmol/L. In einer daraufhin durchgeführten Magenspülung entleeren sich große Mengen von nur teilweise zerkauten Nahrungsmitteln, die Beschwerden gehen rasch zurück. In der weiteren Untersuchung findet sich ein Körpergewicht im Normalbereich (70 kg bei 1,71 m, BMI 23,9 kg/m²) und geschwollene Ohrspeicheldrüsen. In der Konsiliaruntersuchung durch einen Facharzt für Psychiatrie und Psychotherapie berichtet die Patientin über eine seit dem 16. Lebensjahr bestehende Essstörung. Zunächst bestand ein restriktives Essverhalten. Es erfolgte eine Gewichtsabnahme auf 47 kg. Dann traten Essanfälle und Erbrechen auf und das Gewicht kehrte in den Normalbereich zurück. Sarah studiert Architektur. Sie hat erhebliche finanzielle Schwierigkeiten wegen der Essanfälle und große Probleme, sich auf ihr Studium zu konzentrieren. Die zur Aufnahme führende Situation entstand, als sie bei einem Besuch zuhause einen gut gefüllten Kühlschrank vorfand und die Eltern nach einem Streit weggingen. Sie trank zunächst einen Liter Cola, aß mehrere Wurstbrote, dann kochte sie 1 kg Spaghetti, die sie mit Tomatensauce und Öl aß, anschließend folgten eine Großpackung Speiseeis, mehrere Tafeln Schokolade sowie große Mengen von Gebäck. Der Essanfall war für ihre Gewohnheiten ungewöhnlich groß. Im Gegensatz zu früheren Gelegenheiten gelang es ihr nicht zu erbrechen. Es traten rasch erhebliche Bauchbeschwerden auf und sie rief den Notarzt. Im psychopathologischen Befund war sie sehr zurückhaltend, dysphorisch, sehr beschämt wegen ihres Essverhaltens.

Erläuterungen:

Auch bei Patientinnen mit Essstörungen ist eine Dilatation des Magens und die Entwicklung eines akuten Abdomens im Rahmen eines Essanfalles ein seltenes Ereignis. Es handelt sich aber wegen der drohenden Magenruptur um ein potenziell letales Ereignis, das intensivmedizinischer Behandlung bedarf. Im Anschluss sollte die Behandlung in einem auf Essstörungen spezialisierten Zentrum erfolgen.

1.7 Bulimia nervosa und Diabetes

Die 18-jährige Melanie ist wegen eines Typ-1-Diabetes in regelmäßiger internistischer Behandlung. Der Diabetes ist im 12. Lebensjahr aufgetreten. Sie hat schon viele Diabetes-Spezialambulanzen besucht und war mehrfach in diabetologischen Fachkliniken. Trotz intensiver Schulung ist die Diabetes-Einstellung seit zwei Jahren unbefriedigend. Der HbA1C-Wert liegt bei 10,2 %. Es kam mehrfach zu schweren Hypoglykämien. Meist liegen die Blutglukosewerte zwischen 250 und 350 mg/ml, obwohl Melanie 70 Einheiten Insulin (davon 70 % retardierte Insuline) pro Tag verwendet. Das Körpergewicht ist 69,2 kg, was bei 1,68 m einem BMI von 24,5 kg/m² entspricht. Im 15. Lebensjahr lag der BMI noch bei 17,0. Melanie ist unzufrieden mit ihrem körperlichen Zustand, schimpft auf ihre Erkrankung und ihre behandelnden Ärzte. Veränderungen des Insulin-Schemas, Ratschläge zu Diäten und körperlicher Aktivität lehnt sie ab. Sie hat »alles schon probiert, nichts funktioniert.« Zunächst war die Einstellung des Diabetes bei Melanie unauffällig, sie hielt sich außerordentlich diszipliniert an die vorgegebene Ernährung. Dann kam es immer wieder zum Konsum größerer Mengen von Süßigkeiten. Die Anstiege der Blutglukose wurden mit zusätzlichen Insulingaben behandelt, was zu einer erheblichen Gewichtssteigerung führte. Melanie begann daraufhin zu erbrechen und zeitweise Insulindosen weg zu lassen, um Kalorien durch den Urin zu verlieren und den Gewichtsanstieg abzubremsen. Melanie verheimlichte zunächst ihre Essstörung, im letzten Jahr suchte sie mehrfach Psychiater und Psychotherapeuten auf. Sie konnte sich bisher aber nicht zu einer Therapie entschließen. Im Untersuchungsbefund ist Melanie zurückhaltend, deutliche Stimmungsschwankungen mit Überwiegen von dysphorischen Zuständen, im Denken eingeengt. Sie verneint den Gebrauch von Laxantien, Appetitzüglern und anderen Substanzen.

Erläuterungen:

Die Kombination von Diabetes mellitus und einer bulimischen Essstörung erschwert die Behandlung beider Erkrankungen erheblich. Melanie glaubt nur die Wahl zwischen einer angemessenen Diabetes-Therapie und stetiger Gewichtszunahme auf der einen Seite und der Essstörung und einem Gewicht im normalen Bereich auf der anderen Seite zu haben. Sie verheimlicht deshalb ihre Störung und zeigt nur geringe Therapiebereitschaft. Zunächst ist Informationsvermittlung und Entwicklung eines plausiblen Störungsmodells erforderlich. Stationäre Behandlung kann eine Durchbrechung des Circulus vitiosus zwischen Essanfällen und Insulintherapie ermöglichen.

1.8 Bulimia nervosa und Hypokaliämie

Die 23-jährige Tanja ist Studentin und eine gute Tennisspielerin. Während des sommerlichen Trainings auf ein wichtiges Turnier stellt sie sich bei ihrem Hausarzt wegen Müdigkeit, Schwächegefühl und Kopfschmerzen vor. Die Untersuchung ergibt eine Kalium-Konzentration von 3,0 mmol/l und eine Bicarbonat-Konzentration von 36 mmol/L. Im EKG ist die QTc-Zeit mit 480 ms grenzwertig hoch. Ansonsten ist der körperliche Untersuchungsbefund unauffällig. Das Gewicht ist mit 65 kg bei 1,75 m (BMI 21,2 kg/m^2) im Normalbereich. Der Hausarzt verschreibt Kaliumzitrat und rät zu ausreichender Flüssigkeitszufuhr. Bei der Kontrolle nach einer Woche ist das Kalium auf 2,6 mmol/L abgesunken, Tanja wird ins Krankenhaus eingewiesen. Dort erfolgt eine Korrektur der Elektrolyt-Störung durch intravenöse Gaben. Bei einer Konsiliaruntersuchung durch eine Fachärztin für Psychiatrie und Psychotherapie berichtet Tanja erstmals über ihre seit mehreren Jahren bestehende bulimische Essstörung.

Erläuterungen:

Die Hypokaliämie bei Bulimia nervosa steht häufig in Zusammenhang mit einer metabolischen Alkalose und einem Volumenmangel. Deshalb ist die Gabe von Kalium nur bei gleichzeitiger Gabe von Chlorid und Volumen wirksam.

1.9 Anorexia nervosa und ein »Bagatelltrauma«

Die 34-jährige Petra ist Verwaltungsangestellte bei einem Sporthaus. Sie wird in eine Unfallklinik eingeliefert, nachdem sie beim Skifahren aufgrund von Unachtsamkeit aus dem Stand auf die Seite gestürzt war und ein heftiger Schmerz in der linken Hüfte aufgetreten war. Bei der Röntgenuntersuchung findet sich eine gestauchte Fraktur des Oberschenkelhalses, die mit einer Osteosynthese versorgt wird. Bei der weiteren Untersuchung fällt ein niedriges Gewicht mit 47 kg bei 1,68 m (BMI 16,7 kg/m^2) auf. In der Untersuchung der Knochendichte mit DEXA (Dual Energy X-Ray Absorptiometry) findet sich eine Knochendichte im rechten Femurhals von 0,75 g/cm^2. In einer Konsiliaruntersuchung durch eine Fachärztin für Psychosomatische Medizin und Psychotherapie berichtet Petra erstmals über ihre seit dem 15. Lebensjahr bestehende Anorexia nervosa. Das Essverhalten war stets restriktiv. Essanfälle sind zu keinem Zeitpunkt aufgetreten. Das Gewicht schwankt zwischen 45 und 48 kg. Die Menarche war im 12. Lebensjahr aufgetreten, seit dem 15. Lebensjahr besteht eine sekundäre Amenorrhoe. Es besteht ein erheblicher Bewegungsdrang. Die meisten Abende und das ganze Wochenende betreibt Petra verschiedene sportliche Aktivitäten. Sie erhält regelmäßig Anerkennung für ihre Ausdauer und »Zähigkeit«. Die Familie war immer wieder erstaunt, dass Petra es ablehnte, eine Partnerschaft einzugehen, hielt das Essverhalten und Gewicht aber für Bestandteil ihrer »Konstitution«.

Erläuterungen:

Manche chronifizierte Essstörung wird erst anlässlich einer Spontanfraktur oder einer schwerwiegenden Fraktur bei einem Bagatelltrauma diagnostiziert. Erschwert war die Erkennung der Essstörung bei Petra dadurch, dass ihr Verhalten bei fehlenden Essanfällen und nur leichtgradigem Untergewicht leicht zu verheimlichen war. Petra benötigt eine stationäre Therapie in einer spezialisierten Abteilung.

1.10 Subklinische Anorexia nervosa in der Kinderwunschsprechstunde

Gabi ist 31 Jahre alt und Vorstandssekretärin bei einem Großunternehmen. Sie ist seit vier Jahren mit einem Ingenieur verheiratet. Obwohl sie vor drei Jahren aufgehört hat, Antikonzeptiva zu nehmen, ist sie bisher nicht schwanger geworden. Routineuntersuchungen bei ihrem Gynäkologen hatten zu keinem Zeitpunkt wesentliche Auffälligkeiten ergeben. Spezielle Untersuchungen waren aber auf Wunsch der Patientin unterblieben, da sie »erst mal noch abwarten wollte«. Gabi war im 16. Lebensjahr an einer Anorexia nervosa erkrankt. Das Minimalgewicht lag bei 38 kg bei einer Größe von 1,65 m (BMI 14,0). Im Laufe einer Behandlung im 18. Lebensjahr hatte sie auf 49 kg (BMI 18,0) zugenommen. An diesem Gewicht knapp unter 50 kg hielt sie eisern fest. Bei Überschreitungen auch nur von wenigen hundert Gramm legt sie sofort einen Fastentag ein. Ihre berufliche Leistungsfähigkeit war sehr gut, ihre Ehe ist stabil. Sie hat regelmäßig Geschlechtsverkehr, berichtet aber nur über geringe eigene sexuelle Bedürfnisse. Der Menstruationszyklus ist mit einer Dauer von 24 Tagen im unteren Normalbereich. Die gynäkologische Untersuchung ist erneut unauffällig. Bei einer endokrinologischen Untersuchung am 21. Zyklustag finden sich grenzwertig niedrige Konzentrationen von LH und Östradiol, die Konzentration von Progesteron ist niedrig und nicht im Referenzbereich für die Lutealphase. In der Konsiliaruntersuchung durch eine Fachärztin für Psychosomatische Medizin und Psychotherapie ist Gabi leichtgradig traurig verstimmt, ihr Denken ist eingeengt auf die Schwierigkeit, schwanger zu werden, sie berichtet über ausgeprägte Ängste, dick zu werden und ihre körperliche Attraktivität zu verlieren, einen möglichen Zusammenhang zwischen ihren Essgewohnheiten und der Kinderlosigkeit kann sie zunächst nicht herstellen.

Erläuterungen:

Bei Gabi handelt es sich um einen diagnostischen Grenzfall. Das Gewicht wird mit hohem Kontrollaufwand bei einem BMI von 18 im unteren Normalbereich gehalten. Es besteht ein Lutealphasendefekt, der wahrscheinlich als Anpassung an die restriktive Ernährung zu deuten ist, aber noch keine Amenorrhoe. Ähnlich wie bei einer Anorexia nervosa ist die Angst vor Gewichtszunahme ausgeprägt. Es empfiehlt sich eine psychotherapeutische Behandlung, die ähnliche Elemente wie bei einer voll ausgeprägten Anorexia nervosa enthalten sollte. Für die Normalisierung der endokrinen Situation ist es vermutlich erforderlich, dass Gabi einen Gewichtsanstieg in den mittleren Normalbereich zulässt und keine Fastentage mehr einlegt.

1.11 Bulimia nervosa und Zahnprobleme

Jana ist 21 Jahre alt und arbeitet als Floristin in einer Gärtnerei. Sie sucht den ärztlichen Notdienst wegen akuter Zahnschmerzen auf. Eine Verweisung auf den zahnärztlichen Notdienst lehnt sie ab: »Ich habe zu viel Angst und war schon seit Jahren nicht mehr dort.« Bei der Untersuchung finden sich eine normalgewichtige Frau (58 kg bei 1,69 m, BMI 20,3 kg/m^2), beidseits geschwollene Zungengrund- und Ohrspeicheldrüsen. Die meisten Zähne sind kariös verändert. Es besteht ein Abszess im Bereich des Unterkiefers. Zahnschmerzen waren immer wieder aufgetreten und ausschließlich mit frei verkäuflichen Schmerzmitteln behandelt worden. Direkt nach einer Essstörung befragt räumt sie ein, seit vielen Jahren täglich Essanfälle zu haben und zu erbrechen. In der Laboruntersuchung finden sich mittelgradig erhöhte CRP-Werte, eine erhöhte Amylase, ein mit 2,8 mmol/L deutlich erniedrigter Kalium-Wert und mit 470 ms eine grenzwertig hohe QTc-Zeit.

Erläuterungen:

Bei Jana besteht eine problematische Wechselwirkung zwischen einer Bulimia nervosa und einer spezifischen Phobie vor Zahnbehandlung. Dies hat zu einer chronischen Entzündung im Dentalbereich und zu einer ausgeprägten Hypokaliämie geführt. Jana sollte zunächst akut in einem Krankenhaus der höchsten Versorgungsstufe versorgt werden, bis die metabolische Störung und der Abszess ausreichend behandelt sind, dann sollte die Behandlung in einer auf Essstörungen spezialisierten Abteilung weitergeführt werden.

1.12 Anorexia nervosa in der Adoleszenz

Die 15-jährige Stephanie wird von den Eltern beim Hausarzt wegen Gewichtsverlust und auffälligem Essverhalten vorgestellt. Stephanie ist das zweite Kind. Der Vater ist Schreiner, die Mutter Verwaltungsangestellte. Sie hat eine 16-jährige Schwester und einen 12-jährigen Bruder. Das Familienklima ist wohlwollend und unterstützend, es besteht aber eine erhebliche Rivalität zwischen den Schwestern. Stephanie besucht die Realschule, zeigt gute Leistungen und hat befriedigende soziale Kontakte zu Freundinnen. Vor acht Monaten hat sie zusammen mit ihrer »besten Freundin« eine Diät begonnen. Das Ausgangsgewicht beträgt 54 kg bei 1,65 m (BMI 20,0 kg/m^2), jetzt wiegt sie 45 kg (BMI 16,5 kg/m^2). Die Freundin beendete die Diät nach zwei Monaten, begann wieder zuzunehmen und hat jetzt wieder ihr Ausgangsgewicht. Stephanie berichtet: »Ich habe mich zu dick gefühlt und wollte 4 Kilogramm abnehmen. Nachdem ich dieses Ziel erreicht hatte, hatte ich Angst, wieder zuzunehmen und habe die Diät beibehalten. Ich traue mich nicht mehr aufzuhören.« Anfänglich hatte Stephanie von Schulkameradinnen und ihren Eltern Anerkennung für ihre Selbstdisziplin bekommen. Seit den letzten Wochen herrscht in der Familie Besorgnis und es gibt Auseinandersetzungen bei den gemeinsamen Mahlzeiten. Die Eltern wünschen sich, dass Stephanie wieder zu ihrem normalen Essverhalten zurückkehrt. Stephanie hält aber ängstlich an ihrer Diät fest. Im psychischen Befund ergibt sich kein Hinweis auf weitere Erkrankungen. Sie verneint Essanfälle, Erbrechen, den Gebrauch von Abführmitteln und Substanzmissbrauch. Die Gewichtsreduktion erreichte sie durch gezügeltes Essverhalten und Weglassen hochkalorischer Nahrungsmittel. Bei der körperlichen Untersuchung findet sich eine jünger wirkende adoleszente Frau mit leichtgradigem Untergewicht bei einer ansonsten altersentsprechenden Entwicklung. Der Blutdruck ist bei 90/50 mmHg. Das EKG ist unauffällig. Im Urin finden sich Ketonkörper. Ansonsten ist das Routinelabor im Normbereich. Die Menarche war im Alter von 13 Jahren aufgetreten. Die letzte Regelblutung war vor sechs Monaten. In der körperlichen Untersuchung und im Routinelabor finden sich außer dem leichtgradigen Untergewicht keine weiteren Auffälligkeiten.

Erläuterungen:

Stephanie befindet sich in einer Altersgruppe, in der Anorexia nervosa häufig auftritt. Eine Diät ist ein typischer Ausgangspunkt. Das Diätverhalten wird zunächst von der Umgebung operant verstärkt. Die Angst vor einer erneuten Gewichtszunahme führt zur ängstlichen Vermeidung der Wiederaufnahme des normalen Essverhaltens. Die Mehrzahl der Erkrankungsfälle findet vor einem unauffälligen persönlichen und familiären Hintergrund statt. Stephanie hat bei einer ambulanten Behandlung eine gute Prognose.

1.13 Anorexia nervosa bei einer Leistungssportlerin

Die 19-jährige Ute stellt sich in der Poliklinik einer Universität vor, nachdem es mit ihrem Trainer wegen nachlassender Leistung eine heftige Auseinandersetzung gab. Sie betreibt seit dem 12. Lebensjahr Kunstschwimmen. Die ersten Schwierigkeiten traten bereits vor zwei Jahren auf, damals begann Ute, an Gewicht zuzunehmen. Ihr Trainer befürchtete, dass sie den Anforderungen nicht mehr entsprechen würde und kritisierte sie vor dem Team. Ute fühlte sich extrem beschämt und begann zu fasten. Ihr Ausgangsgewicht betrug damals 52 kg bei 1,60 m (BMI 20,3 kg/m^2). Die Gewichtsreduktion ging schnell voran, so dass sie bereits drei Monate später ein Gewicht von 44 kg (BMI 17,2 kg/m^2) erreichte. Um das niedrige Gewicht zu halten, verordnete sie sich eine strenge Diät mit 1.500 Kcal. Fettreiche Nahrungsmittel und Fleisch vermied sie völlig. Erlaubte Nahrungsmittel waren Magerjoghurt, Haferflocken, Nudeln, Reis, Gemüse und Obst.

Sie wurde regelmäßig im Training und vor den Wettkämpfen gewogen. Das Gewicht blieb über längere Zeit stabil. Seit etwa sechs Monaten fällt es ihr zunehmend schwerer, die Kaloriengrenze einzuhalten und sie fängt an, vor den Wettkämpfen zu erbrechen, um sicherzustellen, dass sie die leichteste Schwimmerin im Team bleibt. Dies führt aber auch zu einem kontinuierlichen Nachlassen ihrer Ausdauer, so dass sie sich jetzt deswegen der Kritik ihres Trainers ausgesetzt sieht. Ute hat das Abitur abgeschlossen und will Medizin studieren. Sie ist die älteste von zwei Mädchen. Der Vater ist Manager in einem Großunternehmen. Die Mutter war Krankenschwester. Seit der Geburt der Töchter widmet sie sich der Kindererziehung und der sportlichen Karriere der Töchter. Die Kinder werden vor allem für ihre guten Leistungen belohnt. Das familiäre Klima ist einerseits großzügig und unterstützend, andererseits durch sehr temperamentvoll ausgetragene Konflikte zwischen den Eltern gekennzeichnet. Bei der Untersuchung findet sich ein leichtgradiges Untergewicht. Im EKG besteht eine Bradykardie mit 48/min, der Blutdruck ist bei 80/50 mmHg. Im Urin finden sich Ketonkörper, im Serum eine grenzwertig niedrige Konzentration von Kalium. Die Menarche ist bei Ute im 12. Lebensjahr eingetreten. Sie hatte aber stets weniger als sechs Blutungen pro Jahr und seit zwei Jahren keine Regelblutung mehr. Im psychischen Befund ist Ute freundlich, leichtgradig stimmungslabil mit kurzzeitigen traurigen Zuständen, gesprächig und berichtet subjektiv über Konzentrationsstörungen. Es gibt keine Hinweise für eine weitere psychische Störung. Sie verneint Heißhungeranfälle und Substanzmissbrauch.

Erläuterungen:

Die Essstörung bei Ute entstand in Zusammenhang mit engen, bei Leistungssportlerinnen vorgegebenen Gewichtsgrenzen und einem problematischen Umgang mit der Emotion Scham. Gewichtszunahme wird durch nachlassende Leistungsfähigkeit und negative Aufmerksamkeit bestraft. Übertriebene Diät führt ebenfalls zu nachlassender Leistung. Hoher persönlicher und familiärer Ehrgeiz ist charakteristisch. Bei Ute ist zunächst ein ambulanter Therapieversuch angezeigt. Kriterien für einen positiven ambulanten Verlauf sind: Aufgabe des Kalorienlimits, Steigerung der Nahrungszufuhr auf die ihrer sportlichen Aktivität angemessenen 2.500 Kcal, Aufgabe des Erbrechens und Gewichtsnormalisierung. Bei Nicht-Erreichen dieser Ziele innerhalb eines Jahres sollte eine stationäre Behandlung erfolgen.

1.14 Anorexia nervosa und Depression

Die 28-jährige Yasmin ist Kind türkischer Eltern, die 1965 nach Deutschland gekommen sind. Sie stellt sich beim Psychiater und Psychotherapeuten wegen depressiver Symptome vor und berichtet über eine seit sechs Monaten bestehende durchgehende schwere Verstimmung und Interesselosigkeit. Sie schläft erst gegen Mitternacht ein und liegt ab 3 Uhr wach im Bett, ist den ganzen Tag müde, kann sich nicht mehr konzentrieren und bewältigt ihre Arbeit als Lehrerin nicht mehr. Sie grübelt über ihr Versagen und »wäre am liebsten tot«. Yasmin berichtet über ein seit dem 20. Lebensjahr bestehendes Untergewicht. Die Gewichtsreduktion begann, während des Lehramtsstudiums. Sie nahm von 58 kg bei 1,70 m (BMI 20,0 kg/m^2) auf 46 kg (BMI 15,9 kg/m^2) ab. Seitdem schwankt das Gewicht zwischen 46 kg und 51 kg. Fast kontinuierlich besteht eine Amenorrhoe. Yasmin ist trotz des Untergewichts beruflich gut leistungsfähig. Während sie in der Schulzeit viele Bekannte hatte, ist jetzt ihr Bedürfnis nach sozialen Kontakten gering. Sie verbringt die Abende mit Essensritualen und Lesen. Die Familie ist stolz auf den beruflichen Erfolg der Tochter, aber unglücklich über ihre Weigerung zu heiraten. Den Wunsch ihrer Eltern, sich in Behandlung zu begeben, weist sie mit Hinweis auf ihre Leistungsfähigkeit stets zurück. Bei der körperlichen Untersuchung findet sich eine deutlich krank und älter wirkende Frau mit mittelgradigem Untergewicht. Das EKG zeigt eine Bradykardie. Im Urin finden sich Ketonkörper. Im Blutbild besteht eine leichtgradige Anämie mit einem Hb von 8,7 g/dl und eine leichtgradige Hypokaliämie sowie eine erniedrigte Konzentration von Trijodthyronin. Im psychischen Befund ist Yasmin zurückhaltend, depressiv, eingeschränkt schwingungsfähig, im Denken auf nahrungsbezogene und Versagensgedanken eingeengt, deutlich konzentrationsgemindert, es bestehen passive Todeswünsche, ein deutliches Krankheitsgefühl, aber nur beschränkte Krankheitseinsicht bezüglich der Anorexia nervosa. Sie verneint Heißhungeranfälle und Erbrechen, benutzt allerdings regelmäßig Abführmittel. Im Vordergrund der Essstörung steht ein gezügeltes Essverhalten.

Erläuterungen:

Yasmin stellt sich wegen ihrer depressiven Symptomatik vor. Ihre langjährige Anorexia nervosa erlebt sie subjektiv nicht als behindernd, aus ihrer Sicht überwiegen die Vorteile der daraus resultierenden Emotionsvermeidung und Konfliktvermeidung. In den langen Jahren ihrer Erkrankung hat sie ihr Leben auf die Essstörung eingerichtet. Ihr ritualisiertes Essverhalten wird dadurch negativ verstärkt, dass sie Alleinsein besser ertragen kann. Weiterhin vermeidet sie eine Auseinandersetzung mit den unterschiedlichen Vorstellungen ihrer Herkunftsfamilie und ihrer gegenwärtigen Umgebung. Yasmin hat mit ausschließlich ambulanter Therapie zum jetzigen Zeitpunkt keine gute Behandlungsprognose. Ihre Essstörung in Kombination mit den langen Jahren der Erkrankung sozialen Defiziten und der zusätzlichen depressiven Symptomatik macht zunächst eine intensivierte stationäre Behandlung und anschließend eine ambulante Nachbetreuung notwendig.

1.15 Anorexia nervosa und histrionische Persönlichkeitsstörung

Charlotte ist 22 Jahre alt und sucht eine niedergelassene Psychotherapeutin auf, die ihr von ihrer besten Freundin empfohlen wurde. Sie klagt über ständige schlechte Erfahrungen mit Männern, ein Problem mit dem Essverhalten erwähnt sie zunächst nicht. Charlotte ist Einzelkind. Die Mutter ist Verkäuferin in einem Bekleidungsgeschäft, der Vater Beamter im gehobenen Dienst. Sie ist in einer Großstadt aufgewachsen, hat die Realschule besucht und eine Lehre als Arzthelferin abgeschlossen. Sie berichtet: »Im 15. Lebensjahr ist mir klar geworden, dass eine Frau nur Erfolg hat, wenn sie ganz toll aussieht.« Seitdem beschäftigt sie sich neben Schule und Beruf intensiv mit Kleidung, Kosmetik und der eigenen Figur. Sie probiert alle in Modezeitschriften enthaltenen Diäten aus und hat ein Gewicht von 50 kg bei 1,74 m (BMI 16,5 kg/m^2). Das Gewicht findet sie gerade richtig. Etwa einmal pro Monat treten Essanfälle mit Erbrechen auf. Sie legt Wert darauf, stets einen gutaussehenden Freund zu haben, die Beziehungen enden aber schnell mit Enttäuschungen. Sexualität erlebt sie als Anerkennung, aber gleichzeitig als unbefriedigend. Sie besucht häufig Partys und versucht, als Fotomodell ins Geschäft zu kommen. Im körperlichen Befund findet sich ein leichtgradiges Untergewicht. Alle anderen Befunde sind unauffällig. Im psychischen Befund ist die Patientin freundlich, um einen guten Eindruck bemüht, mit rasch wechselndem affektivem Ausdruck, sehr gesprächig, im Denken eingeengt. Es bestehen einige überwertige Ideen, subjektiv Konzentrationsstörungen, leichtgradige Einschränkung der Impulskontrolle, Krankheitsgefühl ohne spezifische Krankheitseinsicht. Sie berichtet über gelegentlichen Gebrauch von Methylamphetamin und Alkohol und raucht ein bis zwei Packungen Zigaretten pro Tag.

Erläuterungen:

Ein wesentlicher Ausgangspunkt der Anorexia nervosa bei Charlotte ist eine Wechselwirkung zwischen dem gängigen Schönheitsideal und einem intensiven Streben nach Aufmerksamkeit und Bewunderung. Das restriktive Essverhalten wird durch soziale Anerkennung kontinuierlich verstärkt. Der körperliche Zustand ist nicht akut bedrohlich, so dass eine ambulante Behandlung möglich ist. Die Behandlungsprognose hängt neben der Ernährungsrehabilitation davon ab, wie gut es Charlotte gelingt auch in anderen Wertebereichen Aktivitäten aufzubauen. Diagnostisch besteht neben der Anorexia nervosa eine histrionische Persönlichkeitsstörung.

1.16 Anorexia nervosa und asketische Ideale

Die 25-jährige Rachel wird von ihrem niedergelassenen Facharzt für Psychiatrie und Psychotherapie in eine universitäre Spezialabteilung wegen einer Essstörung eingewiesen. Rachel ist das dritte von fünf Kindern. Sie wuchs in einer kleinstädtischen Umgebung auf. Der Vater ist Religionslehrer, die Mutter Hausfrau. Strenge religiöse Überzeugungen sind in der Familie von großer Bedeutung. Im Alter von 14 Jahren wurde sie von ihrem Vater dabei ertappt, wie sie aus dem Küchenschrank einen Keks nahm, der nach den Familienregeln bestimmten Feiertagen vorbehalten war. Der Vater übte heftige Kritik an ihr, er etikettierte das Verhalten als sündhaft, verwerflich und disziplinlos und bestrafte sie mit Hausarrest. Rachel berichtet: »Ich schwor mir, nie wieder die Kontrolle über mein Essverhalten zu verlieren.« Seit diesem Zeitpunkt orientiert sie sich vollkommen an den Familienregeln. Sie übernimmt beispielsweise die Gewohnheit des Vaters, bei belegten Broten den überstehenden Käserand abzuschneiden und für die nächste Mahlzeit zurückzulegen. Die Nahrungsmenge hält sie noch unter der von der Familie gesetzten Grenze. Sie isst Nahrung, die ihr nicht schmeckt, um sich besser einschränken zu können. Auf Schulausflügen kaufte sie niemals Nahrung oder Getränke. Asketische Prinzipien werden von ihr auch auf alle anderen Lebensbereiche angewendet: Sie schreibt besonders klein, um wenig Papier zu verbrauchen, trägt nur alte Kleider, verwendet keinerlei Kosmetikartikel, geht nie ins Kino, leiht Zeitschriften und Bücher möglichst nur aus. Nach dem Abitur trat sie als Novizin in ein Kloster ein und begann ein Sozialpädagogikstudium. Im Kloster fiel sie durch ihre ausgeprägte Askese auf, ihre Äbtissin empfahl ihr zu pausieren und sich wegen der Essstörung behandeln zu lassen. Bei der körperlichen Untersuchung findet sich eine verhärmt wirkende junge Frau, mittelgradiges Untergewicht (39 kg bei 1,58 m, BMI 15,6 kg/m^2). Der Blutdruck ist 80/50 mmHg. Im EKG besteht eine Bradykardie. Im Urin finden sich Ketonkörper, im Blutbild eine hypochrome Anämie. Sie verneint Heißhungeranfälle und Substanzmissbrauch. Im psychischen Befund ist die Patientin zurückhaltend, in der Stimmung ängstlich und leichtgradig unsicher, im Denken einige überwertige Ideen, Krankheitsgefühl, partielle Krankheitseinsicht.

Erläuterungen:

Die Entstehung der Essstörung bei Rachel steht in engem Zusammenhang mit hochgespannten asketischen Idealen, die von der Familie und der religiösen Umgebung über lange Zeit gefördert wurden. Rachel ist in keiner Weise durch kulturell vorgegebene Schönheitsideale motiviert. Das Überschreiten asketischer Ideale bereitet ihr große Angst. Die Angst vor einer Gewichtszunahme oder davor »zu fett sein« besteht nicht per se, sondern unter dem Aspekt, dass dies nur über eine Verletzung der Askese erreichbar wäre. Die diagnostische Zuordnung der Erkrankung von Rachel zur Anorexia nervosa ist unter Experten umstritten, da das Kriterium der Gewichtsphobie nicht erfüllt ist.

1.17 Bulimia nervosa

Die 23-jährige Paula sucht wegen ihrer Essanfälle einen niedergelassenen Psychotherapeuten auf. Paula ist Einzelkind und in einem Vorort einer Großstadt in wohlsituierten Verhältnissen aufgewachsen. Der Vater ist leitender Mitarbeiter einer mittelständischen Firma, die Mutter Sachbearbeiterin. Das Familienklima ist liebevoll, es fällt Paula aber schwer, Problemsituationen mit ihren Eltern offen zu thematisieren, auch glaubt sie, ihre Eltern nur durch hohe Leistungen beeindrucken zu können. Nach dem Abitur begann Paula ein Betriebswirtschaftsstudium. Sie vergleicht sich häufig mit ihren Studienkolleginnen und findet, dass sie mit ihrem Gewicht von 63 kg bei 1,66 m (BMI 23,0 kg/m^2) eher zu den »Dicken« gehört. Sie führte deshalb wiederholt Diäten durch, die sie aus Frauenzeitschriften entnimmt. Der Gewichtsverlust liegt jeweils im Bereich von 3 bis 5 kg. Nach den Diäten nimmt sie rasch wieder auf das Ausgangsgewicht zu. Die Vorbereitung der Zwischenprüfung erzeugt bei Paula über Wochen erhebliche Anspannung. In dieser Situation kommt es bei einem Besuch zuhause zu einem ersten Essanfall. Im Rahmen einer Familienfeier überisst sie sich und muss spontan erbrechen. Anschließend fühlt sie sich erleichtert und entspannt, sie bewertet es als vorteilhaft, das Essen losgeworden zu sein. Nach einem weiteren Essanfall eine Woche später löst sie Erbrechen aus, indem sie »den Finger in den Hals steckt«. Wieder trat ein Gefühl von Erleichterung auf und Paula begann, regelmäßig Erbrechen auszulösen. Sie sagt sich, »gelegentliches Erbrechen ist nicht so schlimm, ich brauche dann nicht so viel über mein Gewicht nachzudenken und fühle mich bei Feiern entspannter.«. Im Verlauf des nächsten Jahres nehmen die Essanfälle und Erbrechen kontinuierlich zu. Das Gewicht stagniert bei 61 kg. Es kommt zu Gedankenkreisen um Essen. Nach der Lektüre eines Zeitschriftenartikels über Bulimie entscheidet sie sich, einen Psychotherapeuten aufzusuchen. Bei der Erstuntersuchung findet sich Normalgewicht, es besteht eine Schwellung der Ohrspeicheldrüsen, die sonstige körperliche Untersuchung und das EKG sind unauffällig, im Labor findet sich eine grenzwertige Erhöhung der Amylase. Im psychischen Befund ist die Patientin freundlich und aufmerksam, in Stimmung und Affekt ist sie beschämt und über ihre Gesundheit und Leistungsfähigkeit besorgt, im Denken ist sie leichtgradig eingeengt, subjektiv konzentrationsgemindert, Störung der Impulskontrolle mit Essanfällen, ausreichende Krankheitseinsicht. Kein Anhalt für weitere psychische Störungen.

Erläuterungen:

In der Altersgruppe von Paula ist Bulimia nervosa häufig. Die charakteristische Ausgangssituation ist das Zusammentreffen von Diät und emotionaler Anspannung. Das bulimische Verhalten wird durch die rasch eintretende Spannungsreduktion und die durch Erbrechen erzielbare Gewichtskontrolle operant verstärkt. Die Mehrzahl der Erkrankungen findet vor einem unauffälligen persönlichen und familiären Hintergrund statt. Paula hat bei ambulanter Behandlung eine gute Prognose.

1.18 Subklinische Anorexia nervosa bei einem Mann

Der 20-jährige Peter wird von einer internistischen Abteilung wegen einer Hypokaliämie in Zusammenhang mit einer Essstörung in eine psychiatrische Klinik verlegt. Er ist das zweite Kind aus einer Arbeiterfamilie. Er hat einen zwei Jahre älteren Bruder. Der Vater verließ die Familie im 12. Lebensjahr des Patienten. Peter besuchte das Gymnasium, er war ein guter Schüler und ein guter Sportler. Insbesondere seine Fähigkeiten beim Klettern brachten ihm große Anerkennung bei seinen Schulkameraden ein. Frauen gegenüber ist er schüchtern, eine Freundin hat er bisher nicht gefunden. Nach dem Abitur beginnt er ein Praktikum in einem Sporthaus, wo er auch als Fotomodell für Sportartikel arbeitet. Um seine körperliche Leistungsfähigkeit zu erhalten, achtet er auf seine Ernährung, die sich überwiegend aus Kohlenhydraten zusammensetzt. Vor einem Freeclimbing-Wettbewerb macht er über eine Woche »Heilfasten«, um ein optimales Gewicht zu erreichen. Er verliert 6 kg Gewicht. In dem Wettbewerb schneidet er schlecht ab, da er Muskelkraft und Ausdauer verloren hat. Auch kann er in der Folgezeit sein Essverhalten nur noch schwer steuern. Es treten Heißhungeranfälle auf, die er als sehr bedrohlich erlebt, und beginnt nach dem Essen zu erbrechen. In der Vorbereitungsphase für einen neuerlichen Wettbewerb erbricht er mehrmals täglich. Einen Tag vor dem Wettkampf wird er wegen Kreislaufstörungen mit niedrigem Blutdruck ins Krankenhaus eingeliefert. Dort wird eine ausgeprägte Hypokaliämie und EKG-Veränderungen festgestellt. Bei der körperlichen Untersuchung findet sich mit 58 kg bei 1,80 m (BMI 17,9 kg/m^2) ein grenzwertig niedriges Gewicht. Im EKG besteht eine Bradykardie. Der Blutdruck ist bei 110/70 mmHg. Im psychischen Befund ist er verschlossen und schwer zugänglich, in der Stimmung beschämt und niedergeschlagen, im Denken eingeengt, konzentrationsgemindert, Störung der Impulskontrolle mit Essanfällen, Krankheitsgefühl und intellektuelle Krankheitseinsicht.

Erläuterungen:

Sportarten, bei denen geringes Gewicht einen Leistungsvorteil darstellt, sind auch bei Männern Risikofaktoren für die Entwicklung einer Essstörung. Ein zusätzlicher Faktor bei Peter sind seine Kontaktschwierigkeiten zu Frauen. Seine sportlichen Leistungen stellen eine wichtige kompensatorische Strategie dar. Seine berufliche Zukunft ist eng mit seinem sportlichen Erfolg verknüpft. Aufgrund der körperlichen Komplikationen benötigt Peter eine stationäre Behandlung. Die Behandlungsprognose von Peter hängt wesentlich von seiner Bereitschaft ab, sein Essverhalten gegebenenfalls auch zu Ungunsten seiner sportlichen Leistung zu normalisieren. Weiterhin benötigt er zusätzliche Strategien zur Kontaktgestaltung und zu Aktivitäten in anderen Wertebereichen.

1.19 Bulimia nervosa und vermeidende Persönlichkeitsstörung

Die 25-jährige Leonie stellt sich auf Drängen ihrer Eltern wegen ihrer Essstörung in einer universitären Spezialstation vor. Sie ist die älteste von zwei Töchtern. Der Vater ist Ingenieur, die Mutter ist Vorstandssekretärin. Das Familienklima ist wohlwollend bis ängstlich-überbehütend. Die Mutter ist sehr kulturell interessiert und bedauert es ständig, dass sie keinen Beruf in diesem Bereich ergriffen hat. Leonie absolvierte das Abitur und begann ein Studium der Theaterwissenschaften. Das Studium findet sie faszinierend. Allerdings wird sie durch ihre seit der Kindheit bestehende Schüchternheit, Gehemmtheit, Angst vor Kritik und Angst vor öffentlicher Beachtung erheblich behindert, so dass sie ständig überlegt, das Studium abzubrechen. Sie achtet sehr auf ihr Äußeres, kleidet sich gut, schminkt sich perfekt und hält regelmäßig Diät. Sie ist der Überzeugung, man könne ihr »jedes Gramm ansehen«. Nach dem Auszug in eine Wohngemeinschaft beginnen Essanfälle, die sie durch mehrstündiges Training im Fitness-Studio oder durch Erbrechen ausgleicht. Bei einem der regelmäßigen Besuche zuhause bemerkt die Mutter einen Essanfall mit anschließendem Erbrechen, spricht sie darauf an und drängt sie zu einer Therapie. Im psychischen Befund ist Leonie zunächst zurückhaltend, dann freundlich kooperativ, in Stimmung und Affekt leichtgradig ängstlich, Störung der Impulskontrolle mit Essanfällen. Bei der körperlichen Untersuchung findet sich ein Normalgewicht mit 59 kg bei 1,69 m (BMI 20,6 kg/m^2). Es besteht eine leichte Schwellung der Ohrspeicheldrüsen und Zungengrundspeicheldrüsen. EKG und Routinelabor sind unauffällig.

Erläuterungen:

Die Essstörung bei Leonie steht in enger Wechselwirkung mit ihren Defiziten im Bereich der sozialen Kompetenz und Emotionsregulation. Neben der Ernährungsrehabilitation ist deshalb ein Aufbau von sozialen Fertigkeiten zentrales Therapieelement. Die Prognose ist unter diesen Umständen günstig. Die Behandlung kann ambulant erfolgen. Der Vorteil der stationären Behandlung besteht in den gruppentherapeutischen Angeboten, von denen Patientinnen mit selbstunsicheren Verhaltensweisen besonders profitieren.

2 Rationale für den Ansatzpunkt Emotionsregulation in der Therapie der Essstörung

Das Rational der Therapie ergibt sich aus der Wechselwirkung zwischen Essverhalten und Emotionsregulation sowie der zentralen Rolle einer gestörten Emotionsregulation für die Aufrechterhaltung der Essstörung. Besonders bedeutsam ist deshalb das Therapieelement Emotionsmanagement. Die hier vermittelten günstigen Strategien im Umgang mit Emotionen sind geeignet, selbstschädigende Strategien der Emotionsregulation, die sich aus der Essstörung ergeben, abzulösen und zu ersetzen. Stresstoleranz und Achtsamkeitsstrategien können die Handlungskontrolle im Bereich des Essverhaltens erhöhen und den Einfluss von Störfaktoren aus der Umwelt reduzieren. Akzeptanzstrategien helfen, den Kampf gegen den eigenen Körper zu beenden, und stellen die Grundlage für einen fürsorglichen Umgang mit den eigenen Besonderheiten von Gewicht und Aussehen dar. Das Modul »Gesundes Essverhalten« beschäftigt sich aus der entgegengesetzten Richtung mit der Wechselwirkung zwischen Essverhalten und Emotionen. Hier wird angestrebt, durch ein achtsames, strukturiertes und kalorisch angemessenes Essverhalten die gesundheitliche und emotionale Situation zu stabilisieren.

2.1 Emotionsregulation und Essstörung: empirische Befunde

Empirische Studien zeigen eine hohe Assoziation zwischen Essstörungen und Problemen der Emotionsregulation. Dies betrifft möglicherweise insbesondere die Cluster von Patientinnen mit erhöhtem internalisierendem oder externalisierendem Verhalten und weniger das Cluster mit hohem Funktionsniveau (Hopwood et al., 2010). Eine Metaanalyse zeigt eine Beziehung zwischen auf der einen Seite fehlendem Bewusstsein und Klarheit über Emotionen, Akzeptanz von Emotionen, Fertigkeiten im Bereich Neubewertung und Problemlösungen, Emotionsvermeidung, Emotionsunterdrückung und Grübeln und auf der anderen Seite bei allen Subtypen von Essstörungen (Prefit et al., 2019).

Patientinnen mit einer Essstörung zeigen eine erhöhte Komorbidität mit anderen Achse-I- und Achse-II-Störungen, insbesondere mit psychischen Störungen, bei denen eine gestörte Emotionsregulation im Vordergrund steht. Bis zu 90 % aller Patientinnen mit einer Essstörung haben die Lebenszeitdiagnose einer depressiven Störung, bis zu 60 % die einer Angststörung (Aspen et al., 2014; Blinder et al., 2006; Hudson et al., 2007; Solmi et al., 2014). Auch adoleszente Frauen mit einer subklinischen Essstörung zeigen eine erhöhte Komorbidität mit depressiven Störungen und Angststörungen (Swanson et al., 2011; Touchette et al., 2011). Angst und Depression können der Essstörung vorangehen, bestehen aber am häufigsten gleichzeitig mit der Essstörung. Longitudinale Studien mit adoleszenten Frauen sprechen für eine reziproke Bedingtheit von Depression und Auffälligkeiten des Essverhaltens (Presnell et al., 2009). Bis zu 60 % aller Patientinnen mit Essstörungen leiden an einer Persönlichkeitsstörung (Cassin & von Ranson, 2005), umgekehrt leiden mehr als 50 % aller Patientinnen mit einer Borderline-Persönlichkeitsstörung und etwa 17 % aller Patientinnen mit anderen Persönlichkeitsstörungen an einer Essstörung (Reas et al., 2013; Zanarini et al., 2010).

Alexithymie beschreibt die Unfähigkeit, Emotionen zu identifizieren und auszudrücken, sowie die Unfähigkeit, zwischen emotionalen und körperlichen Zuständen angemessen zu diskriminieren. Patientinnen mit allen Subtypen einer Essstörung haben erhöhte Punktwerte in der Selbsteinschätzung des Ausmaßes von Alexithymie (Schmidt et al., 1993). Auch in der Allgemeinbevölkerung findet sich bei Adoleszenten ein Zusammenhang zwischen Alexithymie und Essstörungssymptomen (Karukivi et al., 2010; Shank et al., 2019). Alexithymie ist ein negativer Prädiktor für den Verlauf einer Essstörung (Speranza et al., 2007). Das Ausmaß von Alexithymie erklärt einen hohen Anteil der Varianz der Schwierigkeiten in der Emotionserkennung bei Patientinnen mit Essstörung (Brewer et al., 2015).

Experimentelle Studien und Studien, die auf Selbstbewertung beruhen, zeigen, dass die Emotionsverarbeitung und -regulation bei Anorexia nervosa sowohl auf der Ebene der Erkennung und Reaktion auf soziale und emotionale Stimuli wie auf den Ebenen der zentralen Verarbeitung und der kontextsensitiven Regulation gestört sind (Adenzato et al., 2012; Oldershaw et al., 2011; Oldershaw et al., 2015). Patientinnen mit Anorexia nervosa vom restriktiven Typ sind weniger sensitiv gegenüber Belohnung, alle anderen Subgruppen mit einer Essstörung sensitiver als gesunde Vergleichspersonen. Die Empfindlichkeit gegenüber Bestrafung ist bei allen Patientinnen mit einer Essstörung erhöht (Harrison et al., 2010a). Die Anteile richtig erkannter Emotionen im »Reading the Mind in the Eyes«-Test sind auch bei Patientinnen mit einer remittierten Anorexia nervosa vermindert. Patientinnen mit Anorexia nervosa und Bulimia nervosa sowie Frauen mit restriktivem Essverhalten zeigen einen Aufmerksamkeitsbias bezüglich sozialer und bedrohlicher Stimuli, der ebenfalls nach Remission der Essstörung persistiert (Harrison et al., 2010b, 2010c; Pringle et al., 2010). Weiterhin bestehen Hinweise, dass die zentrale Verarbeitung von Gesichtern mit emotionalem Ausdruck bei Anorexia nervosa verändert ist (Pollatos et al., 2008). Ebenfalls verändert ist die zentrale Verarbeitung von sozialer Belohnung und Zurückweisung (Via et al., 2015). Die wesentlichen Dimensionen der »Emotion Regulation Scale« (Nichtakzeptanz von negativen Emotionen, Unfähigkeit, bei negativen Emotionen zielorientiert zu handeln, impulsives Verhalten bei negativen Emotionen, fehlende Zugänglichkeit von Emotionsregulationsstrategien und fehlendes Bewusstsein oder Klarheit von Emotionen) korrelieren mit gestörtem Essverhalten und erklären in einem Pfadmodell erhebliche Anteile der Varianz von gestörtem Essverhalten (Selby et al., 2010). Die Erwartung, dass Essen eine emotio-

2 Rationale für den Ansatzpunkt Emotionsregulation in der Therapie der Essstörung

nale Entlastungsmöglichkeit bereitstellt, ist ein wichtiger Prädiktor für gestörtes Essverhalten (Hayaki, 2009).

Auch der Zusammenhang zwischen spezifischen Emotionen und gestörtem Essverhalten wurde untersucht. Von besonderer Bedeutung sind möglicherweise Scham, Ekel und Ärger. Scham ist eine bei Essstörung besonders bedeutsame Emotion (Blythin et al., 2020). Sie ist häufig generalisiert, nicht auf Körper und Essverhalten beschränkt und steht eher in Zusammenhang mit subjektiv wahrgenommener sozialer Isolation (Keith et al. 2009). Scham führt häufig dazu, dass in der Therapie wichtige Informationen zurückgehalten werden (Swan & Andrews, 2003) und erklärt einen großen Teil der Varianz von bulimischem Verhalten nach Kontrolle von anderen Faktoren (Hayaki et al. 2002). Auch in Stichproben aus der Allgemeinbevölkerung ist Scham mit gestörtem Essverhalten assoziiert (Calogero, 2009; Gupta et al., 2008).

Gestörte Ekel-Konditionierungsprozesse spielen möglicherweise eine wichtige Rolle in der Entstehung und Aufrechterhaltung von Essstörungen (Anderson et al., 2021). Es besteht eine erhöhte Sensitivität für Ekel und eine gesteigerte Häufigkeit und Intensität der Emotion (Harvey et al., 2002; Muris et al., 2008). Hohe Intensität von Ekel ist bei Frauen mit gestörtem Essverhalten auch mit einem erhöhten Ausmaß von Suizidfantasien assoziiert (Chu et al., 2015). Patientinnen mit einer Essstörung geben gesteigertes Erleben von Ärger und Feindseligkeit an. Dabei tendieren Patientinnen mit Anorexia nervosa eher dazu, Ärger zu unterdrücken, während Patientinnen mit Bulimia nervosa und Binge-Eating-Störung eher auch mit dem Ärger handeln (Truglia et al., 2006).

Vermeidung von positiven und negativen Emotionen, negative Überzeugungen hinsichtlich Emotionen und Vermeidung von Emotionsausdruck sind charakteristisch für Patientinnen mit Anorexia nervosa (Wildes et al., 2010) und auch für Patientinnen mit einer anderen Essstörung. Ein hohes Ausmaß der Emotionsvermeidung bei Therapiebeginn ist mit ungünstigeren Therapieergebnissen verbunden (Oldershaw et al., 2018).

3 Theoretische Grundlagen der Behandlung

Vorbemerkung: Die primären Zielgruppen dieses Abschnitts sind Ärzte und Psychologen, Sozialarbeiter, Pflegepersonal, Ökotrophologen und Diätassistenten, die Patientinnen mit Essstörungen während einer Einzel- oder Gruppentherapie betreuen. Dieser Abschnitt stellt die Grundkonzepte und wesentlichen Techniken dar und gibt zusätzliche Hinweise und Hintergründe zu den Inhalten der Module des Therapieprogramms. Bitte machen Sie sich zuerst mit den Inhalten der Module vertraut.

3.1 Grundhaltung des Therapeuten

Patientinnen mit einer Essstörung zeigen ein breites Spektrum hinsichtlich Krankheitsschwere und Beeinträchtigung der psychosozialen Funktionsfähigkeit, die sich aus den psychischen und körperlichen Symptomen ergibt. Der subjektive Leidensdruck bezüglich der Essstörung kann fehlen, aber auch sehr hoch sein und korreliert nicht immer mit der objektiven Beeinträchtigung. Ausgeprägte Symptome können trotz intensiver Therapie lange bestehen bleiben. Symptome wie niedriges Gewicht, Gewichtsverlust oder Essanfälle und Erbrechen, aber auch assoziierte Symptome wie Suizidalität, Selbstverletzungen, ausgeprägte Heimlichkeit oder Selbstunsicherheit stellen eine Belastung für Therapeuten dar. Akzeptanz dieser Situation ist eine wesentliche Grundlage für eine gute Zusammenarbeit und Veränderung. Fehlende Akzeptanz kann dazu führen, dass die Patientin als unmotiviert, manipulativ oder »spaltend« angesehen wird. Trotz der Akzeptanz der Situation ist es unverzichtbar, die persönliche Verantwortung jeder Patientin zu betonen. Sie hat zwar in der Regel ihre Erkrankung nicht verursacht, aber sie ist diejenige, die Anstrengung, Leidensbereitschaft und Veränderungsbereitschaft in die Behandlung einbringen muss.

Wir gehen davon aus, dass Patientinnen mit Essstörungen ihren Zustand nicht mutwillig herbeiführen und sich im Rahmen ihrer Möglichkeiten bemühen, ihre Lebenssituation zu verbessern. Die für Essstörungen typischen Verhaltensweisen können als Überlebensstrategien in einer aus Sicht der Patientinnen überwältigenden Situation verstanden werden. Die typische Lageorientierung dieser Patientinnen darf nicht als fehlender Wunsch nach einem besseren Leben (fehlende Motivation) missverstanden werden: Sie wollen eine Veränderung, haben aber ein nicht funktionierendes Veränderungskonzept und sind häufig verzweifelt wegen des Scheiterns bisheriger Selbsthilfeversuche oder Therapien.

Die Behandlung von Patientinnen mit Essstörungen stützt sich auf eine Vielzahl von gut bewährten und wissenschaftlich abgesicherten Interventionen der ersten, zweiten und dritten Welle der Verhaltenstherapie: Informationsvermittlung, Tagebuchtechniken, Kettenanalysen, Verhaltensanalysen, Selbstverpflichtungs- und Selbstinstruktionstechniken, Emotionsmanagement, Training von Achtsamkeit, Training von Stresstoleranz-Fertigkeiten, Problemlösetechniken und Training interpersoneller Fertigkeiten. Ein »lineares« Veränderungskonzept, das den gesamten gegenwärtigen Zustand als dysfunktional beschreibt und die rasche Aufgabe bisheriger zentraler Überzeugungen der Patientinnen sowie die kontinuierliche Übernahme vorgegebener Verhaltensweisen fordert, stößt bei den Betroffenen häufig auf geringe Akzeptanz. Es wird als unrealistisch und unangemessen bewertet und führt zu Therapieabbrüchen durch die Patientin oder Kündigung der Zusammenarbeit von Seiten der Therapeuten. Wir vertreten deshalb ein Konzept nicht-linearer Veränderung im Therapieprozess im Sinne eines dialektischen Prozesses von These, Antithese und Synthese. In diesem Zusammenhang steht auch das Konzept der Validierung, das die Sinnhaftigkeit der Verhaltensweisen der Patientinnen in ihrem subjektiven Lebenskontext betont. Achtsamkeits- und Akzeptanzstrategien sollen die Patientinnen unterstützen, ein neues Modell ihres seelischen Lebens zu entwickeln, das den Umgang mit als störend empfundenen Gedanken und Gefühlen verbessert.

Die Behandlung erfolgt modular und durch Prinzipien geleitet. Der Therapeut verfügt über psychoedukatives Wissen, das er an die Patientin weitergibt, sowie über Fertigkeiten, in denen er die Patientin anleitet. Für die Einzel- und die Gruppentherapie besitzt der Therapeut ein Repertoire geeigneter Behandlungstechniken, aus dem er auf die individuelle Situation der Patientin und der Gruppe abgestimmt diejenigen auswählt, die aktuell vordringlich und am besten geeignet sind, einen kontinuierlichen Veränderungsprozess anzuregen.

3.2 Gestaltung der Rahmenbedingungen der Therapie

3.2.1 Entscheidung der Patientin über Therapie und Therapieziele

Patientinnen mit einer Essstörung kommen unter sehr heterogenen Bedingungen erstmals in Kontakt mit einem psychotherapeutischen Behandlungsangebot: Sie werden beispielsweise wegen Untergewicht von einem Psychiater im Rahmen eines psychiatrischen Konsils untersucht, sie werden wegen eines Suizidversuchs nach dem Unterbringungsgesetz oder Psychisch-Kranken-Gesetz gegen ihren Willen auf eine geschlossene Station eingewiesen, sie werden von besorgten Freunden oder Angehörigen einem Allgemeinarzt, Psychotherapeuten oder Psychiater vorgestellt, sie suchen aus eigenem Antrieb einen Psychotherapeuten auf oder sie informieren sich selbst in Medien (Internet, Zeitschriften, Bücher, Fernsehen, Radio) über die Erkrankung und suchen ein spezialisiertes Behandlungsangebot auf. Hieraus ergibt sich ein sehr unterschiedlicher Grad an Vorinformationen und eine sehr unterschiedliche Bereitschaft, in einer Therapie mitzuarbeiten. Die Aufgabe des erstbehandelnden Arztes oder Psychologen ist es zunächst – wenn vorhanden –, eine akute Gefährdung abzuwenden, anschließend erfolgen Diagnostik und Informationsvermittlung. Die Behandlungsaussichten sind am besten, wenn die Patientin sich aufgrund einer eigenen informierten Entscheidung in Behandlung begibt und eine angemessene Vorstellung davon hat, wie die Therapie für sie aussehen könnte. Die Therapieziele der Patientin können zunächst sehr heterogen sein. Das Spektrum reicht von einer umfassenden Behandlung zu einer zunächst nur auf einzelne Symptome beschränkten Therapie. Die Aufgabe des Therapeuten ist es, die Wünsche und Erwartungen der Patientin genau zu prüfen, mit ihr durchzugehen und sie darüber aufzuklären, was unter den gegebenen Umständen möglich erscheint und was nicht. Übereilte Anwendung von Zwangsmaßnahmen bei Patientinnen, bei denen zwar mittelfristig eine ernsthafte gesundheitliche Gefährdung, aber keine unmittelbare Gefahr besteht, birgt das Risiko negativer Auswirkungen, da die betroffenen Patientinnen dies als Vertrauensbruch bewerten und in der Folge das Gesundheitssystem meiden. Wiederholte Angebote, Informationsvermittlung und Akzeptanz des vorhandenen Restrisikos sind in dieser Situation vorzuziehen. Eine Essstörung ist häufig eine chronisch verlaufende Erkrankung, ähnlich wie Diabetes mellitus. Eine stabile, vertrauensvolle Anbindung der Patientin an das Gesundheitssystem ist wesentlich wichtiger als kurzfristige Erfolge. Nicht jede Lebensphase der Patientin ist gleich gut geeignet für einen Veränderungsprozess. Wenn sich gerade die äußeren Lebensumstände dramatisch ändern (Umzug, Scheidung, Arbeitsplatzwechsel, Schulwechsel, Geburt eines Kindes), sind Veränderungen schwer. Es ist günstig, während stationärer Behandlungsepisoden in der Balance zwischen Akzeptanz und Veränderung das Gewicht mehr in Richtung Veränderung zu verschieben, während es in der ambulanten Therapie notwendig ist, dass der Therapeut auch Phasen ohne (äußere) Veränderung akzeptiert.

3.2.2 Festlegung eigener Grenzen

Patientinnen mit einer Essstörung und Komorbidität sind häufig im Rahmen eines festen zeitlichen Schemas (z. B. eine Stunde Einzeltherapie pro Woche) nicht ausreichend therapeutisch zu versorgen. Sie benötigen gelegentlich zusätzliche Termine zur Unterstützung in Krisensituationen. Diesen Patientinnen sollte adaptiv die Möglichkeit zu Kurzkontakten eingeräumt werden. Gleichzeitig ist es ratsam, die Grenzen und Bedingungen dieser Möglichkeit klar darzustellen: Wann kann der Therapeut erreicht werden, was sind die Inhalte dieser Kurzkontakte und wie lange können sie dauern? Nicht empfehlenswert ist es, in Krisensituationen großzügig zusätzliche längere Einzelkontakte anzubieten. Schwierigkeiten der Patientin, mit persönlichen Grenzen des Therapeuten umzugehen, werden in empathischer Weise zum Gegenstand der Therapie gemacht. Ziel ist es, die Patientin in der therapeutischen Beziehung und während des Lebens auf einer Station bei der Entwicklung eines angemessenen Umgangs mit den Grenzen anderer Menschen anzuleiten. Für eine gute Beziehung mit dem therapeutischen Team ist es wichtig, dass das Problemverhalten kontinuierlich, unmittelbar und freundlich zurückgemeldet und die Patientin bei der Einhaltung von Regeln unterstützt wird. Problematisch ist es, grenzüberschreitende Verhaltensweisen zunächst aus falschem Mitgefühl zu tolerieren und die Patientin zu einem späteren Zeitpunkt, wenn sich das Team überfordert sieht, von der weiteren Behandlung auszuschließen.

3.2.3 Zeitkontingente Therapie

Patientinnen mit einer Essstörung benötigen wohlwollende und gleichmäßige Unterstützung bei der Bewältigung ihrer Lebenssituation und beim Erwerb neuer angemessener Fähigkeiten. Die Therapie sollte deshalb gleichmäßig und berechenbar (zeitkontingent) erfolgen. Die Patientin sollte also schon mehrere Tage vorher wissen, wann sie mit wem Therapie hat. Beschwerdeabhängige, variable Intensität von Psychotherapie kann zu einem Verstärker von unerwünschten Verhaltensweisen werden. Die Patientinnen können die Überzeugung entwickeln, nur aufgrund ihrer impulsiven oder vermeidenden Verhaltensweisen Zuwendung zu bekommen, und die Befürchtung hegen, bei Reduktion dieser Verhaltensweisen ihr Unterstützungssystem zu verlieren. Bei der stationären Behandlung schließt das zeitkontingente Vorgehen alle Berufsgruppen ein. Problematische Konstellationen sind beispielsweise Gespräche über traumatische Inhalte oder Suizidalität im Nachtdienst.

3.2.4 Kontinuierliche therapeutische Beziehung

Eine kontinuierliche therapeutische Beziehung ist für Patientinnen mit Essstörung besonders wichtig. Dabei ist zu beachten, dass eine therapeutische Beziehung sowohl zum Einzeltherapeuten wie zum Behandlungsteam entsteht. Wenn die Behandlung einer Patientin in einem multiprofessionellen Netzwerk zeitweise ambulant und zeitweise stationär stattfindet, ist es wichtig, darauf zu achten, dass ein Mitglied dieses Netzwerks als langfristiger Ansprechpartner zur Verfügung steht.

3.2.5 Stationäre oder ambulante Therapie

Für eine stationäre Therapie sprechen eine hohe Ausprägung der Symptombelastung, hohe Komorbidität und Bedingungen in der Umgebung der Patientin, die eine Therapie ungünstig beeinflussen. Patientinnen, deren Krankheit weniger schwer ausgeprägt ist, die sozial gut integriert sind, können auch sehr gut ambulant behandelt werden. Ungünstig für den Verlauf ist es, wenn mit hoher Frequenz Aufnahmen auf psychiatrischen Notfallstationen, internistischen Stationen oder geschlossenen Einrichtungen stattfinden, in diesen Fällen sollte die Entscheidung für eine stationäre Behandlung in einer spezialisierten Einrichtung getroffen werden. Um ungünstige Effekte von Hospitalisierung zu vermeiden, ist es sinnvoll, die stationäre Therapie in Abschnitte mit einer Dauer von maximal drei bis in Ausnahmefällen sechs Monaten einzuteilen. Danach sollte jeweils eine Therapiepause zur Realitätserprobung von mindestens einem Monat eingehalten werden. Vor jedem Behandlungsabschnitt werden dabei die Therapieziele spezifisch definiert. Dieses Vorgehen verhindert, dass die Patientin die Überzeugung entwickelt, ihre Situation habe sich nur aufgrund der ständigen stationären Behandlung verbessert. In der Therapiepause sollte der Kontakt telefonisch aufrechterhalten werden.

3.2.6 Unterstützung von Lernprozessen und Setzen von Konsequenzen

Patientinnen mit einer Essstörung ebenso wie ihre Angehörigen sind häufig der Ansicht, dass ihr Verhalten hauptsächlich die Reaktion auf äußere Ereignisse und Umweltbedingungen darstellt und dass Verhaltensveränderungen hauptsächlich das Ergebnis einer intensiven Willensanstrengung, also Reaktionen auf einen inneren Stimulus, sind. Die Möglichkeiten von aktiver Stimuluskontrolle, des operanten Lernens mit Belohnung und Bestrafung, Verhaltensaufbau, Verhaltensformung und Übung neuer Verhaltensweisen sind ihnen kaum bekannt. Psychoedukation über die Prinzipien von Verhaltensänderung ist deshalb eine wichtige Basisintervention bei Patientinnen mit Essstörung. Das Therapieangebot einer Klinik und die therapeutische Beziehung werden selbst Bestandteil der Verhaltensaufrechterhaltung und Verhaltensveränderung. Von größter Bedeutung ist es deshalb, dass das therapeutische Umfeld erwünschte Lernprozesse belohnt, unangemessenes Verhalten aber keine Belohnung erfährt oder sanktioniert wird. So wird sichergestellt, dass die Therapie sich nicht zu einem aufrechterhaltenden Faktor der Erkrankung entwickelt und keine Chronifizierung oder Schädigung der Patientin durch die Therapie erfolgt.

Bei Patientinnen mit Essstörung ist eine stabile therapeutische Beziehung der wichtigste mögliche Verstärker für angemessenes Verhalten. Selbstbelohnung ist häufig im Rahmen der Psychopathologie blockiert und spielt deshalb zunächst eine geringere Rolle, negative Verstärkung (Vermeidungslernen) hat im therapeutischen Prozess jedoch eine entscheidende Rolle. Wichtigstes Beispiel ist der zunehmende Einsatz von Fertigkeiten durch die Patientinnen, sobald die Erfahrung von effektivem Emotionsmanagement gemacht wurde. Vor einem lerntheoretischen Hintergrund spielt Bestrafung durch Sanktionen im Therapieprozess vor allem bei der Verhinderung von eher seltenen Verhaltensexzessen eine Rolle. Es ist deshalb sinnvoll, innerhalb eines Therapieprogramms bestimmte unerwünschte therapieverhindernde Verhaltensweisen, wie Zuspätkommen, Versäumen von Gruppentherapien, Selbstverletzungen, Substanzmissbrauch, Gewalt oder Gewaltandrohungen, mit aversiven Konsequenzen zu belegen. Als Konsequenzen bewährt haben sich eine Fokussierung der Einzeltherapie auf das unerwünschte Verhalten, weiterhin ein abgestuftes System von Time-out (Auszeit für die Teilnahme an therapeutischen Maßnahmen), beispielsweise kann bei Selbstverletzungen ein Time-out von zwei

Stunden für einzeltherapeutische Maßnahmen eingesetzt werden. Dies ist auch inhaltlich sinnvoll, da unmittelbar nach einer Selbstverletzung besonders schlechte Lernbedingungen für angemessene Techniken der Spannungsreduktion bestehen. Teilnahme an Gruppentherapien kann dagegen sinnvoll sein. Bei Substanzmissbrauch im stationären Bereich hat sich der Einsatz von Ausgangsbeschränkungen bewährt (z. B. eine Woche kein Ausgang außerhalb der Station beim ersten Verstoß gegen die Abstinenzregel, zwei Wochen Therapiepause beim zweiten Verstoß). Bei Gewalt werden längere Therapiepausen eingesetzt.

3.2.7 Gestaltung der therapeutischen Beziehung

Wie alle Menschen profitieren Patientinnen mit einer Essstörung von einem sozialen Netz und von wohlwollenden unterstützenden Beziehungen. Da Beziehungen von den Patientinnen häufig als prinzipiell instabil und unsicher wahrgenommen werden, ist die therapeutische Beziehung oft nur wirksam, wenn der Therapeut physisch anwesend ist. Emotionale Instabilität ist logischerweise auch in der therapeutischen Beziehung präsent und erlebbar. Dies ist kein Zeichen für schlechte Qualität der Beziehung. Der Therapeut benötigt allerdings besondere Expertise, um sich nicht verunsichern zu lassen und dabei zu bleiben, die Therapie auf die Therapieziele im Sinne der Zielhierarchie auszurichten. Ein validierender und fürsorglicher Umgang mit emotionaler Instabilität ermöglicht der Patientin wichtige Lernerfahrungen.

Neben den allgemeinen professionellen Basisfertigkeiten wie Empathie, Aufmerksamkeit, Sachkunde, Authentizität im Sinne des Therapieziels und Verlässlichkeit sind für die Behandlung von Patientinnen mit einer Essstörung einige Besonderheiten in der Gestaltung der therapeutischen Beziehung und der Therapeutenrolle zu beachten. Besonders wichtig ist ein professioneller Umgang mit komplementären Reaktionstendenzen.

Der Ausdruck komplementäre Reaktionstendenzen beschreibt die natürlichen Reaktionstendenzen, die eine Patientin durch ihr verdecktes oder offenes interpersonelles Verhalten beim Therapeuten auslöst (Kiesler, 1996). Komplementarität ist die natürliche Neigung, auf bestimmte Weise auf andere Menschen zu reagieren, abhängig von dem von diesen Personen ausgehenden Stimulus. Zum Beispiel ruft ein submissiver interpersoneller Stil (der Patientin) eine dominante (unprofessionelle) Gegenreaktion des Therapeuten hervor; umgekehrt ruft das dominante Verhalten des Therapeuten das unterwürfige Verhalten der Patientin hervor; feindseliges Verhalten (der Patientin) provoziert das feindselige (unprofessionelle) Verhalten des Therapeuten; ein freundlicher interpersoneller Stil des Therapeuten veranlasst die Patientin, ebenfalls freundlich zu reagieren.

Häufige unprofessionelle komplementäre Reaktionen des Therapeuten auf submissive, submissiv-feindselige oder feindselige Verhaltensweisen sind: (1) die Therapieaufgaben an Stelle der Patientin erledigen (Dominanz), d. h. belehrend, drängelnd sein, Entscheidungen für die Patientin treffen, und (2) auf das zurückgezogene Verhalten oder die offene Feindseligkeit der Patientin ebenfalls mit interpersonellem Rückzug oder genauso feindselig zu reagieren. Wichtig zum Verständnis des Circumplexmodells von Kiesler (▶ Abb. 9) ist es, dass typische problematische Verhaltensweisen von Patientinnen mit chronischer Essstörung, wie Heimlichkeit oder Festhalten am gestörten Essverhalten trotz »Einsicht« einen submissiv-feindseligen Stimulus darstellen. Die Professionalisierung des therapeutischen Interaktionsstil angesichts von submissivem, submissiv-feindseligem oder feindseligem Verhalten besteht in der

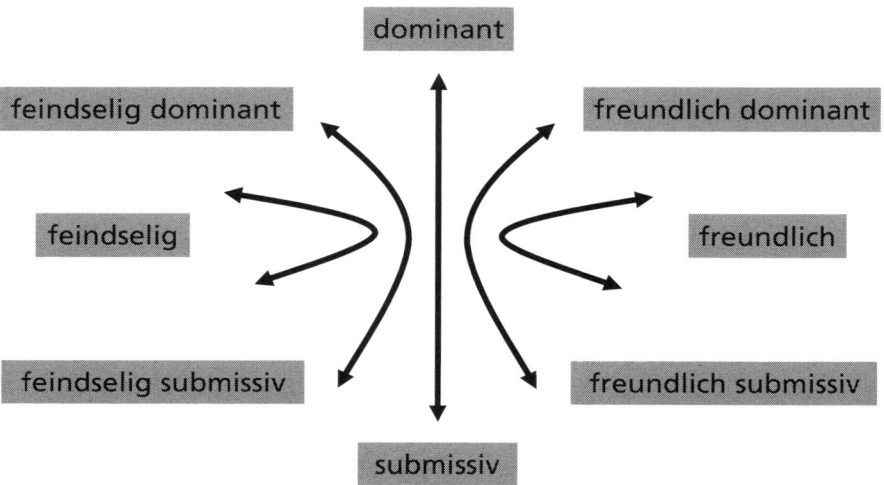

Abb. 9: Kieslers interpersoneller Kreis (modifiziert nach McCullough, 2006)

Anwendung von Freundlichkeit. Ein freundlicher Umgangsstil ist am besten durch den Einsatz von Validierungsstrategien und gleichzeitigem Einfordern von Veränderung zu erreichen.

Eine wichtige Metapher zur Steuerung der therapeutischen Beziehung ist die der Wippe. Um auf einer Wippe im Gleichgewicht zu sein, ist es wichtig, dass die Hebelwirkung, die beide Personen ausüben, ähnlich ist. Wenn ein Interaktionspartner zurückgeht (beispielsweise überlegt, ob er die Therapie beenden will), ist es, um im Gleichgewicht zu bleiben, notwendig, dass der andere ebenfalls einen Schritt zurückgeht (»Angesichts ihrer schlechten Erfahrungen mit Therapie ist das eine wichtige Überlegung. Vielleicht ist derzeit wirklich nicht der richtige Augenblick für Veränderung.«). Sofort auf den Patienten zuzugehen (»Aus meiner Sicht ist es sehr wichtig, dass Sie in Therapie bleiben«), verschärft möglicherweise die Krisensituation.

3.2.8 Psychoedukative Rolle des Therapeuten

Der Therapeut übernimmt eine aktive Rolle bei der Vermittlung von Wissen und Fertigkeiten, ähnlich wie ein Trainer, Coach, Bergführer, Skilehrer, Wirtschaftsberater oder Handwerksmeister. Dabei steht nicht die Bewältigung akuter Probleme oder die schnelle Reduktion von Leiden im Vordergrund, sondern vor allem die Befähigung der Patientin, zukünftig selbstständig die erforderlichen Fertigkeiten anzuwenden und Probleme zu lösen. Ein guter Bergführer wird niemals ausschließlich schweigend vorangehen. Er wird sich mit seinem Gast über das Ziel einigen, auch seinen Gast vorangehen lassen, er wird sich mit ihm ständig über das Tempo abstimmen und ihm Wissen über die Besonderheiten des Gebiets und der bergsteigerischen Technik vermitteln. Ein Bergführer wird seinen Gast niemals zum Gipfel tragen. Er wird sich auch nicht von dem Gedanken leiten lassen, seinem Gast Anstrengung zu ersparen oder um jeden Preis zu verhindern, dass er nass wird oder am nächsten Tag Muskelkater hat. Ein guter Handwerksmeister wird dem Lehrling zeigen, wie man einen Hobel handhabt. Er wird ihm aber nur in Ausnahmesituationen den Hobel aus der Hand nehmen und die Arbeiten selbst erledigen, auch wenn die ersten Produkte nicht ganz so ausfallen wie erwartet. Die Psychoedukation fokussiert auf den Prozess des Lernens und Übens, es geht nicht in erster Linie um ein konkretes Ergebnis. Eine passive psychotherapeutische Rolle ohne Wissensvermittlung, Hinweise und Empfehlungen, weit überwiegendem Redeanteil der Patientinnen oder Konzentration auf Deutungen von Abwehr- oder Übertragungsprozessen ist für die Behandlung einer Essstörung ungeeignet.

Die Patientin sollte am Beginn der Behandlung ein möglichst großes Wissen über die Essstörung, Modellvorstellungen zu Mechanismen der Aufrechterhaltung der Störungen, zu den vorliegenden komorbiden Erkrankungen, den Behandlungsmöglichkeiten und den der Behandlung zugrunde liegenden Prinzipien erwerben. Hierzu ist es hilfreich, der Patientin alle diagnostischen Kriterien der jeweiligen Essstörung und der vorhandenen komorbiden Störungen zu erläutern und mit ihr zu diskutieren, welche Kriterien auf sie zutreffen. Die Patientin braucht auch Wissen über die nicht in den diagnostischen Kriterien abgebildeten Mechanismen der Störung wie beispielsweise Emotionsvermeidung. Weiterhin braucht die Patientin eine unvoreingenommene Beratung über die Möglichkeiten psychotherapeutischer und psychopharmakologischer Behandlung, Informationen über den Zeitaufwand der Behandlung, die Behandlungsaussichten und die wesentlichen Prinzipien wie Commitment, Nutzung von Lerngesetzlichkeiten und aktiven Erwerb von Fähigkeiten. Die Informationsvermittlung kann besonders ökonomisch in einer Gruppentherapie angeboten werden.

3.2.9 Balance zwischen Akzeptanz und Veränderung

Psychotherapeuten und Ärzte sehen häufig ihren Auftrag darin, möglichst rasch Leiden zu lindern. Patientinnen mit einer Essstörung leiden intensiv und es ist eine große Anzahl von Veränderungen der Verhaltensweisen und der Situation erforderlich, damit sie sich von ihrem Leiden befreien können. Andererseits ist Akzeptanz der gegenwärtigen Situation eine wichtige Grundlage der therapeutischen Beziehung und ein wichtiger Ausgangspunkt von Veränderungen.

Überbetonung von Akzeptanz kann zu einem statischen, übermäßig langsamen therapeutischen Vorgehen führen. Überbetonung der Veränderung kann von den Patientinnen als Invalidierung oder Überforderung wahrgenommen werden. Therapie erfordert einen fortlaufenden Syntheseprozess zwischen diesen Polen. Hilfreich für den Therapeuten ist es, Anteile in der Therapie zu unterscheiden, die nicht verhandelbar sind, und Anteile, die der individuellen Situation der Patientin angepasst sind. Die Validierung von Problemverhalten und das Einfordern von Mitarbeit und Einhaltung von Vereinbarungen, wie z. B. Teilnahme am Esstisch, können unmittelbar nebeneinander stehen. Das Einfordern von Veränderung ist umso wichtiger, je schlechter die Verhaltenskontrolle der Patientin ist.

3.2.10 Hierarchie der Therapieziele in der Einzeltherapie

Komplexe psychische Störungen wie Essstörungen, insbesondere in Kombination mit komorbiden Störungen, erfordern eine Hierarchisierung von Therapiezielen in der Einzeltherapie, um die Patientin dabei anzuleiten, die für die Therapie erforderlichen Schritte in einer strategisch sinnvollen Reihenfolge zu absolvieren. Die Therapieziele können weder pauschal aus den Diagnosen abgeleitet werden noch führen individuelle Schwerpunktsetzungen durch die Patientin (»Ich möchte erst meine Depression und meine Flashbacks loswerden, dann kann ich auch wieder essen«) automatisch zu einer strategisch günstigen Reihenfolge der Zielbearbeitung. Bewährt hat es sich, zunächst den Schwerpunkt auf Umstände zu richten, die das Leben der Patientin gefährden und die Therapie verhindern, rasch scheitern lassen oder erheblich verlangsamen, dann die Vermittlung von Fertigkeiten und zuletzt das Erreichen von langfristigen individuellen Zielen in den Vordergrund zu stellen.

Erste Priorität: Kontrolle über Verhalten, das lebensgefährlich ist

Dieser Kategorie sind alle Verhaltensweisen zuzuordnen, die das Leben der Patientin oder ihre Gesundheit ernsthaft bedrohen. Besonders schwerwiegend sind suizidale Handlungen, die zum Tode führen oder aufwendige medizinische Behandlungen nach sich ziehen, Selbstverletzungen, Untergewicht (BMI < 15), massives Übergewicht (BMI > 40), bulimische Symptomatik, die zu medizinischen Komplikationen führt, Missbrauch von Thyroxin, Weglassen von Insulin bei Typ-1-Diabetes, exzessiver Gebrauch von Brechmitteln, Diuretika, Abführmitteln, täglicher Konsum von großen Mengen Alkohol oder anderen Drogen. Möglicherweise lassen sich diese Verhaltensweisen nicht sofort verändern. Kriterium der Beachtung der Priorität ist, dass der Therapeut seine Aufmerksamkeit regelmäßig diesen Verhaltensweisen widmet. Regelmäßige Verhaltensanalysen sind eine notwendige Voraussetzung für Veränderung.

Zweite Priorität: Kontrolle über Verhalten, das die Therapie gefährdet und die psychosoziale Funktionsfähigkeit einschränkt

In diese Kategorie gehören Verhaltensweisen wie Essanfälle, Erbrechen, Diät halten (kalorische Einschränkung) oder ausgeprägtes Vermeidungsverhalten in Bezug auf Essstörungsprobleme (z. B. ausschließlich alleine essen). Wichtig bei diesen Verhaltensweisen ist, dass ihre Fortsetzung die Lernfähigkeit in der Therapie einschränkt, d. h. die Möglichkeit der Patientin, neue Verhaltensfertigkeiten zu erwerben. Auch hier ist das Kriterium der Einhaltung die regelmäßige Aufmerksamkeit des Therapeuten für diese Verhaltensweisen.

Dritte Priorität: Kontrolle über individuelle Probleme, welche die Therapie gefährden

In diese Kategorie gehören Probleme wie wirtschaftliche Notsituationen durch Schulden, Obdachlosigkeit oder gewalttätige soziale Beziehungen.

Vierte Priorität: Aufbau von Verhaltensfertigkeiten

An diesem Punkt besteht eine Konvergenz zwischen den Modulen der Gruppentherapie und den Zielen der Einzeltherapie: Es werden Verhaltensfertigkeiten hinsichtlich gesundem Essverhalten, Achtsamkeit, Emotionsmanagement, Stresstoleranz sowie interpersonelle Fertigkeiten vermittelt und eingeübt. In der Einzeltherapie liegt der Schwerpunkt auf der Individualisierung des in der Gruppe erworbenen Wissens und der Fertigkeiten.

Fünfte Priorität: Erreichen von langfristigen, individuellen Zielen

Langfristige, individuelle Lebensziele in den Bereichen Ausbildung, Beruf, tragende neue Sozialkontakte, Partnerschaft, regelmäßige körperliche Betätigung stehen im Vordergrund.

Diese Prioritätenliste kann flexibel gehandhabt werden. Wenn bei einer Patientin wesentliche Ziele einer Ebene relevant sind, dann sollte Interventionen in diesem Bereich ein substanzieller Anteil der Therapiezeit eingeräumt werden.

Ziele auf einer niedrigeren Hierarchieebene können aber selbstverständlich simultan behandelt werden. Wichtig ist es, bei jeder einzelnen Patientin jeweils zu beachten, ob die Voraussetzungen für Interventionen vorliegen.

3.3 Therapeutische Techniken

Bei den eingesetzten therapeutischen Techniken handelt es sich um Techniken aus der ersten, zweiten und dritten Welle der Verhaltenstherapie, die geeignet sind, die Voraussetzungen für Verhaltensveränderungen zu schaffen, Verhaltensveränderungen zu initiieren und einen Veränderungsprozess zu unterhalten.

3.3.1 Kontinuierliche Orientierung der Patientin auf die wesentlichen Elemente der Therapie

Sowohl in der Einzel- wie in der Gruppentherapie hat der Therapeut eine wichtige Strukturierungsaufgabe. Er achtet darauf, dass die Patientin die vereinbarten Protokolle ausfüllt, deren Durchsicht in jeder Einzeltherapiesitzung ein wesentliches Qualitätsmerkmal darstellt.

Der Therapeut führt mit der Patientin regelmäßig Verhaltens- und Kettenanalysen zu Problemverhalten durch. Wenn relevantes Problemverhalten auftritt, ist die Durchführung einer Verhaltens- und Kettenanalyse ein wesentliches Qualitätsmerkmal der Einzeltherapie. Dabei ist die Verhaltens- und Kettenanalyse nicht als aversive Konsequenz zu betrachten, sondern als Instrument, das genauere Ansatzpunkte für die Verhaltenskontrolle liefert. Wenn Problemverhalten trotz erfolgter Verhaltens- und Kettenanalysen fortgesetzt wird, ist davon auszugehen, dass die vorangegangenen Analysen noch zu ungenau oder unvollständig waren.

Der Therapeut vermittelt der Patientin die Wichtigkeit des kontinuierlichen Übens der neuen Verhaltensfertigkeiten. Er bleibt bei dem Emotionsfokus, d. h. die Probleme der Patientin werden – wann immer angemessen – in Bezug zu dem mit der Patientin erarbeiteten Störungsmodell gebracht.

3.3.2 Tagebuchtechniken und Ernährungsprotokolle

Engmaschige schriftliche Aufzeichnungen über Symptome und Verhaltensweisen, die zur Bewältigung einer Störung eingesetzt werden, steigern die Fähigkeit zur Selbstregulation. Präzise Selbstbeobachtung ist eine wichtige Voraussetzung für die Steuerung des eigenen Verhaltens und für inhibitorische Kontrolle über unerwünschtes Verhalten. Aufzeichnungen, die »online« durchgeführt werden (d. h. jeweils unmittelbar nach dem Verhalten erfolgen), sind erheblich genauer als ein einmaliger Wochenrückblick in der Therapiesitzung. Schon für gesunde Menschen ist es schwierig, sich länger als 24 Stunden an ihr Essverhalten zu erinnern. Besondere Schwierigkeiten haben Patientinnen, die eine dissoziative Symptomatik aufweisen. Wichtig ist es, die Patientin langsam in die Tagebuchtechnik einzuführen.

Therapeut und Patientin treffen eine Vereinbarung über die Auswertung der Tagebücher, die anfangs gemeinsam vorgenommen wird. Die Art der Aufzeichnungen wird so angepasst, dass ein plastischer Eindruck des Verlaufs des Verhaltens für die Patientin und den Therapeuten entsteht. Globale Bewertungen (»Oh, ich sehe, die Woche war schlecht«) sollten zurückgestellt werden. Die Aufmerksamkeit der Patientin wird auf die Variabilität der Symptomatik und den Kontext dieser Variabilität gerichtet (»Von Montag bis Donnerstag ist es Ihnen gelungen, dreimal am Tag zu essen. Das finde ich ganz hervorragend. Am Wochenende steht unter Emotionen häufig Einsamkeit und Traurigkeit und sie hatten mehrere Essanfälle. Können Sie mir etwas Genaueres zu den Umständen sagen?«). Gut geführte Protokolle haben für den Therapeuten den Vorteil, sich schnell über den aktuellen Stand des Essverhaltens informieren zu können. Zu einem späteren Zeitpunkt der Therapie können bestimmte Intervalle vereinbart werden, die gemeinsam ausgewertet werden, oder die Auswertung kann in die Verantwortung der Patientin übergehen. Unausgewertete Protokolle demotivieren die Patientin.

Ein häufiges Problem besteht darin, dass Tagebucheintragungen zunächst einfach »vergessen« werden. Hier ist es erforderlich nachzuforschen, ob Emotionen wie Scham zu Vermeidungsverhalten führen oder blockierende Einstellungen vorliegen, die Aufzeichnungen als »zu banal« oder »sowieso nicht hilfreich« abwerten. Manchmal schämen sich Patientinnen, ihre mangelhaften Kenntnisse in Rechtschreibung offenzulegen. Wenn kein ausgefülltes Tagebuch mitgebracht wird, kann es hilfreich sein, während der Therapiesitzung das Ausfüllen des Tagebuchs (für den letzten Tag) zu üben, es an andere tägliche Routinehandlungen zu koppeln oder in der Sitzung Imaginationsübungen durchzuführen, in denen das Ausfüllen des Tagebuchs vorgenommen wird.

Ernährungsprotokolle sollten so lange durchgeführt werden, bis sich neue gute Gewohnheiten im Bereich Ernährung etabliert haben. Dann können sie wieder beendet werden, um eine Flexibilisierung des Essverhaltens nicht zu behindern. Manchmal ist es sinnvoll, Ernährungsprotokolle intermittierend anzuwenden. Dies gilt dann, wenn sich zwar noch keine guten neuen Gewohnheiten ergeben haben, aber sich auch keine wesentlichen neuen Informationen aus den Protokollen ergeben. In diesen muss möglicherweise die Schwerpunktsetzung in der Therapie vorübergehend verändert werden. Der Therapeut kann dann später wieder auf die Technik Ernährungsprotokoll zurückkommen. Ernährungsprotokolle sind auch hilfreich, Therapieerfolge nach der Beendigung der Therapie in schwierigen Lebenssituationen zu sicher. Veränderungen im Essverhalten können von der Patientin eigenständig erkannt und korrigiert werden.

3.3.3 Verhaltens- und Kettenanalysen

Verhaltens- und Kettenanalysen helfen der Patientin, ein komplexeres Bild ihres eigenen Verhaltens zu entwickeln. Die meisten Patientinnen repräsentieren mental ausschließlich Auslöser ihres Verhaltens. Die steuernde Rolle von Emotionen und Kognitionen sowie die verhaltensformende Wirkung von Konsequenzen für das Verhalten müssen erst erarbeitet werden. Dadurch gelingt es, neue Ansatzpunkte für Veränderung zu identifizieren. Verhaltens- und Kettenanalysen sind nicht nur ein diagnostisches Instrument. Die Fähigkeit, eine Verhaltens- und Kettenanalyse korrekt durchzuführen, ist vielmehr für die Patientin ein Instrument in ihrem kontinuierlichen Veränderungsprozess, in dem sie lernt, ihr Verhalten auf eigene Werte und Ziele auszurichten. Der Therapeut assistiert in der Erhebungsphase der Patientin dabei, das wesentliche Problemverhalten zu benennen, das auslösende Ereignis richtig zu identifizieren, die Verbindungsglieder zum Problemverhalten detailliert darzustellen und Konsequenzen zu identifizieren. In der Bearbeitungsphase unterstützt er sie bei der Identifikation von alternativen Verhaltensweisen.

3.3.4 Commitment-Strategien

Verhaltensweisen, die durch negative Verstärkung stabilisiert werden, sind besonders schwer zu verändern. Sie sind relativ resistent gegen Stimuluskontrolle oder aversive Konsequenzen. Halbherzige Veränderungsversuche (»Ich versuch's mal anders.«) werden typischerweise schnell abgebrochen, da aufgrund des Wegfalls der negativen Verstärkung jede Veränderung kurzfristig mit einer Zunahme der Symptombelastung verbunden ist. Die Patientin befindet sich in einer Kontingenzfalle (contingency trap). Veränderung ist nur möglich, wenn die Belastung, die durch den Veränderungsprozess entsteht, von der Patientin antizipiert und akzeptiert wird. Erforderlich ist nicht nur der Wunsch nach Veränderung, sondern auch ein funktionales Modell der Veränderung. Außerordentlich hilfreich hierbei sind Entschlusstechniken. Es ist Aufgabe des Therapeuten, der Patientin Selbstverpflichtungen als Technik vorzuschlagen. Es ist sinnvoll, wenn die Patientin den Unterschied zwischen Wünschen, Versuchen, Verträgen und Entschlüssen versteht. Wünsche (»Ich möchte, dass es mir besser geht.«) drücken eine Hoffnung oder Erwartung aus, beinhalten aber kein Commitment, selbst tätig zu werden. Versuche sind meist konditionale Entscheidungen (»Ich versuche, auf Erbrechen zu verzichten. Das hängt aber davon ab, wie es mir geht.«). Hier entsteht eigene Aktivität, die aber nur unter bestimmten Bedingungen aufrechterhalten wird. Verträge und Versprechen (»Ich verzichte auf Abführmittelmissbrauch, solange ich in Behandlung bin.«) sind ebenfalls konditionale Entscheidungen. Hierbei ist die Aktivität an das zeitlich begrenzte Bestehen bestimmter Umstände und an das Verhalten des Interaktionspartners geknüpft. Gut formulierte Entschlüsse dagegen (»Ich entschließe mich, regelmäßig an den Mahlzeiten teilzunehmen.«) sind unkonditional, verhaltensorientiert und in der Gegenwart verankert. Sie sind an Werten und langfristigen Zielen ausgerichtet und dazu gedacht, neue Handlungsweisen und -ketten gegen kurzfristig ungünstige Umstände abzuschotten. Wichtige Beispiele sind Entschlüsse, Ausbildungen zu absolvieren, Partnerschaften einzugehen, Kinder zu bekommen, Unternehmen zu gründen, auszuwandern, sportliche, wirtschaftliche, künstlerische, wissenschaftliche, politische oder religiöse Werte zu verfolgen. Die Koppelung von werteorientiertem Handeln an kurzfristige Bedingungen (»Ich möchte Klavier spielen können, aber nur, wenn es nie langweilig wird und ich mich immer wohl dabei fühle.«) führt regelhaft zum Scheitern und Abbruch von Handlungsketten. Weiterhin ist es sinnvoll, den Lernprozess und nicht nur die angestrebte Fähigkeit zu betonen (»Ich nehme heute meine erste Klavierstunde« vs. »Ich möchte Klavierspielen können wie Horowitz«). Entschlüsse können auch als Übungsziele formuliert und umgesetzt werden: »Ich werde mich darin üben, regelmäßig und ausgewogen zu essen«. Dies ist immer dann vorteilhaft, wenn die Zielerreichung zunächst nur unvollkommen sein kann. Der Entschluss bezieht sich dann auf den Übungsprozess und nicht auf das vollständig umgesetzte Verhalten.

Von besonderer Bedeutung bei Patientinnen mit Essstörung und ausgeprägter Komorbidität kann ein Non-Suizid-Entschluss sein, der die Umsetzung von Suizidgedanken in Suizidhandlungen blockiert. Ein Non-Suizid-Entschluss ist nur sinnvoll, wenn bei der Erstellung eines plausiblen Krankheitsmodells mit der Patientin deutlich wird, dass Suizidgedanken chronisch bestehen, d. h. nicht nur auf Phasen

3 Theoretische Grundlagen der Behandlung

schwerer depressiver Episoden beschränkt sind, zur subjektiven Bewältigung von Alltagsproblemen eingesetzt und operant durch eine verbesserte subjektive Situationskontrolle und Reduktion aversiver Emotionen verstärkt werden. In der Vorbereitung eines Non-Suizid-Entschlusses ist es hilfreich, mit der Patientin in nichtbewertender Weise die Vor- und Nachteile von chronischen Suizidgedanken ausführlich zu diskutieren. Hierzu können auch bildhafte Modelle verwendet werden: chronische Suizidgedanken bedeuten, immer einen Fuß im Grab zu haben – der Tod schreckt einen dann nicht, er ist ein guter Bekannter, aber man hat nur wenig Bewegungsfreiheit. Diese Suizidgedanken entsprechen der Gewohnheit, im Kino immer neben dem Notausgang zu sitzen. Man ist dann der erste, der fliehen kann, wenn tatsächlich Feuer und eine Panik ausbricht, aber man verlässt regelhaft das Kino mit Nackenschmerzen und ohne in den vollen Genuss des Films gekommen zu sein. Für den Non-Suizid-Entschluss ist es sinnvoll, der Patientin eine Entschlussformel vorzuschlagen (nach Drye et al., 1973):

> »Ich werde mein Leben gestalten.
> Ich werde mir nichts antun,
> Weder bewusst noch unbewusst,
> Auch wenn ich mich danach fühle«

Mit dieser Formel verpflichtet sich die Patientin zu einem Prozess aktiver Lebensgestaltung, Suizidhandlungen werden blockiert. Der Satzteil »weder bewusst noch unbewusst« schließt auch dissoziative Zustände ein. Dies ist sinnvoll, da gut etablierte Handlungsprinzipien auch bei ausgeprägter Dissoziation eingehalten werden. Wer nie bei Rot über die Ampel geht, tut dies auch in einem dissoziativen Zustand nicht. Der Satzteil »auch wenn ich mich danach fühle« erlaubt Suizidgedanken auch weiterhin, fordert aber zu entgegengesetztem Handeln auf. Ein Entschluss, keine Suizidgedanken mehr zu haben, könnte aufgrund des psychologischen Phänomens der Gedankenunterdrückung (thought suppression) in paradoxer Weise zu einer Zunahme von Suizidgedanken führen (Magee et al., 2012; Wenzlaff & Wegner, 2000). Der Non-Suizid-Entschluss setzt nicht direkt bei den Suizidgedanken an, sondern bei den erlaubnisgebenden (fazilitierenden) Gedanken für Suizidhandlungen.

Die Vorstellung eines Non-Suizid-Entschlusses ist für viele Patientinnen zunächst außerordentlich ängstigend. Sie befürchten einen erheblichen Verlust von Selbsttröstung und subjektiver Situationskontrolle. In diesem Kontext wird Unterstützung für die schwierige Übergangszeit angeboten. Bei der Einführung des Non-Suizid-Entschlusses darf nicht der Eindruck entstehen, dem Therapeuten ginge es vordringlich um seine eigene Nachtruhe. Der Therapeut betont die Bedeutung eines Entschlusses für den Therapieverlauf, übt aber keinen Druck aus und respektiert die Entscheidung der Patientin, keinen oder derzeit keinen Entschluss zu treffen. Er weist aber auch konsequent darauf hin, dass ohne einen Non-Suizid-Entschluss die Behandlung im Stadium einer Vorphase bleibt. Der Vorschlag und die Diskussion des mit einem Non-Suizid-Entschluss verbundenen gedanklichen Modells sind auch dann für die Therapie hilfreich, wenn es zu keinem Entschluss kommt. Das Vorgehen schafft eine Gesprächsbasis über Suizidgedanken auf der Grundlage eines nichtbewertenden funktionalen Modells. Falls kein Non-Suizid-Entschluss zustande kommt, ist es sinnvoll, die Patientin in größeren Abständen nach dem Stand der Entscheidungsfindung zu fragen. Um Sicherheit herzustellen, können natürlich kurzfristige Verhaltensverträge, z. B. bis zur nächsten Therapiestunde, im Sinne klassischer Non-Suizid-Verträge eingesetzt werden. Ein Non-Suizid-Vertrag bis zum Ende der Therapie ist nicht empfehlenswert. Negative Auswirkungen könnten sein: Patientin denkt, der Therapeut meint es nicht ernst, er will sich nur absichern, was mit ihr nach der Therapie passiert, spielt keine Rolle. Die Patientin könnte Suizidgedanken verschweigen, um die therapeutische Beziehung nicht zu gefährden. Die Patientin könnte den Therapeuten mit Suizidandrohung und Kündigung des Vertrages unter Druck setzen, um eine Verlängerung der Therapie zu erreichen.

Wichtige Themen für Entschlüsse sind neben Suizidalität die regelmäßige Teilnahme an der Behandlung, das Üben der Fertigkeiten, insbesondere von gesundem Essverhalten, das Durchführen von Hausaufgaben und die Abstinenz von Drogen und Alkohol.

Wichtige weitere Strategien zur Verbesserung der Mitarbeit sind:

- Bei der »Fuß in die Tür«-Strategie macht der Therapeut der Patientin zuerst einen einfacheren Vorschlag, dem sie leichter zustimmt. Dann spezifiziert er die Aufgabe und versucht, auch für schwierigere Aspekte Zustimmung zu bekommen. Regelmäßiges und achtsames Essen lässt sich beispielsweise so stufenweise etablieren.
- Bei der »Tür ins Gesicht«-Strategie konfrontiert der Therapeut die Patientin mit der Notwendigkeit einer schwierigen Verhaltensveränderung und lässt sich dann auf einen einfacheren Schritt »herunterhandeln«.
- Erinnern an frühere Zustimmung, um in der Situation des Zweifelns die Patientin darin zu unterstützen, ihre Therapieziele zu verfolgen.
  Betonen der Wahlfreiheit, die auch besteht, wenn keine wirkliche Alternative besteht.
- Advocatus Diaboli. Bei dieser dialektischen Strategie werden die Vorzüge einer ausbleibenden Veränderung so lange und so intensiv angepriesen, bis die Patientin widerspricht. Diese Strategie wird erst angewandt, wenn erste Anzeichen zu erkennen sind, dass eine grundsätzliche Veränderungsbereitschaft bei der Patientin vorhanden ist. Die Advocatus-Diaboli-Technik stärkt dann den Veränderungsprozess.

3.3.5 Validierungsstrategien

Vor jeder auf Veränderung ausgerichteten Intervention ist es sinnvoll, zunächst das gegenwärtige Verhalten zu validieren. Validieren bedeutet weder Zustimmung noch Gutheißen, sondern fokussiert das Logische des Problemverhaltens. Validierungsstrategien implementieren auch das Thema »interpersonelle Emotionsregulation«. Validierung durch den Therapeuten unterstützt die Patientin bei der Emotionsregulation. Die Patientin kann dann selbst Validierung in ihr Selbstgespräch und in die Kommunikation mit ihren wichtigen Bezugspersonen einbauen.

Strategie 1: Aufmerksamkeit

Kern dieser Strategie ist unvoreingenommenes, interessiertes, genaues Zuhören und Beobachten. Dabei zeigt der Therapeut sowohl durch sein verbales wie nonverbales Verhalten Interesse an den Gedanken, Emotionen und dem Verhalten der Patientin.

Strategie 2: Fokussieren und Rückmelden

Kern dieser Strategie ist eine genaue Wiedergabe der Emotionen, Gedanken und des verbalen und nonverbalen Verhaltens der Patientin durch Zusammenfassen, Wiederholen oder Neuformulieren. Dabei können Aussagen der Patientin angesprochen und (korrekt) als Emotionen, Gedanken oder Tatsachen etikettiert werden. Die Formulierungen des Therapeuten können dabei die Kohärenz der Aussagen erhöhen (Beispiel: P: »Sie hasst mich.« T: »Sie haben den Gedanken, sie hasst sie.«).

Strategie 3: Hypothesen formulieren

Kern dieser Strategie ist das Aussprechen von Hypothesen zu Emotionen, Gedanken und Handlungstendenzen der Patientin, die nicht vollständig artikuliert wurden. Dieses Aussprechen muss in nichtbewertender Art erfolgen und in dem Bewusstsein, dass es sich um Hypothesen zu dem, was die Patientin erlebt, handelt. Der Therapeut nutzt dabei die Beobachtung der Psychomotorik der Patientin, der Stimme und anderer nonverbaler Verhaltensweisen sowie sein Wissen über die Person. Wichtig ist dabei ein Ebenenwechsel, beispielsweise das Ansprechen der zugehörigen Emotion, wenn die Patientin über eine Handlungstendenz berichtet.

Strategie 4: Vorhergehende Lerngeschichte

Kern dieser Strategie ist die Tatsache, dass jedes Verhalten in einer Kette von Ereignissen steht und daraus verstanden werden kann. Dabei kann das Verhalten im Licht der gegenwärtigen Situation oder bezüglich der Ziele der Patientin unangemessen sein. Der Therapeut kommuniziert dabei (1), dass das Verhalten der Patientin angesichts ihrer persönlichen Lernerfahrung zu erklären und vernünftig ist, auch wenn es im Licht der Gegenwart nicht angemessen ist. Er kommuniziert (2), dass das Verhalten angesichts der Überzeugungen der Patientin vernünftig ist, auch wenn die Überzeugung sich nicht aus der Situation ergibt. Er kommuniziert (3), dass sich das Verhalten logisch aus der Situation der Patientin entsprechend des bio-psycho-sozialen Modells ableiten lässt.

Strategie 5: Aktueller Kontext und Veränderungsorientierung

Kern dieser Strategie ist es herauszuarbeiten, dass die Emotionen, Gedanken und Verhaltensweisen im Licht der gegenwärtigen Situation nachvollziehbar sind. Verhalten kann aufgrund von Fakten oder weil noch keine besseren Strategien verfügbar sind nachvollziehbar sein. Verhalten kann nachvollziehbar sein, weil es kurzfristig günstige Konsequenzen hat, auch wenn langfristig negative Konsequenzen überwiegen. Verhalten kann dabei intuitiv richtig, eine logische Konsequenz unmittelbar vorangehender Umstände, es kann ohne Alternative sein, es kann einen wahren Kern haben, es kann sinnvollen kurzfristigen Zielen dienen. Strategie 5 ist ein guter Ausgangspunkt für das Anstoßen von Veränderungsprozessen (»Solange Sie keine Alternative haben, ist es nachvollziehbar, dass Sie sich so verhalten. Andererseits könnte das jetzt die Gelegenheit sein, über andere Möglichkeiten nachzudenken.«).

Strategie 6: Das Verhalten entspricht einer Norm

Diese Strategie fokussiert das Normative an dem Verhalten der Patientin (»Jeder an Ihrer Stelle würde so handeln, ich würde es genauso tun.«), auch wenn es unangepasst ist. Dabei steht eher die Patientin als Person und mit ihren Fähigkeiten und Möglichkeiten im Mittelpunkt als ihr Verhalten. Die Strategie kann konfrontativ sein (»Ganz viele Menschen nehmen Drogen, gleichzeitig kann es Ihre Therapie kaputtmachen.«) oder aufmunternd (»Ich bin fest davon überzeugt, dass Sie das Zeug dazu haben, diese Ausbildung zu schaffen!«).

3.3.6 Hilfestellung beim Identifizieren von Werten und Zielen

Der Therapeut interessiert sich nicht nur für die Erkrankung, sondern auch für die Patientin als Person. Er spricht mit ihr über ihre Werte, ihre kurzfristigen und langfristigen Ziele. Er interessiert sich dafür, ob sie glücklich ist, ob ihre Wünsche und Bedürfnisse erfüllt werden. Der Therapeut hilft der Patientin unter Zuhilfenahme des Arbeitsblatts, Werte und zugehörige Ziele zu identifizieren. Der Therapeut antizipiert und bereitet die Patientin darauf vor, dass die Auseinandersetzung mit dem Thema Werte intensive Emotionen von Scham, Angst oder Traurigkeit hervorrufen kann. Er stellt regelmäßig eine Verbindung zwischen dem Verhalten der Patientin und ihren Werten und Zielen her. Dazu ein Beispiel aus der Praxis:

Patientin möchte vegetarisches Essen

Vanessa ernährt sich ausschließlich vegetarisch. Eine besondere Schwierigkeit ergibt sich daraus, dass sie auch Gemüsegerichte nicht essen kann, da sie vermutet, dass diese mit Saucen in Kontakt gekommen sind, die tierische Produkte enthalten. Immer wieder entstehen Diskussionen darüber, ob dieses Verhalten hilfreich ist oder nicht. Der Therapeut entscheidet sich, mit der Patientin an ihren Werten zu arbeiten. Er validiert dabei die Werte, die die Patientin verfolgt, indem sie die Tötung von Tieren zur Ernährung nicht unterstützen möchte. Er braucht diesen Punkt mit ihr nicht zu diskutieren, er kann allen ihren Argumenten zustimmen. Gleichzeitig ergreift er die Möglichkeit, mit der Patientin auch über andere Werte zu sprechen, wie beispielsweise Gesundheit. Dabei wird deutlich, dass die Patientin zwei gleichwertig nebeneinander stehende Werte verfolgt. Im Folgenden wird diskutiert, dass nicht alle Werte immer gleichzeitig verfolgt werden können, sondern dass zu unterschiedlichen Zeiten unterschiedliche Prioritäten vorliegen. Der Patientin wird es möglich, zunächst ihren Wert »Gesundheit« und später erneut ihren Wert »Achtung vor den Rechten von Tieren« zu verfolgen. Der Unterschied zu sonstigen Diskussionen besteht darin, dass die Patientin ihr Wertesystem durch den Therapeuten respektiert sieht, gleichzeitig jedoch die Möglichkeit erhält, mit den verfügbaren Nahrungsmitteln ihre Gesundheit zu verbessern.

3.3.7 Pro-Contra-Listen und Problemlösen

Pro-Contra-Listen sind ein wichtiges Instrument bei Achtsamkeitsstrategien und von dialektischem Denken. Hierzu werden in zwei Spalten die Argumente für und gegen ein bestimmtes Verhalten gesammelt, beispielsweise weiterhin Essanfälle zu haben oder weiter Kalorien zu zählen. Wichtig ist hierbei, dass keines der Argumente, die der Patientin einfallen, bewertet oder weggelassen wird. Der Therapeut exploriert die Vorteile (»Was ist für Sie angenehm an dem Verhalten?«) ebenso wie die Nachteile (»Was ist für Sie unangenehm an dem Verhalten?«). Abschließend fasst der Therapeut die Vor- und Nachteile des Verhaltens zusammen und überprüft die Richtigkeit seiner Zusammenfassung.

In einem weiteren Schritt erfolgt eine Gewichtung innerhalb der Pro-Contra-Liste. Der Therapeut fragt: »Welches Argument, welcher Vorteil und welcher Nachteil beschäftigt Sie zurzeit am meisten?« Welche Argumente sind wichtig, beeinflussen Ihre Entscheidung ganz besonders? Welches Argument auf der Pro- und welches Argument auf der Contra-Seite beeinflusst Ihre Entscheidung am meisten?« Komplexe Gewichtungen der einzelnen Argumente haben sich eher nicht bewährt, da es sehr schwierig ist, alle Argumente auf einer Skala zu gewichten (Gigerenzer & Brighton, 2009; Weber & Johnson, 2009).

Als nächstes wird das Veränderungspotenzial exploriert. Therapeut: »Wie wichtig ist es für Sie, an Ihrem Verhalten jetzt etwas zu ändern, auf einer Skala von 1 bis 10?« Patientin sagt z. B. »5«. Therapeut: »Wieso haben Sie die 5 und nicht die 3 gewählt? Was müsste passieren, damit Sie mit Ihrer Einschätzung zu einer 7 kommen?«

Anschließend wird die Selbstwirksamkeitserwartung erhoben. »Wie zuversichtlich sind Sie auf einer Skala von 1 bis 10, dass Ihnen die Veränderung gelingen wird?« Patientin: »5«. »Warum haben Sie nicht die 3 gewählt? Was müsste passieren, damit Sie die 7 wählen können?«

Wenn die Patientin eine Veränderung ihres Verhaltens wünscht, aber nicht weiß, wie sie es bewerkstelligen soll, ist es sinnvoll, mit ihr verschiedene Problemlöseheuristiken durchzugehen:

- Analogie: »Kennen Sie jemanden, der dieses Verhalten erfolgreich verändert hat und dessen Verhalten Sie nachmachen könnten?«
- Problemteilung: »Gibt es einen Teil des Verhaltens, den Sie leicht verändern können?«
- Rückwärtssuche: »Was ist das gewünschte Ergebnis? Welche Verhaltensweisen führen zu diesem Ergebnis?«

3.3.8 Verhaltensexperimente

Wenn Unsicherheit über den Zusammenhang zwischen einem bestimmten Verhalten und speziellen Konsequenzen besteht, leitet der Therapeut die Patientin dabei an, angemessene Hypothesen zu bilden und diese Hypothesen in entsprechenden Verhaltensexperimenten zu überprüfen (Bennett-Levy et al., 2008). Beispiel: Eine Patientin hegt die Annahme »Es wäre unerträglich, keine Vorräte zu Hause zu haben, wenn ich Essdruck habe.« In der Vorbereitungsphase des Verhaltensexperiments ist es wichtig, diesen Gedanken zu identifizieren und eine spezifische Vorhersage abzuleiten: »Ohne Vorräte würde ich bei Essdruck einen Nervenzusammenbruch erleiden und müsste stationär behandelt werden.« Patientin und Therapeut suchen dann nach einer geeigneten Situation, um diese Vorhersage zu überprüfen, vereinbaren beispielsweise einen Tag, an dem die Patientin die Wohnung von allen Vorräten befreit und am Abend alleine zu Hause bleibt. Die Patientin hat dann die Möglichkeit, ihre Vorhersage zu testen. Die Erfahrungen werden in der nächsten Therapiesitzung ausgewertet. In dieser Situation hat die Patientin die Gelegenheit, die tatsächlichen Geschehnisse zu erfahren und sich nicht ausschließlich auf ihre Hoffnungen oder Befürchtungen zu verlassen. Die Therapie kann in den folgenden Sitzungen auf die realistischen Bedingungen abgestimmt werden.

3.3.9 Stimuluskontrolle, Exposition und operantes Lernen

Insbesondere in der Initialphase der Therapie ist die Stimuluskontrolle wichtig. Solange wesentliche Verhaltensfertigkeiten noch nicht ausreichend geübt sind und die Patientin eine unzureichende inhibitorische Kontrolle über Problemverhalten hat, ist es günstig, überfordernde Situationen zu meiden. Beispiele: bei Essanfällen Nahrungsmittel zu Hause zu haben, die in der Vergangenheit mit Essanfällen assoziiert waren, Arbeit in einer Konditorei bei Essanfällen, Treffen mit einer Freundin, die sich regelmäßig kritisch über Figur und Gewicht der Patientin äußert bei restriktivem Essverhalten und Untergewicht, Essen gemeinsam mit Familienmitgliedern, die sich kontinuierlich kritisch über die Patientin äußern. Zur Stimuluskontrolle gehört auch die Meidung von Personen, mit denen schwerwiegende Konflikte bestehen, die Meidung von Orten, die mit Substanzkonsum verbunden sind, der Verzicht auf Filme und Literatur mit gewalttätigem Inhalt und der Verzicht darauf, Utensilien zur Selbstverletzung oder Selbstintoxikation vorrätig zu halten. Bei stationärer Behandlung sind Stationsregeln ein wichtiger Beitrag zur Stimuluskontrolle. Sie sollten die Kommunikation über gestörtes Essverhalten, selbstschädigende, suizidale Verhaltensweisen oder Gedanken sowie Gespräche über traumatische Erlebnisse außerhalb der Therapiezeiten blockieren.

Im weiteren Verlauf der Behandlung steht dann zunehmend Exposition im Vordergrund. Die Expositionssituationen können Alltagssituationen sein wie Einkaufen in einem Supermarkt oder Essen mit Kollegen in der Kantine. Es können Situationen sein, die Vorbereitung und eine Schulung der sozialen Kompetenz voraussetzen, wie Treffen mit kritischen Freundinnen oder Familienmitgliedern, Einkaufen an einem Ort, der mit Einkäufen für Essanfälle assoziiert ist. Exposition erfordert kognitive Vorbereitung und den Erwerb von grundsätzlichen Fertigkeiten des entgegengesetzten Handelns und der Spannungsregulation.

Auch der Therapeut wendet in seiner Gesprächsführung Stimuluskontrolle, Exposition und die Gesetzmäßigkeiten des operanten Lernens systematisch an. Zum einen indem er die Inhalte der Gespräche entsprechend dieser Überlegungen lenkt, zum anderen indem er die Intensität seiner Zuwendung an die Patientin systematisch steuert. Wenn die Patientin konsequent und erfolgreich mitarbeitet und sich angemessenen Themen zuwendet, intensiviert er die Zuwendung, wenn die Patientin über problematisches Verhalten berichtet, tritt er einen Schritt zurück.

3.3.10 Kognitive Techniken

Die Patientin profitiert von der Kenntnis der Zusammenhänge zwischen Denken, Fühlen und Handeln. Es ist sinnvoll, mit ihr zu erarbeiten, wie insbesondere in Situationen mit zwiespältiger Bedeutung die subjektive Bewertung der Situation einen wesentlichen Einfluss auf die erlebten Emotionen hat. Weiterhin werden Kriterien vermittelt, mit denen Bewertungen überprüft werden können. Klassische kognitive Interventionen aus der zweiten Welle der Verhaltenstherapie, wie kognitive Umstrukturierung, sollten aber nur zurückhaltend eingesetzt werden, da sie sich nicht als allgemein wirksam erwiesen haben. Die Simplifizierungen des sogenannten positiven Denkens sind gänzlich zu vermeiden. Sätze wie: »Wenn sie denken, das klappt schon mit der Gewichtszunahme, dann wird es Ihnen leichter fallen, die Essstörung zu überwinden«, werden von den Patientinnen als invalidierend erlebt. Besser ist es, eher die Schwierigkeit des Umdenkens und die Notwendigkeit, wirklich überzeugt zu sein, zu betonen und zu vermitteln, dass automatische Gedanken erlernte Vorgänge sind, die auch dann bestehen bleiben können, wenn man längst nicht mehr von ihnen überzeugt ist. Patientinnen hängen häufig Mythen über kognitive Vorgänge an wie: »Grübeln hilft, irgendwann doch eine Lösung zu finden«, »Selbstbeschimpfungen helfen mir, einen Rest von Disziplin zu bewahren«, oder: »Wenn ich ein Gefühl oder eine Intuition habe, dann muss etwas dran sein«. Die Aufgabe des Therapeuten ist es, Selbsthilfewissen zu vermitteln. Es ist nicht erforderlich, alle nicht-hilfreichen Annahmen zu korrigieren.

3.3.11 Einbindung in ein Lebenssystem mit sinnvoller Struktur, Regeln und Gewohnheiten

Insbesondere schwerkranke Patientinnen mit hoher Komorbidität profitieren von einem Umfeld, das Struktur und sinnvolle Regeln anbietet. Dieses Umfeld kann eine auf Essstörungen spezialisierte therapeutische Wohngemeinschaft oder eine Spezialstation für Essstörungen sein. Ein derartiges Lebenssystem entlastet die Patientin in einer Lebensphase, in der ausgedehnte Veränderungen notwendig sind, und bietet einen geschützten Raum, um neue günstige Gewohnheiten einzuüben.

4 Erläuterungen für Therapeuten zu den Modulen

Der Umgang mit dem Manual und die Selbstmanagement-Tools sollten zuerst mit den Patientinnen durchgesprochen werden. Am günstigsten ist es, wenn die Patientinnen diese Abschnitte aus dem Manual alleine durcharbeiten und in der Einzeltherapie Gelegenheit haben, Fragen zu stellen und individuelle Themen zu vertiefen.

Die anderen Module werden am besten in Form einer Gruppentherapie angeboten und in der Gruppe schrittweise durchgearbeitet. Sie können in beliebiger Reihenfolge durchgenommen werden, dies ermöglicht im stationären Setting das Angebot einer offenen Gruppe. Neue Teilnehmer können zu einem beliebigen Zeitpunkt einsteigen und kommen dann innerhalb von etwa zwölf Wochen in Kontakt mit allen wesentlichen Inhalten. Auch hier ist es empfehlenswert, dass die Gruppenteilnehmer die jeweiligen Abschnitte des Patientenmanuals vorher lesen.

4.1 Modul Symptome der Essstörung

In diesem Modul erhalten die Patientinnen Informationen über die Essstörung und charakteristische assoziierte Probleme. Um die Selbstwirksamkeit der Patientin zu verbessern und eine differenzierte Therapieplanung zu ermöglichen, ist ein möglichst vollständiger Überblick über vorhandene Probleme anzustreben.

4.2 Modul Selbstmanagement-Tools

Die Patientinnen erhalten eine Einführung in die Grundzüge der dialektischen Betrachtungsweise und in die Grundlagen von Veränderungsprozessen. Hierzu werden mit ihnen ihre Werte und Ziele erarbeitet und eine Einführung in planerisches Handeln, den Umgang mit dialektischen Dilemmata, lerntheoretische Grundlagen der Selbststeuerung und den Einsatz von Commitment-Strategien gegeben, bevor die Einführung in den Gebrauch des Ernährungsprotokolls und in die Techniken der Verhaltensanalyse, der Kettenanalyse und der Matrix erfolgt. In diesem Modul sind die Informationen zusammengefasst, die einen fokussierten Beginn der Einzeltherapie ermöglichen. Bei Schwierigkeiten bei Veränderungsprozessen kann immer wieder auf dieses Modul zurückgegriffen werden. Ernährungsprotokoll, Verhaltens- und Kettenanalysen und Matrix sind Basistechniken, die den gesamten Therapieablauf begleiten.

4.3 Modul Achtsamkeit und Akzeptanz

Achtsamkeit ist ein Zustand intentional gerichteter Aufmerksamkeit. Sie ist sowohl auf einen Punkt gerichtet wie gleichzeitig offen. Achtsamkeit beinhaltet eine unparteiliche, nicht von Konzepten getragene Aufmerksamkeit, die auf das gerichtet ist, was sich im gegenwärtigen Augenblick tatsächlich ereignet. Im Zustand der Achtsamkeit ist der »innere Beobachter« aktiviert, d. h. eine psychische Funktion, die andere psychische Funktionen registriert und koordiniert. Der »innere Beobachter«, eine metakognitive Ebene, ermöglicht eine Distanz zu eigenen Gedanken und Emotionen, die so als innere Ereignisse beobachtet werden können. Die Fusion zwischen Gedanken und Ereignissen wird dadurch aufgehoben. Es ergibt sich ein »dezentrierter« (aber nicht dissoziierter) Blick auf die eigene Situation. Dabei erfolgt eine Annäherung an das eigene Erleben und Denken, jedoch keine Vermeidung. Diese Veränderung der Beziehung der Patientin zu ihren Gedanken und Gefühlen ist ein wichtiger Schritt in der Therapie.

Achtsamkeit mit ihrem Fokus auf Gegenwärtigkeit hilft auch, im richtigen Augenblick das Richtige zu tun. Ein Musterbeispiel ist die Notwasserung von Kapitän Sullenberger im Hudson River. Er konzentrierte sich in dem sicherlich extrem stressvollen Moment des Ausfalls beider Triebwerke auf eine in den Notfallprozeduren geübte Blickheuristik und konnte so das Flugzeug landen, ohne dass ein einziger Fluggast verletzt wurde.

Akzeptanz bedeutet die Bereitschaft, die Vergangenheit und die Gegenwart so anzunehmen, wie sie sind. Das schließt ein, die Unveränderbarkeit der Vergangenheit anzunehmen, Leiden und Begrenzungen als selbstverständlichen Teil der menschlichen Existenz zu verstehen. Die buddhistische Philosophie sieht in fehlender Akzeptanz, d. h. Habenwollen von etwas, was man nicht hat, oder Nicht-Habenwollen von etwas, das man hat, eine wesentliche Quelle von selbsterzeugtem Leid. Achtsamkeit wird geübt, indem man wahrnimmt, beschreibt, teilnimmt, nicht bewertet und konzentriert und wirkungsvoll handelt.

Im Allgemeinen ist Wahrnehmen und Beschreiben der eigenen Handlungsweise dann am dringendsten erforderlich, wenn ein neues Verhalten erlernt (z. B. Erlernen eines Musikinstruments, einer sportlichen Fertigkeit wie Fahrrad fahren oder einer komplexen psychomotorischen Fertigkeit wie Auto fahren) oder ein bekanntes Verhalten verändert wird. Wenn die Geschicklichkeit sich verbessert, nimmt das Beobachten und Beschreiben ab. Eine Rückkehr zum Beobachten und Beschreiben ist dann sinnvoll, wenn sich ein Fehler in die Handlungskette eingeschlichen hat, oder aber, wenn das gegenwärtige Erleben und Handeln durch Erinnerungen überlagert wird. Wahrnehmen bedeutet, Informationen (Ereignisse, Emotionen, Verhaltensweisen) mit vollem Bewusstsein aufzunehmen, ohne den Vorgang aktiv zu beenden oder zu verlängern. Die Fähigkeit, ein Ereignis als ein Ereignis wahrzunehmen, bedeutet immer auch eine emotionale Distanzierung. Wichtig ist es zu unterscheiden, dass Beobachtung und Erinnerung von Ereignissen nicht mit den Ereignissen selbst identisch sind. Wahrnehmungen sind innere Prozesse, die mit äußeren Ereignissen korrespondieren, aber nicht mit ihnen identisch sind. Das Beobachten eines anderen Menschen beim Teetrinken ist nicht identisch mit dem Teetrinken. Wenn Wahrnehmungen mit Ereignissen verwechselt werden, dann können sie nicht mehr ergänzt, relativiert oder korrigiert werden. Der Fokus auf der Wahrnehmung des Augenblicks vereint in sich östliche Meditationskonzepte und moderne Konzepte von Exposition als Technik zur Löschung von automatischen Vermeidungs- und Angstreaktionen. Genaues Beschreiben der eigenen Verhaltensweisen, Erlebnisse und Emotionen ist die Übersetzung der Wahrnehmung in Sprache. Viele Patientinnen vermischen ihre emotionalen Reaktionen mit den auslösenden Ereignissen selbst. Beschreiben erfordert, die Ereignisse von den Emotionen und Gedanken zu trennen.

Achtsame Teilnahme bedeutet, dass der Mensch, der ganz an der Situation teilnimmt, völlig in der Aktivität des gegenwärtigen Moments aufgeht und gleichzeitig in sich verankert ist. Ein gutes Beispiel ist ein Läufer, der seine Schritte flexibel den Veränderungen des Bodens anpasst. Er zeigt hohe Achtsamkeit und Aufmerksamkeit und wird gleichzeitig zum Bestandteil des Geschehnisses. Achtsames Teilnehmen bezieht sich auf alle Situationen des Lebens, sowohl wenn andere Menschen daran beteiligt sind als auch wenn niemand dabei ist. Achtsames Teilnehmen bedeutet immer, ein Teil des Universums zu sein. Achtsames Teilnehmen hilft, Einsamkeit zu überwinden.

Die Wahrnehmung, Beschreibung und Teilnahme erfolgen durch einen nichtbewertenden Standpunkt. Viele Patientinnen neigen zu raschen dichotomen Bewertungen, was die achtsame Teilnahme an Ereignissen erheblich stört oder verhindert. Bewertungen begünstigen das Haftenbleiben bei einem Ereignis oder Gegenstand. Im Gegensatz zur klassischen kognitiven Therapie geht es an dieser Stelle nicht um die Entwicklung günstigerer oder ausgewogener Bewertungen, sondern um das radikale Unterlassen von Bewertungen überhaupt. Ein nichtbewertender Standpunkt zeichnet sich durch Beobachtung von Ereignissen, ihrer Konsequenzen und deren Wahrscheinlichkeiten aus. Aus einem nichtbewertenden Standpunkt heraus kann aufgelistet und beschrieben werden, welche Handlungsweisen zu welchen Konsequenzen führen. Die Entscheidung für alternative Handlungen entsteht dabei primär aus der Erwartung von bestimmten Konsequenzen. Handlungsweisen und ihre Ergebnisse werden aber nicht als funktional und dysfunktional, gut oder schlecht etikettiert. Der Unterschied zur klassischen kognitiven Therapie erscheint zunächst subtil, ist aber von großer Bedeutung. Die Aufmerksamkeit wird von Funktionen erster Ordnung (Inhalt, Häufigkeit) auf Funktionen zweiter Ordnung (Funktion, Kontext) gelenkt. Die konzentrierte Handlungsweise betont die auf die gegenwärtige Handlung gelegte und nicht auf mehrere Aktivitäten aufgeteilte oder auf eine gegenwärtige Aktivität und Gedanken über frühere Ereignisse verteilte Achtsamkeit. Effektives Handeln verdeutlicht sich in seinem Ergebnis. Es ist nur möglich, wenn Ziele vorhanden sind und benannt werden. Effektiv sein bedeutet, so zu handeln, dass das Ergebnis dem Ziel entspricht. Wenn es mein Ziel ist, den Nagel in die Wand zu schlagen, ist es effektiv, beim Hämmern den Nagel zu treffen und nicht den Daumen.

Achtsamkeit kann informell bei allen Alltagsaktivitäten und sozialen Interaktionen geübt werden (z. B. beim Sitzen in einem Café, bei einer sportlichen Aktivität, bei einer handwerklichen Tätigkeit, beim Teekochen, beim Wäschewaschen, bei Gesprächen). Es erfolgt hier eine Synthese von meditativen und lebenspraktischen Übungselementen.

Weiterhin existiert eine Vielzahl von formalen Übungen, die geeignet sind, Achtsamkeit zu erhöhen. Bei den Übungen wird die Rolle des teilnehmenden Beobachters eingenommen. Die Einführung in die Praxis der Achtsamkeitsübungen erfolgt in der Gruppentherapie und in Einzelkontakten. Damit ist über die allgemeine Information hinaus die Möglichkeit gegeben, auf die individuelle Situation der Patientinnen einzugehen. Obwohl es unter Menschen mit einer Essstörung viele Ähnlichkeiten hinsichtlich der Problematik der Spannungsregulation, des Emotionsmanagements und der Achtsamkeit gibt, zeigt es sich dennoch, dass eine individuelle Abstimmung der wirkungsvollen Achtsamkeitsübungen notwendig ist.

Das Führen eines Tagebuchs ist eine wichtige praktische Übung zur Schulung der Achtsamkeit. Da es eine grundlegende Therapietechnik darstellt, wird das Ernährungsprotokoll allerdings im Abschnitt Selbstmanagement-Tools behandelt. Durch ein Tagebuch erfolgt eine Fokussierung auf die Gegenwart, Beschreiben und Nichtbewerten werden unmittelbar geübt. Die gleichen Fertigkeiten werden auch bei der Durchführung von Verhaltens- und Kettenanalysen zu aktuellen Verhaltensweisen trainiert.

Validierung und Selbstvalidierung sind zentrale Akzeptanzstrategien. Gelungene validierende Sätze kommunizieren das Wesentliche der Akzeptanz.

In weiterem Sinne zugehörig zu Achtsamkeit und Akzeptanz sind die Themen Werte und Ziele, Planen lernen sowie Umgang mit dialektischen Dilemmata.

4.4 Modul Gesundes Essverhalten

Grundlage dieses Moduls ist die intensive Wechselwirkung, die zwischen Emotionsregulation und Essverhalten besteht. Durch das in dem Modul vermittelte Wissen und die Fertigkeiten wird angestrebt, ein angemessenes Essverhalten einzuüben und hierdurch günstige Voraussetzungen für eine verbesserte Emotionsregulation zu schaffen. Weiterhin wird die Patientin in dem Modul angeleitet, Störfaktoren für gesundes Essverhalten zu eliminieren.

4.5 Modul Umgang mit Emotionen

Das Modul Umgang mit Emotionen ist ein psychoedukatives Behandlungselement, das Wissen über Emotionen und Fertigkeiten im Umgang mit Emotionen vermittelt. Es hat eine zentrale Bedeutung für die Emotionsregulation und ist auch als Einzelkomponente effektiv.

Patientinnen mit einer Essstörung erleben zum Teil intensive emotionale Turbulenzen. Im bewussten Erleben und in ihren Äußerungen stehen oft Bewertungen von Gefühlen oder sekundäre Gefühle im Vordergrund: »Es geht mir schlecht«, »Ich schäme mich, so viel Angst wegen meines Essverhaltens zu haben«. Die Patientinnen versuchen häufig, den mit den primären Emotionen verbundenen Schmerz zu vermeiden. Eine Vielzahl von Verhaltensweisen hat die Funktion, das Erleben primärer Emotionen abzuschwächen.

Die Vermittlung von Emotionsmanagement kann zunächst auf erheblichen Widerstand treffen. Die Patientinnen haben häufig die Erfahrung gemacht, dass ihre Emotionen in der Familie (mit guter Absicht oder auch nicht) invalidiert wurden: »Du empfindest das falsch, du solltest keine Wut auf deinen Vater haben, er hat es stets gut gemeint, du solltest Dankbarkeit empfinden!«. Auch Therapeuten tun ähnliches »Sie sollten anerkennen, was Sie alles in der Schule erreicht haben, darauf können Sie stolz sein.« Patientinnen ziehen daraus den Schluss: »Ich bin sogar zu blöd, das Richtige zu fühlen«, oder widersetzen sich dem Versuch, ihre Gefühle zu beeinflussen. Innere Achtsamkeit mit einer nichtbewertenden Beobachtung und Beschreibung der eigenen emotionalen Abläufe hat zunächst den Charakter einer Exposition und bedarf einer entsprechenden psychoedukativen Vorbereitung.

4.5.1 Emotionen verstehen

In einem ersten Schritt wird das Verständnis von Emotionen durch Vermittlung von Grundwissen gefördert. Die Erarbeitung der folgenden Punkte erfolgt am besten in der Gruppe und im Dialog mit ihr. Persönliche Beispiele werden genutzt, um die jeweiligen Punkte zu illustrieren, brauchen aber nicht vertieft zu werden.

Den Zusammenhang zwischen Emotionen und Essverhalten erarbeiten
Ein grundsätzliches Verständnis des bidirektionalen Zusammenhangs zwischen Essverhalten und Emotionsregulation ist eine wichtige Grundlage für die Mitarbeit der Patientin. Aus diesem Verständnis lässt sich ableiten, warum es sowohl erforderlich ist, angemessenes Essverhalten einzuüben wie an der Emotionsregulation zu arbeiten.

Emotionen sind ein emergentes Phänomen
Emotionen entstehen durch das Zusammenspiel vieler Faktoren. Besonders wichtig sind dabei Wahrnehmungen aus dem Körper, Wahrnehmungen von außen sowie ein erlerntes handlungsorientiertes Konzept. Sie sind an keiner Stelle »fest verdrahtet«. Das macht Emotionen flexibel und Lernprozesse zugänglich.

Emotionen beinhalten ein Konzept
Konzeptgesteuerte Verarbeitung beeinflusst Wahrnehmung, Verhalten, Emotionsregulation und Entscheidungsprozesse. Emotionen sind konzeptuelle Kategorien, die innerhalb von spezifischen Situationen eine bestimmte handlungsorientierte Funktion haben. Diese Konzepte werden im Laufe von Kindheit und Jugend erlernt und fortlaufend modifiziert. Kenntnis der wesentlichen Elemente der jeweiligen Konzepte hilft, emotionale Feinkörnigkeit zu entwickeln.

Emotionen sind vielfältig
Die deutsche Sprache hat mindestens 100 Emotionsworte. Mit vielen Emotionen vertraut zu sein, nennt man emotionale Feinkörnigkeit. Feinkörnigkeit führt offensichtlich zu einer differenzierteren Anpassung an wechselnde Situationen in der Umwelt.

Emotionen sind universell
Alle Menschen erleben irgendwann Liebe, Freude, Wut, Ärger, Enttäuschung, Hoffnungslosigkeit. Es ist ein Mythos, dass nur psychisch kranke Menschen unangenehme Emotionen erleben und dass es »gute« und »schlechte« Emotionen gibt.

Auslöser von Emotionen
Emotionen können durch Sinneswahrnehmungen (Sehen, Hören, Riechen, Schmecken, Berührung und Bewegung), aber auch durch innere Ereignisse wie Gedanken, Erinnerungen oder sekundär durch andere Emotionen ausgelöst werden.

Emotionen sind mit einer körperlichen Erfahrung verbunden
Einige wenige Emotionen gehen mit relativ spezifischen körperlichen (psychophysiologischen) Veränderungen und Erlebnisweisen einher. Beispiele sind Blicksenkung bei Scham oder Würgereiz bei Ekel. Die meisten körperlichen Komponenten von Emotionen sind unspezifisch. Pulsbeschleunigung beispielsweise tritt sowohl bei Angst und Ärger als auch bei Verliebtheit auf. Weinen kann Trauer, Angst, Wut, aber auch Freude begleiten. Wichtig sind auch die individuellen körperlichen Erscheinungsformen von Emotionen: Ärger kann z. B. von einer Person als Schmerz im Oberbauch wahrgenommen werden, von einer anderen als Ohrensausen. Die subjektive emotionale Erfahrung setzt sich kaum trennbar aus diesen körperlichen Wahrnehmungen, zugehörigen Bewertungsprozessen und Handlungsschemata zusammen.

Emotionen verändern sich mit der Zeit
Emotionen sind grundsätzlich der Wandlung unterworfen. Emotionen sind wesentlich das Produkt schneller, hochgradig automatisierter (vorbewusster) Prozesse der Informationsverarbeitung. Dies gilt vor allem für Emotionen, die der Gefahrenabwehr dienen, zum Beispiel das Erschrecken beim überraschenden Anblick einer Schlange. Emotionen können sich aber auch langsam infolge von Erfahrungen und Bewertungsprozessen aufbauen, zum Beispiel die Entwicklung freundschaftlicher Gefühle infolge einer langjährigen guten Zusammenarbeit. Man spricht auch von einem Fast-Track und einem Slow-Track der Emotionsentstehung (▶ Abb. 10).

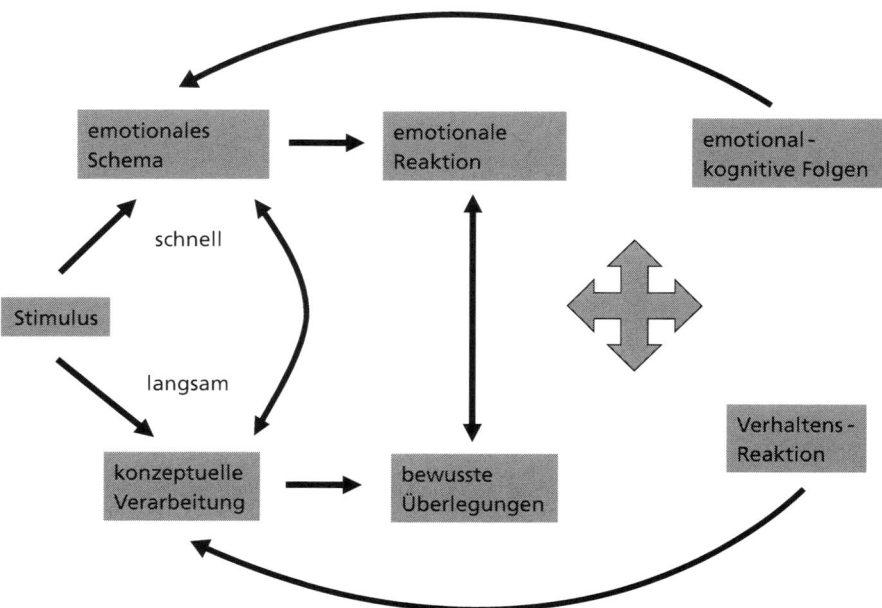

Abb. 10: Schnelle und langsame Informationsverarbeitung innerhalb des kognitiv-emotionalen Systems

Emotionen zeigen einen typischen Ablauf. Sie werden intensiviert und klingen in unterschiedlichem Zeitverlauf wieder ab. Sie entstehen, werden uns bewusst, finden Ausdruck, begünstigen bestimmte Handlungsweisen und schwächen sich wieder ab. Innere Vermeidung von Emotionen kann den Zeitverlauf verändern. Beispielsweise kann die innere Vermeidung von Ärger die Intensität der Emotion erheblich abschwächen, aber zu chronischem Ärger niedriger Intensität führen.

Emotionen bereiten zum Handeln vor
Emotionen informieren in Situationen, indem sie einen bestimmten Verlauf vorhersagen. Sie organisieren das seelische Leben, indem sie Prioritäten setzen, Energie zum Handeln verleihen und einen ersten Handlungsplan vorschlagen. Beispielsweise gibt Ärger die Energie, Grenzüberschreitungen abzuwehren, und Liebe die Energie, intime soziale Beziehungen einzugehen. Emotionen ermöglichen rasche Entscheidungen auf der Basis begrenzter Informationen.

Emotion ist Kommunikation
Gesicht, Bewegungen und Worte geben den Mitmenschen kontinuierlich Informationen über den emotionalen Zustand, die Absichten und Handlungsbereitschaft. Wenn Familien, Partner oder Freunde angemessen auf Emotionen reagieren, fühlen sich Menschen geliebt und gut versorgt, im gegenteiligen Fall unverstanden und ungeliebt. Achtsames Wahrnehmen von emotionalen Zuständen bei den Mitmenschen erlaubt selbstverständlich nicht, deren Gedanken zu lesen. Wenn man bei-

spielsweise bemerkt, dass der Partner beim Erwähnen eines bestimmten Namens errötet, kann man nicht mit Sicherheit daraus schließen, dass er etwas verschwiegen hat. Emotionen werden operant positiv oder negativ verstärkt, gelöscht oder bestraft. Sehr ausgeprägte gesellschaftliche Formung von Emotionen, z. B. niederschwelliges Weinen oder völliges Zurückhalten des Weinens, wird als unecht oder geziert wahrgenommen.

Emotionen beeinflussen das Gedächtnis
Ereignisse, die mit Emotionen mittlerer bis hoher Intensität verbunden sind, werden langfristig erinnert. »Langweilige«, d. h. nicht mit Emotionen verbundene Informationen dagegen schnell vergessen. Hohe Intensität von Emotionen bei extremen Ereignissen kann zu Vergessen oder zu intrusiven Formen des Erinnerns führen.

Emotionen sind grundsätzlich adaptiv
Alle höheren Lebewesen haben Emotionen. Die Ausstattung des Menschen mit Emotionen ist vermutlich durch die vielen Jahrtausende der Lebensform als Jäger und Sammler geprägt. Emotionen sind innere Signale, welche die Anpassung an die Umwelt und die Aufrechterhaltung des Lebens fördern und optimieren. Emotionen sind in diesem Sinne weder vernünftig noch unvernünftig, sondern primär adaptiv. Auch bei unangenehmen Emotionen oder Situationen, in denen übergeordnete Faktoren ein Handeln nach der Emotion verbieten oder unangemessen machen, ist es wichtig, die adaptive Seite der jeweiligen Emotion zu validieren. Die Formung von Emotionen durch die Evolution bedeutet natürlich auch, dass sie eine hohe individuelle Variabilität haben, unscharfe Grenzen haben können, mehreren Funktionen dienen können und sich einer eindeutigen Klassifikation entziehen.

Menschen können ihre Emotionen beeinflussen
Grundsätzlich gibt es fünf (sich überlappende) Möglichkeiten, Emotionen zu verändern:

1. Auswahl der Situation durch Aufsuchen oder Vermeiden (z. B. in Sportverein gehen, Bekannte, die mich ständig kritisiert, meiden)
2. Veränderung oder Neugestaltung der Situation
3. Aufmerksamkeitslenkung auf andere Aspekte der Situation (z. B. anstatt in den Gesichtern der anderen nach Zeichen der Ablehnung zu suchen, genau darauf achten, was sie sagen)
4. Bewertung der Situation verändern (falls möglich fehlerhafte Bewertung korrigieren) oder innere Distanz zu automatischen Bewertungen gewinnen und Verzicht auf weiteres bewertendes Nachdenken
5. Veränderung des Verhaltens auf der motorischen (mit der Emotion oder entgegen der Emotion handeln), auf der emotionalen (z. B. sich trösten) oder auf der physiologischen Ebene (z. B. durch ausreichend Schlaf und Sport für emotionale Robustheit sorgen)

Beachten Sie, dass die im Prozessmodell beschriebene intrapsychische Emotionsregulation auch auf einen interpersonellen Prozess übertragen werden kann (Christensen and Haynos, 2020). Auf diese Weise kann der Therapeut seine Patientin, die interpersonelle Umgebung der Patientin und die Patientin selbst ihre Umgebung bei der Emotionsregulation unterstützen.

Die Entwicklung von Emotionsregulation in der Kindheit
Im Laufe der Entwicklung in Kindheit und Adoleszenz erlernen Menschen normalerweise gut organisierte Emotionskonzepte. Zunächst haben die Eltern eine wichtige Rolle bei der Emotionsregulation durch Abwehr von Gefahren und Bedürfnisbefriedigung (Essen, Trinken, Körperkontakt, Spiel). Weiterhin beeinflussen die Eltern die Emotionsregulation durch Bewertung von Ereignissen und Emotionen: »Ich habe gesehen, wie du auf das Knie gefallen bist, das tut bestimmt sehr weh, ich hole dir ein Pflaster, vielleicht lässt der Schmerz dann nach« (Validierung, soziale Unterstützung, Konzeptvermittlung), »Wegen dieser kleinen Schramme wird ein großer Junge wie du doch nicht weinen« (Invalidierung). Zum Erreichen von Reife und Autonomie ist es erforderlich, dass die Emotionsregulation von der Person selbst und ihrem sozialen Netz übernommen wird. Die Fähigkeit, Emotionen zu erleben, anzuerkennen, auszudrücken, angemessen nach ihnen zu handeln und sie zu kontrollieren, ist ein wesentliches Kriterium für seelische Gesundheit. Unzureichende Emotionskontrolle führt zu erheblichem subjektivem Leiden und zur Beeinträchtigung sozialer Beziehungen. Überkontrolle von Emotionen resultiert ebenfalls in seelischem Leid, Entscheidungs- und Handlungsunfähigkeit.

4.5.2 Übungen

Emotionen von Kognitionen abgrenzen
Hierbei ist es besonders wichtig, dass auch der Therapeut seine eigene Sprache beobachtet. Die deutsche Sprache verführt dazu, mit dem Wort »Gefühl« Körperwahrnehmungen, Kognitionen in Form von intuitivem Wissen und Emotionen durcheinander zu werfen. In Verbindung mit Botschaften wie: »Es ist wichtig, Gefühle ernst zu nehmen«, kann dies zu erheblicher Verwirrung bei Patienten führen.

Emotionen benennen
Eine wichtige Technik, um die dichotome Einteilung von Emotionen in »gut« und »schlecht« zu überwinden, besteht darin, den Wortschatz von Emotionswörtern systematisch zu erweitern. So kann ausgewählt werden, welches Wort den gegenwärtigen Zustand am besten beschreibt. Systematisches Durcharbeiten von wichtigen Ereignissen des aktuellen Lebens der Patientinnen und Tagebuchtechniken können die achtsame und nichtbewertende Selbstbeobachtung fördern. Dabei können »Drehbücher« von Ereignissen angefertigt werden, bei denen jeweils in einer Zeile die tatsächlichen Ereignisse und tatsächlich gesprochenen Worte festgehalten werden, in der nächsten Zeile der innere Dialog und in einer weiteren Zeile die beobachteten Emotionen. Die Hauptaufgabe des Therapeuten besteht darin, auf die korrekte Einordnung in die jeweiligen Spalten zu achten, z. B. dass in der dritten Spalte tatsächlich nur Emotionswörter verwendet und Bewertungen von Emotionen (gut/positiv vs. schlecht/negativ, angemessen, beschämend) zurückgestellt werden.

Emotionskunde: Wichtige Emotionen systematisch durcharbeiten
Die psychoedukative und von persönlichen Erlebnissen zunächst abgehobene Bearbeitung wichtiger einzelner Emotionen erlaubt es, sich diesem schwierigen und schmerzvollen Thema anzunähern, ohne durch die Notwendigkeit von Selbstöffnung die Patientinnen zu überfordern. Die Erarbeitung erfolgt am besten in der Gruppe mithilfe eines Flipcharts, kann jedoch im ambulanten Bereich auch in der Einzeltherapie erfolgen.

Entgegengesetztes Handeln einüben
Das Konzept des entgegengesetzten Handelns ist eines der wesentlichen Instrumente des Emotionsmanagements. Hier wird das Wissen, das in der Verhaltenstherapie bei der Behandlung von Ängsten durch Exposition gesammelt wurde, auch auf andere Emotionen übertragen. Zentral ist jeweils die Überlegung, ob es für die Patientin adaptiv ist, in einer konkreten Situation der mit einer Emotion verbundenen Handlungstendenz zu folgen, oder ob es günstiger ist, entgegengesetzt zu handeln. Beispiel ist eine übergewichtige Patientin, die intensive Scham empfindet, wenn sie ins Freibad zum Schwimmen geht. Die mit der Scham verbundene Handlungstendenz ist, sich zurückzuziehen und sich nicht den Blicken anderer Menschen auszusetzen. Dies ist allerdings nicht adaptiv, da es die gesundheitliche Situation dieser Patientin verschlechtert. Entgegengesetztes Handeln bedeutet hier, trotzdem regelmäßig schwimmen zu gehen, was zunächst mit einer Intensivierung der Scham verbunden ist. Es ist allerdings zu erwarten, dass die Intensität der Schamgefühle im Laufe der Zeit nachlässt und möglicherweise Stolz über die neuen Kompetenzen entsteht.

4.6 Modul Interpersonelle Fertigkeiten

Manche Patientinnen mit einer Essstörung wirken mutig, »gerissen« oder frech in sozialen Situationen (Pseudokompetenz), andere sind schüchtern, ängstlich oder unflexibel im Umgang mit anderen Menschen. Die Beobachtung der Patientinnen in naturalistischen Situationen oder Rollenspielen weist aber häufig unabhängig von der Einschätzung als eher extrovertiert oder introvertiert auf eine erhebliche Einschränkung der sozialen Kompetenz hin. Ein systematisches Training sozialer Kompetenzen ist eine Standardintervention der Verhaltenstherapie. Beim Vorgehen in der Gruppe ist es günstiger, einen Katalog von Standardsituationen abzuarbeiten, als sich ausschließlich auf individuelle Bedürfnisse von Gruppenteilnehmern zu konzentrieren. Standardsituationen erfüllen typischerweise besser das Kriterium des mittleren Schwierigkeitsgrades, in dem Lernen am besten möglich ist.

4.6.1 Psychoedukation über die Notwendigkeit von interpersonellen Fertigkeiten

Patientinnen mit Essstörungen verfügen manchmal über ein gutes Wissen über allgemeine Verhaltensregeln in sozialen Situationen. Wenn sie von einer Freundin gefragt werden: »Wie soll ich mich in dieser Situation verhalten?«, dann verfügen sie über die Fähigkeit, eine angemessene Empfehlung zu geben. Die Anwendung dieses Regelwissens auf die eigene Situation wird aber häufig durch die Störung der Emotionsregulation und des eigenen Selbstwertgefühls blockiert. Einstellungen wie: »Ich habe kein Recht darauf, ich bin nicht so wie andere Menschen, bei mir funktioniert das nicht«, blockieren ebenfalls.

4.6.2 Die Ziele einer Fertigkeit und die Auswirkungen auf Beziehung und Selbstachtung definieren

Es hat sich bewährt, folgende Punkte vor jedem Verhaltensexperiment in der Gruppe zu erarbeiten:

- Was ist mein persönliches Verhaltensziel? Was will ich erreichen?
- Wie soll die Beziehung zu meinem Interaktionspartner nach Abschluss der Verhaltenssequenz sein?
- Wie soll sich mein Verhalten auf meine Selbstachtung auswirken?

Die Festlegung der Ziele sollte am besten schriftlich erfolgen.

4.6.3 Die Fertigkeit in einzelne Schritte zerlegen – ein Skript erstellen

Bei den meisten Fertigkeiten ist es sinnvoll, das Rollenspiel zur Einübung in zwei bis vier Schritte zu zerlegen. Um eine korrekte und erfolgreiche erste Durchführung zu erleichtern, wird auf einem Flip-Chart ein Skript erstellt, das alle gesprochenen Sätze und wichtigen Handlungen auflistet. Das fördert die sprachliche Präzision und Einfachheit der Ausführung, die einzelnen Handlungsschritte und Sätze können so vorher besprochen und geübt werden.

4.6.4 Die Fertigkeit vorspielen

Bei neuen Fertigkeiten kann es sinnvoll sein, dass zwei Therapeuten das Rollenspiel zunächst vorführen. Hierbei ist es wichtig, dass alle Elemente enthalten sind. Schauspielerische Perfektion ist nicht erforderlich, sie kann sogar die Hemmschwelle für die Patienten erhöhen, selbst aktiv teilzunehmen. Bei Gruppen mit bereits fortgeschrittenen Fertigkeiten ist dieser Schritt nicht mehr erforderlich.

4.6.5 Gruppenmitglieder zur aktiven Teilnahme gewinnen

An dieser Stelle ist es die Aufgabe der Gruppenteilnehmer, selbst aktiv zu üben. Das Rollenspiel wird mit einem anderen Gruppenmitglied als Interaktionspartner durchgeführt. Eine Schwierigkeit kann darin bestehen, dass die Übung in einem dissoziierten Zustand durchgeführt wird. Die Patientinnen denken: »Ich würde das in der Wirklichkeit niemals machen, jetzt Augen zu und ich spiele das einfach.« Es ist die Aufgabe des Therapeuten, auf diese Problematik hinzuweisen und bei den Teilnehmern des Rollenspiels auf Zeichen von Dissoziation zu achten. Dazu lässt der Therapeut immer den Schweregrad des Rollenspiels einschätzen. Ein sinnvoller Übungsbereich liegt zwischen 4–6 auf einer Skala von 0–10. Zu geringe Schwierigkeit ist zum Üben nicht geeignet, da die Patientin unterfordert ist. Zu hohe Schwierigkeit führt zu Überforderung und erhöht die Wahrscheinlichkeit zu dissoziieren. Wenn Patientinnen den Schweregrad einer Übung zu niedrig einschätzen, dann sollte der Therapeut auf Merkmale einer Dissoziation achten und der Patientin helfen, diese zu unterbrechen. Hilfreich ist in diesen Situationen, die Patientin zu bitten, sich auf die Atmung zu konzentrieren.

4.6.6 Positives Feedback geben

- Protagonist wird gefragt: Was ist Ihnen gut gelungen?
- Gruppe wird gefragt: Was haben Sie beobachtet? Was ist gut gelungen?
- Protagonist wird gefragt: Was würden Sie beim nächsten Durchgang verändern?
- Gruppe wird ggf. gefragt: Welche konkreten Veränderungsvorschläge haben Sie?

In jedem Fall sollten nach dem Rollenspiel Anstrengung und Mut der Teilnehmer gelobt werden. Sinnvoll ist, dass die Gruppe spezifisches Feedback in Form von Lob für korrekt und erfolgreich durchgeführte Elemente des Rollenspiels gibt, die Therapeuten ergänzen und bestätigen das positive Feedback. Globale Kritik wird unterbunden und in konkrete Verbesserungsvorschläge umformuliert. Die Zahl der Verbesserungsvorschläge wird auf ein bis zwei beschränkt.

4.6.7 Wiederholung des Rollenspiels

Ist die erste Durchführung des Rollenspiels hinter dem Zielkriterium zurückgeblieben oder ist das Rollenspiel in einem dissoziierten Zustand ohne emotionale Beteiligung durchgeführt worden, wird die Patientin gebeten, das Rollenspiel zu wiederholen. Es kann sinnvoll sein, einzelne Elemente aus der Planung noch einmal zu wiederholen und zusätzliche Hilfestellung (z. B. Prompting) anzubieten.

4.6.8 Zusammenfassung und Hausaufgaben

Nach Abschluss einer Übungseinheit werden wichtige Erfahrungen aus der Sequenz durch die Gruppe zusammengefasst und der Therapeut gibt Empfehlungen für Hausaufgaben.

4.7 Modul Stresstoleranz

Stresstoleranz ist vorrangig in Situationen erforderlich, in denen es weder möglich ist, die konkrete Situation zu verändern, noch möglich ist, im Sinne von Emotionsmanagement entgegengesetzt zu handeln oder zu wesentlich anderen Bewertungen zu gelangen. Es geht um die Fähigkeit, Krisen auszuhalten und zu überleben und das Leben so anzunehmen, wie es im Moment ist.

Um die Fähigkeit zur Krisenbewältigung zu fördern, wird den Patientinnen ein Spektrum von Fertigkeiten vermittelt, die dazu dienen, in Krisensituationen innere Spannung zu reduzieren.

4.7.1 Spannungskurve

Patientinnen sind häufig nicht in der Lage, Anspannung genau zu beschreiben oder in ihrer körperlichen Auswirkung differenziert wahrzunehmen. Sie erhalten zunächst eine Darstellung der Spannungskurve auf der Flip-Chart. Dazu zeichnet der Therapeut den typischen Verlauf der Anspannung auf, ausgehend von einem entspannten Zustand (0 %) bis zur Anspannung von 100 %. Wenn die allgemeine Anspannung unter 30 % liegt, besteht die beste Voraussetzung für das Üben von Achtsamkeit. Bei einer Anspannung bis zu 70 % sind die Voraussetzungen günstig für den Einsatz von Übungen aus dem Bereich des Emotionsmanagements, von Problemlösestrategien und interpersonellen Fertigkeiten. Die Erfahrung zeigt jedoch, dass Patientinnen zu Beginn ihrer Therapie häufig hohe Anspannung erleben. Bei diesen Patientinnen beginnen wir mit der Vermittlung von Stresstoleranz-Fertigkeiten.

Die Patientin wird gebeten, ihre aktuelle Anspannung zu beurteilen. Obwohl die Patientinnen die Spannungskurve in der Theorie gut nachvollziehen können, haben sie an dieser Stelle oft Schwierigkeiten. Es fällt ihnen schwer, feine Unterschiede zu erkennen oder die Veränderung ihrer Anspannung frühzeitig zu registrieren. Zur Überwindung dieses Problems werden mit der Patientin allgemeine Zeichen der Anspannung gesammelt: kalte Hände, Zittern, erhöhter Muskeltonus, Muskelschmerzen, Bauchschmerzen, unruhige Atmung, innere Unruhe, Bewegungsdrang, verschwommenes Sehen, Gedankenkreisen, Hunger, Gedanken an Alkohol oder Drogen, Ärger, Gereiztheit oder Rückzug. Wenn es der Patientin schwerfällt, Symptome, die zur Anspannung gehören, zu benennen, dann werden von Therapeutenseite Vorschläge gemacht, um einen Such- und Überprüfungsprozess zu stimulieren, bis die Patientin in der Lage ist, ihre eigenen Symptome zu erkennen. Die Aufgabe des Therapeuten besteht darin, darauf zu achten, dass sowohl Körperreaktionen, Reaktionen auf der gedanklichen Ebene als auch auf der Verhaltensebene aufgeführt werden. Die Therapiesitzung endet mit der Aufgabe, die Zeichen der Anspannung in den einzelnen Bereichen zu beobachten und in der Spannungskurve zu protokollieren. Erfahrungsgemäß treten bei dieser Beobachtungsaufgabe typische Schwierigkeiten auf: Patientinnen finden es peinlich, ihre Beobachtungen zu protokollieren, sie vergessen, besonders im hohen Bereich die Symptome zu notieren, da sie zu angespannt sind.

In weiteren Therapiesitzungen werden die aufgetretenen Hindernisse besprochen und Lösungen erarbeitet. Besonders Patientinnen, die zusätzlich unter sozialen Ängsten leiden, haben häufig Startschwierigkeiten bei Beobachtungsaufgaben. Eine entpathologisierende und ermutigende Gesprächsführungsstrategie, die gleichzeitig die Notwendigkeit der Durchführung der Beobachtungsaufgabe betont, ist in diesem Fall hilfreich.

Am Beispiel der Spannungskurve wird der Patientin das Prinzip der Stresstoleranz erläutert. Dabei ist zu betonen, dass bestimmte Fertigkeiten nicht anstelle von gestörtem Essverhalten eingesetzt werden. Stresstoleranz wird angewandt, um die kontinuierliche Anspannung zu reduzieren und damit zu verhindern, dass die Person ständig unter so hohem Druck steht, dass geringfügige Anlässe extreme Auswirkungen haben können. Zur Einübung der Fertigkeiten nutzen die Patientinnen die im Manual gegebenen Vorschläge zur Spannungsreduktion. In der Therapiesitzung wird eine Einweisung gegeben und erste Experimente mit individuell für die Patientin ausgesuchten Fertigkeiten werden durchgeführt. Folgendes Vorgehen hat sich bewährt: Zunächst wird die Patientin gefragt, welche Fertigkeiten sie bereits kennt und welche aus der Liste der Vorschläge sie gerne ausprobieren möchte. Diese Information wird für das Erstellen einer Fertigkeitenkette genutzt.

Am Beispiel, Gedankenkreisen zu unterbrechen durch den Einsatz von starken Reizen, macht die Patientin ihre erste Erfahrung. Nachdem sie beispielsweise die Fertigkeit »Chilischoten« ausgesucht hat, erhält sie die Instruktion, sich auf etwas Bestimmtes zu konzentrieren. Es kann ein aktueller Gedanke sein, der gerade in diesem Moment der Patientin durch den Kopf geht, oder z. B. die Anweisung, an etwas Süßes zu denken. Während dieser Gedanke festgehalten werden soll, wird der vorher bestimmte starke Gegenreiz gesetzt. Die Instruktion lautet dann: »Denken Sie an süße Schokolade, konzentrieren Sie sich auf diesen Gedanken, so lange Sie können. Nehmen Sie jetzt die Chilischote in den Mund und beginnen Sie, daran zu kauen. Denken Sie immer noch an süße Schokolade. Geben Sie den Gedanken an süße Schokolade während der ganzen Übung nicht auf!« Die Patientin wird die Erfahrung machen, dass sie den Gedanken an süße Schokolade bald zugunsten der Körperwahrnehmung in ihrem Mund aufgeben wird. Ihre Aufmerksamkeit wird zum Mundbereich wandern, wo sie die Wirkung der Chilischote spürt. Sie wird die Erfahrung machen, dass ihre Gedanken sich verändern, obwohl sie sich bemüht, diese aufrechtzuerhalten. Sie wird beobachten, dass sie mit einer einfachen Chilischote ihre Gedanken kontrollieren und damit auch Gedankenkreisen unterbrechen kann. Diese erste Erfahrung ist wichtig, um die angenommene Hilflosigkeit gegenüber Gedanken oder Gefühlen infrage zu stellen. Wenn die Patientin trotz des Einsatzes der Chilischote das Gedankenkreisen nicht unterbrechen kann, dann ist das ein Zeichen dafür, dass sie etwas anderes ausprobieren muss. Es wird mit der Patientin so lange gesucht, bis sie ein wirkungsvolles Mittel gefunden hat, was das Gedankenkreisen sicher und schnell unterbricht.

4.7.2 Erstellen einer Fertigkeitenkette

Damit die langfristige Spannungsreduktion funktioniert, sind zwei Voraussetzungen notwendig. Zum einen ist regelmäßiges Üben durch die Patientin erforderlich, zum anderen der Einsatz einer individuell abgestimmten Fertigkeitenkette. Sie wird so aufgebaut, dass sie mehrere spannungsreduzierende Tätigkeiten nacheinander beinhaltet, die von der Patientin innerhalb eines festgelegten Zeitraums durchgeführt werden. Das erste Element der Kette beinhaltet den stärksten Reiz. Patientinnen machen allgemein gute Erfahrungen mit dem Einsatz einer Chilischote, da die Schärfe im Mund die Aufmerksamkeit erfolgreich fokussiert. Eine ähnliche Wirkung können Coolpacks unter den Fußsohlen oder auf der nackten Haut am Bauch oder im Nacken, in eine Zitrone Beißen oder Riechöl erzielen. Der erste Reiz soll so intensiv wie möglich sein, um die Aufmerksamkeitsfokussierung und die Unterbrechung des Gedankenkreisens zu ermöglichen. Der Einsatz dieses Reizes kann auf die Dauer von ein bis zwei Minuten beschränkt sein. Die Anspannung der Patientinnen kann bereits durch die erste Fertigkeit um bis zu 20 % reduziert werden (nach Angaben von Patientinnen). Das zweite Glied in der Kette ist ebenfalls ein starker Reiz und hat die Funktion, den ersten Reiz zu unterstützen. Auch dieser Reiz kann zwei bis drei Minuten lang eingesetzt werden, es kann sich um einen der bereits oben genannten handeln oder auch Eiswürfel in den Mund nehmen, Igelbälle mit den Händen Kneten, an Essig oder starken Gewürzen Riechen. Das dritte Glied der Kette kann bereits ein Reiz geringerer Stärke sein, er wird jedoch etwa 20 Minuten lang eingesetzt. Patientinnen setzen an dieser Stelle gerne Reize ein, die mit körperlicher Betätigung verbunden sind: Trimm-Dich-Rad, joggen, Stepper, Rhythmus nachschlagen, laut Musik hören, singen oder salzige oder bittere Nahrungsmittel essen. Die Kette schließt mit einer vierten Fertigkeit, die aus dem Bereich Emotionsmanagement oder Achtsamkeit stammen kann. Viele Patientinnen setzen an dieser Stelle z. B. gerne Hirn-Flick-Flacks, Kreuzworträtsel, Zauberwürfel, Pro-und-Contra-Liste erstellen, Wahrnehmungsübungen, Musik hören oder etwas Angenehmes riechen ein. Das Erstellen einer individuellen Kette beinhaltet für jede Patientin einen eigenen Ablauf des Einsatzes der spannungsreduzierenden Fertigkeiten. Nachdem sie erstellt wurde, kommt es entscheidend auf die tägliche Übung durch die Patientin an.

5 Essstörung – Basiswissen für den Therapeuten

Vorbemerkung: Dieser Abschnitt soll Basiswissen über klinische Präsentation, Psychopathologie, Epidemiologie, Diagnostik und medizinische Komplikationen von Essstörungen vermitteln. Die primären Zielgruppen dieses Abschnitts sind Ärzte und Psychotherapeuten, die ihr Wissen im Bereich der Essstörungen erweitern wollen. Eine ausführliche deutschsprachige Leitlinie für psychologische und medizinische Diagnostik sowie Therapie der Essstörung findet sich bei Herpertz et al. (2019). Aktuelle Leitlinien aus Großbritannien finden sich auf der Website des National Institutes for Health and Care (www.nice.org.uk). US-amerikanische Leitlinien finden sich bei Yager und Kollegen (2010).

5.1 Die spezifische Psychopathologie von Essstörungen

Zwei miteinander verbundene Muster können als zentral für das Denken und Erleben von Patientinnen mit Essstörung angesehen werden: Erstens ist verändertes Essverhalten, insbesondere verminderte Nahrungszufuhr (Fasten), aber auch vermehrte Nahrungszufuhr (Essanfälle), eine natürliche Konsequenz von Stressbelastung, Traumatisierung und emotionaler Dysregulation. Essverhalten kann aber auch instrumentell eingesetzt werden, um emotionale Dysregulation abzuschwächen und das Selbstwertgefühl zu regulieren. Zweitens setzen sich viele Patientinnen extreme Normen hinsichtlich Figur, Gewicht und/oder Kontrolle des Essverhaltens oder übernehmen diese Normen aus einem invalidierenden Umfeld und machen ihre Selbstbewertung weitgehend oder ausschließlich von der Erfüllung dieser Normen abhängig. Wichtig ist hier zu beachten, dass die extremen Normen häufig miteinander verbunden sind, aber nicht verbunden sein müssen. Es gibt Patienten, die unauffällige Normen hinsichtlich des Gewichts haben, aber extreme Normen im Bereich Essverhalten und umgekehrt. Aus diesen beiden zentralen psychopathologischen Phänomenen lassen sich die meisten wesentlichen weiteren kognitiven, emotionalen und Verhaltensphänomene ableiten: die intensive gedankliche Beschäftigung mit Figur, Gewicht und Essverhalten, das Gefühl »fett« zu sein, das restriktive sowie das bulimische Essverhalten, das gegensteuernde Verhalten (Erbrechen, Laxanzien, Sport), das Kontrollverhalten (Checking-Behavior) wie häufiges Wiegen oder Selbstbetrachtung im Spiegel, die Vermeidung von sozialer Exposition des eigenen Körpers. Weiterhin erklären sich hieraus wichtige Phänomene wie die Abhängigkeit der Symptomatik vom sozialen und interpersonellen Kontext sowie von emotionalen Zuständen. Bei Patientinnen mit Essstörungen und ausgeprägter Komorbidität tritt das Muster von extremen Normen hinsichtlich Figur, Gewicht und Kontrolle über das Essverhalten sowie Abschwächung von emotionaler Dysregulation durch extremes Essverhalten in Wechselwirkung mit weiteren psychopathologischen Phänomenen auf, wie spezifischen oder generalisierten Ängsten, Zwanghaftigkeit, Perfektionismus, Kränkbarkeit, fehlenden Problemlösefertigkeiten, fehlender interpersoneller Kompetenz oder Neigung zu dissoziativen Verhaltensweisen.

5.2 Screening auf das Vorliegen einer Essstörung

Um den Erfolg der Behandlung einer Essstörung zu optimieren, ist es erforderlich, dass Patientinnen mit Essstörungen frühzeitig Hilfe erfahren und nicht erst dann identifiziert werden, wenn sie selbst oder nahestehende Personen mit einem Veränderungswunsch aktiv werden oder offensichtliche Folgeschäden aufgetreten sind. Um Früherkennung zu fördern, ist die allgemeine Verfügbarkeit valider Informationen über die Natur von Essstörungen und Möglichkeiten der Behandlung wichtig. Patienten mit Essstörungen haben häufig zunächst keine Kontakte zu Psychiatern, Psychosomatikern oder Psychotherapeuten, jedoch zu anderen Ärzten, beispielsweise Allgemeinmedizinern, Zahnärzten, Gynäkologen. Deshalb ist die Wachsamkeit aller Berufsgruppen im Gesundheitswesen wichtig.

Jeder Arzt oder Psychologe sollte bei neuen Patienten an die Möglichkeit einer Essstörung denken, Größe und Gewicht bestimmen und einige Screeningfragen stellen, z. B.:

- »Sind Sie mit Ihrem Essverhalten zufrieden?«
- »Haben Sie ein Problem mit dem Essen?«
- »Machen Sie sich Sorgen wegen Ihres Gewichts oder Ihrer Ernährung?«
- »Beeinflusst Ihr Gewicht Ihr Selbstwertgefühl?«
- »Machen Sie sich Gedanken wegen Ihrer Figur?«
- »Essen Sie heimlich?«
- »Übergeben Sie sich, wenn Sie sich unangenehm voll fühlen?«
- »Machen Sie sich Sorgen, weil Sie manchmal mit dem Essen nicht aufhören können?«

Besondere Aufmerksamkeit sollte folgenden Personengruppen zukommen:

- Patienten mit psychischen Symptomen oder Störungen (insbesondere Depression, Angststörung, Persönlichkeitsstörung)
- Patientinnen mit niedrigem Körpergewicht oder starkem Gewichtsverlust

- Patientinnen mit Amenorrhö oder Infertilität
- Patientinnen mit Zahnschäden
- Patientinnen, die aufgrund von Sorgen über ihr Gewicht in die Sprechstunde kommen, aber normalgewichtig sind
- Übergewichtige Patientinnen, die den Arzt aufsuchen, weil Diäten fehlschlagen
- Patientinnen mit gastrointestinalen Störungen, die nicht eindeutig einer anderen medizinischen Ursache zugeordnet werden können
- Kinder und Jugendliche mit Wachstumsverzögerung
- Patientinnen, die im Unterhaltungsbereich, in der Mode- oder Ernährungsbranche arbeiten
- Leistungssportlerinnen
- Kinder, deren Eltern sich besorgt zeigen über ihr Gewicht und Essverhalten

5.3 Der diagnostische Prozess bei Verdacht auf eine Essstörung

Wenn bei einer Patientin der Verdacht auf eine Essstörung vorliegt, sollte eine ausführlichere Diagnostik erfolgen.

Schritt 1: Suche nach körperlichen, psychologischen oder Verhaltensmerkmalen einer Essstörung

Liegen körperliche, psychologische oder Verhaltensmerkmale einer Essstörung vor?

- Untergewicht oder Übergewicht
  Die Patientin sollte hierzu in Unterbekleidung und ohne Schuhe mit geeichtem Instrumentarium gewogen und gemessen werden. Dieser Untersuchungsschritt kann vom Hausarzt, Facharzt oder Psychologischen Psychotherapeuten, gegebenenfalls in Anwesenheit weiterer Personen, durchgeführt werden. Er sollte bei der Erstuntersuchung oder bei Vorliegen von Gefährdungsmomenten nicht ausschließlich an medizinisches Hilfspersonal delegiert werden. Die Bewertung der Messwerte ist durch den Arzt oder Psychotherapeuten anhand von geeigneten Formeln (BMI = kg/m^2), Normbereichen oder altersbezogenen Perzentilkurven vorzunehmen. Neben dem aktuellen Gewicht ist der Gewichtsverlauf (z. B. Zeitraum der Gewichtsabnahme) von Bedeutung. Bei normal- oder übergewichtigen Patientinnen sollte auch der Bauchumfang gemessen werden.
- *Intensive gedankliche Beschäftigung mit Nahrung und nahrungsbezogenen Themen, Angst, zu dick zu sein, trotz Unter- oder normalem Gewichts, unangemessener Einfluss des Körpergewichts auf das Selbstwertgefühl. Einsatz von Nahrungsmitteln zur Emotionskontrolle*

Die Bewertung der Angaben der Patientin erfordert Kenntnisse normativer altersbezogener Einstellungen und ihres kulturellen Hintergrunds. Es ist insbesondere zu berücksichtigen, dass eine Selbstbewertung als »zu dick« bei jungen Frauen in der westlichen Welt fast normativ ist. Der Aspekt des Unangemessenen oder Pathologischen ergibt sich also nicht alleine aus der Selbstbewertung als »zu dick«, sondern daraus, dass derartige Gedanken wesentlichen Raum einnehmen, die Betroffenen wenig kritische Distanz dazu einnehmen können, durch diese Gedanken das Selbstwertgefühl der Betroffenen erheblich vermindert oder erhebliches Problemverhalten unterhalten wird. Die Gedanken, »zu dick« zu sein oder »alles tun zu müssen, um nicht fett zu werden«, stellen einen häufigen inneren Kontext für restriktives Essverhalten dar. Der Umkehrschluss, nämlich von gezügeltem Essverhalten auf entsprechende Gedankeninhalte zu schließen, ist nicht automatisch möglich. Restriktives Essverhalten kann auch durch asketische Ideale motiviert sein, also den Gedanken, sich durch Selbstkontrolle und Verzicht spirituellen Zielen anzunähern. Restriktives Essverhalten kann auch zur Spannungsregulation eingesetzt werden. Weiterhin muss in Erwägung gezogen werden, dass restriktives Essverhalten in einem bestimmten Kontext durch ein mangelernährungsbedingtes vermindertes Erleben von aversiven Emotionen oder Intrusionen (negativ) verstärkt werden kann. Darüber hinaus ist genuine Appetitlosigkeit im Rahmen schwerer depressiver Episoden oder körperlicher Erkrankungen zu diskutieren.

- *Verhalten zur Einschränkung der Kalorienzufuhr: Diäten, Kalorienzählen, Vermeidung von hochkalorischen oder fetthaltigen Nahrungsmitteln, Gebrauch von Süßstoffen oder Diätprodukten*
  Bei Essstörungen findet sich typischerweise ein Bündel von zielorientierten Verhaltensweisen, die dazu dienen, die Zufuhr von Kalorien einzuschränken. Kenntnis des Spektrums dieser Verhaltensweisen erleichtert die Anamneseerhebung. Typische Strategien bei Essstörungen sind:
  – Checking Behavior, z. B hochfrequentes Wiegen, um Veränderungen des Körpergewichts engmaschig zu kontrollieren
  – Vermeiden von hochkalorischen, fetthaltigen oder kohlenhydrathaltigen Nahrungsmitteln
  – Auslassen von Mahlzeitbestandteilen wie Nachtisch oder einer ganzen Mahlzeit
  – Kauen und Ausspucken von Nahrung
  – Bilanzieren von Mahlzeiten mithilfe von Kalorienwissen und Kalorienzählen sowie Abwiegen aller Nahrungsmittel
  – Vermeiden von Nahrungsmitteln, deren Kaloriengehalt nicht eindeutig bestimmbar ist, wie von anderen gekochten komplexen Speisen
  – Verwenden von Süßstoffen, Fettersatzstoffen und Light-Produkten
  – Verwenden von pharmakologischen Appetitzüglern, Nikotin, Kokain oder anderen Stimulanzien zur Appetitkontrolle
  – Verändern des Mahlzeitenrhythmus, beispielsweise durch Beschränkung auf eine einzige Mahlzeit pro Tag oder durch eine selbstauferlegte Struktur mit einer Vielzahl von Kleinstmahlzeiten
  – Exzessiver Konsum von Flüssigkeiten vor den Mahlzeiten, um die Nahrungsaufnahme zu begrenzen

- Einschränkung der Flüssigkeitszufuhr, um z. B. durch Mundtrockenheit die Nahrungsaufnahme zu begrenzen
- Auswahl und Zufuhr von unattraktiven oder z. B. durch Versalzen oder scharfe Gewürze ungenießbar gemachten Nahrungsmitteln
- Nutzen von Ekelkonditionierungen, um die Zufuhr von attraktiven Nahrungsmitteln zu blockieren (z. B. die Vorstellung, dass Schokolade durch Mäusekot verunreinigt ist, oder die Vorstellung, dass weiße Saucen an Sperma erinnern)
- Nicht in Gemeinschaft essen, um Ablenkung beim Essen oder andere soziale Einflüsse zu vermeiden
- Nutzen von einengenden Bauchgürteln, beengender Kleidung oder Muskelanspannung, um beim Essen ein frühzeitiges Völlegefühl zu erzeugen
- Hochfrequente Kontrolle des Umfangs einzelner Körperteile mithilfe eines Maßbands, von Hautfaltendicken oder Überprüfung des eigenen Aussehens im Spiegel mit dem Ziel, die Motivation für Nahrungsrestriktion aufrechtzuerhalten
- Nutzen von Zungenpiercings oder Selbstverletzungen im Mundraum, um die Nahrungsaufnahme zu erschweren

- *Essanfälle*
Der Begriff Essanfall beschreibt eine Episode von Nahrungsaufnahme, bei der die übliche Kontrolle verloren geht oder nicht ausgeübt wird. Werden dabei tatsächlich Nahrungsmengen zugeführt, die von ihrer Kalorienzahl den Rahmen einer normalen Mahlzeit sprengen, spricht man von einem objektiven Essanfall. Eine genaue Kaloriengrenze ist nicht definiert, häufig werden aber 1.000 kcal als Grenze angenommen (eine Ausnahme von dieser Regel stellen Mahlzeiten dar, die an Tagen mit intensiver körperlicher Arbeit oder sportlicher Betätigung erfolgen). Nahrungsmittelaufnahmen, die ungeplant oder unerwünscht sind, aber objektiv keine aus dem Rahmen fallenden Mengen darstellen, können subjektiv ebenfalls als Essanfälle wahrgenommen werden. Typischerweise werden bei Essanfällen Nahrungsmittel gegessen, die ansonsten verboten sind. Bei einer langzeitig bestehenden Essstörung werden Essanfälle häufig genau geplant, das heißt es werden für einen Essanfall geeignete Nahrungsmittel eingekauft und dafür gesorgt, dass niemand den Essanfall stört.

- *Gegensteuerndes Verhalten in Form von induziertem Erbrechen, Missbrauch von Ipecac, Laxanzien, Diuretika, Schilddrüsenhormonen, intensive körperliche Aktivität zur Gewichtsreduktion*
Hier handelt es sich um ein Spektrum zielorientierter Verhaltensweisen, um aufgenommene Energie oder Flüssigkeiten rasch wieder aus dem Organismus zu entfernen. Alle Maßnahmen, die Erbrechen oder Diarrhoe fördern, werden als abführendes Verhalten, »Purging-Behavior«, zusammengefasst.

Erbrechen kann dabei automatisiert erfolgen, nach mechanischer Reizung des Rachenraums oder unterstützt durch chemische Substanzen, die Erbrechen fördern, wie Radix Ipekakuanha oder Salzlösungen.

Schritt 2: Assessment der Beeinträchtigung durch gestörtes Essverhalten

Falls sich Anhaltspunkte für eine Essstörung ergeben, sollte in einem zweiten Schritt überprüft werden, ob sich aus den auffälligen Befunden eine körperliche Beeinträchtigung, eine Beeinträchtigung der psychosozialen Funktionsfähigkeit oder ein erheblicher Leidensdruck ergibt.

Einzelne Verhaltensweisen, die bei Essstörungen auftreten, werden auch bei gesunden Männern und Frauen insbesondere in der Adoleszenz beobachtet (z. B. Diäten, induziertes Erbrechen, intensiver Sport zur Gewichtskontrolle). Die Bewertung von Verhaltensweisen als pathologisch kann dabei nicht ausschließlich auf Frequenzen oder Intensitäten gestützt werden. Vielmehr ist in jedem Einzelfall zu prüfen, ob sich aus dem spezifischen Verhalten eine relevante Beeinträchtigung oder Gefährdung der körperlichen Gesundheit, der psychosozialen Funktionsfähigkeit (durch eingeschränkte Fähigkeit zu arbeiten, einer Ausbildung nachzugehen oder durch zunehmende wirtschaftliche Schwierigkeiten) oder ein erheblicher subjektiver Leidensdruck (durch aus der Essstörung entstehende affektive Instabilität, Depression, Angst oder Scham) ergibt. Auch bei der Frage, ob einem komorbide auftretenden gestörten Essverhalten eine eigenständige Diagnose zukommt, ist es entscheidend, dass dieses Verhalten einen eigenständigen Beitrag zur psychosozialen Funktionseinschränkung oder zu subjektivem Leiden hat.

Schritt 3: Abgleich mit dem medizinischen Assessment

Falls nach Schritt 2 der Verdacht auf eine Essstörung fortbesteht, ist zu überprüfen, ob das medizinische Assessment in Übereinstimmung mit der Verdachtsdiagnose einer Essstörung steht.

Dieser Schritt ist dann von besonderer Bedeutung, wenn restriktives Essverhalten, Essanfälle oder Erbrechen bestehen, diese Verhaltensweisen aber nicht eindeutig als intentionales Verhalten zu identifizieren sind und damit medizinische Ursachen von Untergewicht in den Vordergrund der differenzialdiagnostischen Überlegungen rücken. Insgesamt ist die Diagnose einer Essstörung aber nur selten eine Ausschlussdiagnose. Anorexia nervosa ist die häufigste Ursache von ausgeprägtem Untergewicht in der westlichen Gesellschaft. Eine häufige Schwierigkeit besteht in der Abgrenzung von Anorexia nervosa mit leichtgradigem Untergewicht zu konstitutionellen Formen von Untergewicht. Frauen mit konstitutionellem Untergewicht sind meist nur grenzwertig untergewichtig, es fehlen die psychologischen Merkmale einer Essstörung, die endokrinen Funktionen (keine Amenorrhö, keine niedrigen Konzentrationen von Leptin und Wachstumsfaktoren) und der Energiestoffwechsel sind unauffällig. Ebenfalls häufig schwierig abzugrenzen ist die Binge-Eating-Störung von Übergewicht, das nicht durch eine Essstörung bedingt ist. Hier ist zu beachten, dass die häufigste Ursache von Übergewicht Bewegungsmangel ist und die nicht-essgestörten Übergewichtigen typischerweise subtile Formen von Überernährung aufweisen, die nicht als Essanfälle klassifiziert werden können. Neurologische oder endokrine Erkrankungen, welche die körperlichen und psychologischen Merkmale einer bulimischen Essstörung imitieren, sind selten. Insbesondere das

Merkmal des intensiven Nachdenkens über auf Nahrung bezogene Themen fehlt fast regelhaft in diesem Kontext.

Schritt 4: Operationalisierte Diagnostik

Falls der Verdacht einer Essstörung nach den vorangegangenen Schritten fortbesteht, sollte jetzt formal überprüft werden, ob die Kriterien einer Essstörung nach einem operationalisierten Diagnosesystem wie ICD-10 oder DSM-5 erfüllt werden.

Anorexia nervosa

Im Wesentlichen sind drei Punkte für die Diagnose einer Anorexia nervosa erforderlich:

1. In Relation zum Bedarf eingeschränkte Energieaufnahme, die zu einem niedrigen Körpergewicht führt
2. Ausgeprägte Angst vor Gewichtszunahme, zu dick zu werden, oder dauerhaftes Verhalten, das einer Gewichtszunahme entgegenwirkt trotz niedrigen Gewichts
3. Störung in der Wahrnehmung der eigenen Figur oder des Körpergewichts, übertriebener Einfluss von Figur und Gewicht auf die Selbstbewertung oder fehlende Einsicht in Bezug auf die Gefährlichkeit des gegenwärtig niedrigen Körpergewichts

Bulimia nervosa

Folgende Elemente sind für die Diagnose einer Bulimia nervosa erforderlich:

1. Wiederkehrende Essanfälle, bei denen unter Berücksichtigung des Kontexts eine objektiv große Menge Essen konsumiert wird. Die Patientinnen erleben dabei einen Kontrollverlust.
2. Wiederholte Anwendung von unangemessenen kompensatorischen Maßnahmen wie selbstinduziertes Erbrechen, Laxanzienmissbrauch, Fasten oder übermäßige Bewegung.
3. Essanfälle und kompensatorische Maßnahmen treten im Durchschnitt mindestens einmal pro Woche über einen Zeitraum von drei Monaten auf.
4. Figur und Gewicht haben einen übermäßigen Einfluss auf die Selbstbewertung.
5. Die Störung tritt nicht gleichzeitig mit einer Episode einer Anorexia nervosa auf.

Binge-Eating-Störung

Folgende Elemente sind für die Diagnose einer Binge-Eating-Störung erforderlich:

1. Wiederkehrende Essanfälle, bei denen unter Berücksichtigung des Kontexts innerhalb eines bestimmten Zeitraums eine objektiv große Menge von Essen konsumiert wird. Die Patientinnen erleben dabei einen Kontrollverlust.

2. Die Essenfalle zeigen mindestens drei der folgenden Merkmale: schnelles Essen, Essen bis zu einem unangenehmen Völlegefühl, Essen großer Nahrungsmengen trotz fehlenden Hungers, alleine Essen aus Scham, Ekelgefühle, Depression oder Schuldgefühle wegen des Essverhaltens.
3. Deutliches Leiden wegen der Essanfälle
4. Die Essanfälle treten im Durchschnitt mindestens einmal pro Woche über einen Zeitraum von drei Monaten auf.
5. Die Störung tritt nicht gleichzeitig mit einer Episode einer Bulimia nervosa oder Anorexia nervosa auf.

Essstörung NNB (nicht näher bezeichnete Essstörung)

Hierunter fallen Essstörungen, die einerseits die Kriterien einer Essstörung klinischer Relevanz erfüllen, andererseits einzelne Kriterien der spezifisch in DSM oder ICD definierten Essstörungen nicht erfüllen. Beispiele sind:

1. Patientinnen, die ein Krankheitsbild zeigen, das der Anorexia nervosa ähnelt, aber das Gewichtskriterium nicht erfüllen
2. Patientinnen mit einem Krankheitsbild, das der Bulimia nervosa ähnelt, die aber das Frequenzkriterium nicht erfüllen
3. Patientinnen mit einem Krankheitsbild, das der Binge-Eating-Störung ähnelt, die Essanfälle sind aber seltener als einmal pro Woche
4. *Purging Störung:* Patientinnen mit einem Krankheitsbild, das der Bulimia nervosa ähnelt, die keine klaren abgrenzbaren großen Essanfälle haben, sich nicht objektiv überessen, aber ein extremes gegensteuerndes Verhalten wie Erbrechen oder Laxanzienmissbrauch zeigen
5. *Night Eating Syndrome:* Wiederkehrende Episoden nächtlichen Essens, z. B. Essen nach dem Erwachen aus dem Schlaf oder übermäßige Nahrungsaufnahme nach dem Abendessen

Zum Erheben der diagnostischen Kriterien sollten Checklisten oder strukturierte Interviews verwendet werden. Um allen Frauen und Männern, die unter einer Essstörung leiden, adäquate Hilfe zukommen zu lassen, ist es wichtig, auch die diagnostischen Kategorien atypischer oder NNB-Essstörungen tatsächlich anzuwenden. Versorgungsepidemiologische Studien zeigen, dass die aktuellen DSM- und ICD-Hauptkategorien nur etwa 40 bis 60 % der Patientinnen mit einer klinisch bedeutsamen Essstörung erfassen (Fairburn et al., 2007).

Klassifikatorische Diagnostik im Erwachsenenalter

Falls der Verdacht einer Essstörung nach den vorangegangenen Schritten fortbesteht, sollte formal überprüft werden, ob die Kriterien einer Essstörung nach einem operationalisierten Diagnosesystem wie ICD-10 oder DSM-5 erfüllt werden. Hierzu werden Checklisten oder strukturierte Interviews verwendet. Um allen Frauen und Männern, die unter einer Essstörung leiden, adäquate Hilfe zukommen zu lassen, ist es wichtig, auch die diagnostischen Kategorien atypischer oder nicht näher bezeichneter Essstörungen anzuwenden.

Zur operationalisierten Diagnostik sind geeignet:

- Interviewbasierte störungsübergreifende Instrumente zur klassifikatorischen Diagnostik: Diese Instrumente haben den Vorteil, ein breites Spektrum von wichtigen komorbiden Zuständen mit abzubilden. Sie haben den Nachteil, nur die für die DSM- bzw. ICD- Diagnose relevanten Kriterien abzufragen, sodass die Erkennung von atypischen oder nicht näher bezeichneten Essstörungen etwas erschwert ist. Wichtige Beispiele sind:
  - Strukturiertes Klinisches Interview für DSM-5 (SKID)
  - Diagnostisches Interview bei psychischen Störungen (DIPS)
  - Internationale Diagnose-Checklisten (IDCL)
- Interviewbasierte essstörungsspezifische klassifikatorische Instrumente: Diese haben den Vorteil, nicht nur die diagnostischen Kriterien, sondern vielfältige Aspekte der spezifischen Psychopathologie der Essstörung genau abzubilden. Es werden auch Symptome erfasst, die der Komorbidität zugeordnet werden können, allerdings findet keine systematische Erfassung der Kriterien komorbider Störungen statt. Wichtige Beispiele sind:
  - Eating Disorder Examination (EDE)
  - Strukturiertes Inventar für Anorektische und Bulimische Essstörungen zur Expertenbeurteilung (SIAB-EX)
- Fragebogenbasierte Instrumente zur dimensionalen Diagnostik bei Erwachsenen: Diese Instrumente sind zu einer weiteren detaillierten Erfassung der spezifischen Psychopathologie der Essstörung auch im Verlauf geeignet, teilweise werden auch Aspekte erfasst, die nicht Gegenstand der klassifikatorischen Interviews sind. Wichtige Beispiele sind:
  - Eating Disorder Examination-Questionnaire (EDE-Q)
  - Eating Disorder Inventory (EDI, EDI-2)
  - Fragebogen zum Essverhalten (FEV)
  - Strukturiertes Inventar für Anorektische und Bulimische Essstörungen zur Selbsteinschätzung (SIAB-S)
  - Munich Eating and Feeding Disorder Questionnaire (Munich ED-Quest)

Für eine genaue Beschreibung der testtheoretischen Eigenschaften und den Quellenangaben zu diesen Fragebögen siehe die S3-Leitlinie Essstörung (Vocks et al., 2019).

Schritt 5: Suche nach relevanten Kontextmerkmalen

Für die Therapieplanung relevante Hintergrundinformationen betreffen:

- Vorgeschichte und Entwicklung der Essstörung
- Vorgeschichte einer Essstörung bei Angehörigen ersten oder zweiten Grades

- Vorgeschichte einer psychischen Störung bei Angehörigen ersten oder zweiten Grades
- Vorgeschichte von Übergewicht bei Angehörigen ersten oder zweiten Grades
- Interaktion in der Familie in Bezug auf die Essstörung
- Einstellungen und Gewohnheiten der Familie zu Essverhalten, körperlichem Erscheinungsbild, Medienkonsum, Bewegung und Sport
- Sozialer Status der Herkunftsfamilie (Bildung, Einkommen)
- Interaktionsstil der Herkunftsfamilie (Validierung/Invalidierung, Chaos vs. Ordnung)
- Ressourcen und Fertigkeiten der Patientin und der Familie, die im Therapieprozess potenziell hilfreich sein können

Die Erhebung einer Fremdanamnese von Partnern, Eltern oder Geschwistern der Patientin ist – ihr Einverständnis vorausgesetzt – häufig nützlich und kann die Grundlage von familienbezogenen Interventionen darstellen.

5.4 Medizinische Diagnostik bei Essstörung

Die medizinische Diagnostik dient vor allem der Gefahrenabwehr durch Erkennen von Komplikationen der Essstörung, in selteneren Fällen auch der differenzialdiagnostischen Abklärung. Die medizinischen Untersuchungen sollen in angemessenen Intervallen wiederholt werden, die in Abhängigkeit von dem bei der Eingangsuntersuchung festgestellten Ausmaß der Gefährdung variieren. Bei hochgradiger Gefährdung durch ausgeprägtes Untergewicht können tägliche Untersuchungen erforderlich sein. Bei Patientinnen mit intensivem Erbrechen, mittelgradigem Untergewicht oder bei Patientinnen, die sich in einem Prozess der Wiederernährung befinden, können Untersuchungsintervalle zwischen drei und 14 Tagen angemessen sein. Bei normalgewichtigen Patienten mit geringen Gefährdungsfaktoren sind auch Untersuchungsintervalle von sechs bis zwölf Monaten vertretbar.

5.4.1 Anamnese

Bei jeder Patientin mit einer Essstörung oder dem Verdacht auf eine Essstörung sollte nach Vorerkrankungen gefragt werden.

Folgende Allgemeinsymptome sind besonders wichtig:

- Körpertemperatur (Fieber, Hypothermie)
- Schmerzen (alle Lokalisationen)
- pulmonale Symptome: Husten, Auswurf, Atemnot

- kardiale Symptome: Herzrhythmusveränderungen, verminderte körperliche Leistungsfähigkeit, Synkopen
- gastrointestinale Symptome: Schluckbeschwerden, blutiges Erbrechen, Durchfälle, Blut im Stuhl
- neurologische Symptome: Krampfanfälle, Lähmungen
- genitale oder sexuelle Symptome: Amenorrhö
- Hautveränderungen

5.4.2 Körperliche Untersuchung (empfohlene Untersuchungen)

Jede Patientin sollte eingehend untersucht werden. Im Folgenden wird zunächst der für jede Patientin empfohlene Untersuchungsumfang dargestellt.

Anthropometrie

Größe, Gewicht, Body-Mass-Index
Patientinnen mit Beginn einer Essstörung in der Adoleszenz bleiben häufig in ihrem Längenwachstum zurück, deshalb ist das Führen einer Kurve des Längenwachstums hilfreich. Die Bewertung von Größe und Gewicht mithilfe des Body-Mass-Index (BMI) stellt ein wichtiges Hilfsmittel der Gefährdungsbeurteilung dar. Bei einem BMI von unter 15 bei Erwachsenen sollte eine Krankenhausbehandlung erwogen werden. Ein BMI unter 13 stellt bezüglich der Mortalität einen besonderen Gefährdungsfaktor dar. Wichtig ist eine Gewichtserfassung mit geeichtem Instrumentarium, vorzugsweise durch den betreuenden Arzt oder Psychologen. Die Patientin sollte in Unterkleidung ohne Schuhe gewogen und gemessen werden. Die Delegation dieser Leistung an Hilfspersonen oder Übernahme der Angaben der Patientin ist mit einem signifikanten Fehlbewertungsrisiko verbunden (beispielsweise Unterschätzung des Risikos durch Untergewicht aufgrund einer fehlerhaft niedrigen Größenangabe oder Wägung nach Konsum größerer Flüssigkeitsmengen).

Der Body-Mass-Index (BMI) errechnet sich nach der Formel BMI = Körpergewicht (kg)/Körpergröße (m^2). Eine Person mit 60 kg Körpergewicht und 1,70 m Körpergröße hat einen BMI von 20,8. In der Literatur finden sich detaillierte Angaben zur Verteilung des BMI in verschiedenen Referenzpopulationen und Altersgruppen sowie zum Zusammenhang zwischen BMI und verschiedenen Gesundheitsrisiken. Für klinische Zwecke kann der BMI bei Erwachsenen beider Geschlechter unter Verwendung der folgenden Einteilung interpretiert werden.

- hochgradiges Untergewicht BMI < 16
- mäßiggradiges Untergewicht BMI 16 bis 16,99
- leichtgradiges Untergewicht BMI 17 bis 18,49
- Normalbereich BMI 18,50 bis 24,99
- Übergewicht BMI 25 bis 29,99
- Adipositas Grad I BMI 30 bis 34,99

- Adipositas Grad II BMI 35 bis 39,99
- Adipositas Grad III BMI > 40

Unter klinischen Gesichtspunkten kann das hochgradige Untergewicht weiter in zwei Stufen unterteilt werden: hochgradiges Untergewicht Grad I mit BMI 13,0 bis 15,99 und hochgradiges Untergewicht Grad II mit BMI < 13,0. Das Rational hierfür ist die deutlich erhöhte Mortalität bei Patientinnen mit Anorexia nervosa unterhalb eines BMI von 13,0.

Bei der Verwendung des BMI zur Bewertung des Gesundheitsrisikos sind folgende Limitationen zu beachten: Der BMI korreliert hoch, aber nicht sehr hoch mit der Fett- und mit der Muskelmasse. Der wichtigste Moderator dieser Beziehung ist Sport. Menschen, die intensiv Kraft-Ausdauer-Leistung trainieren, können nach dem BMI übergewichtig oder sogar adipös sein, ohne ein vergrößertes Fettkompartiment zu haben. Umgekehrt können übergewichtige, körperlich inaktive Patienten eine kleinere Muskelmasse haben als hyperaktive Patienten mit Anorexia nervosa. Bei der Bewertung des mit einem erhöhten BMI verbundenen Gesundheitsrisikos ist zu beachten, dass die Fettverteilung zwischen dem viszeralen und subkutanen Kompartiment im BMI nicht abgebildet ist. So können bereits normalgewichtige Personen ein erhöhtes viszerales Fettkompartiment haben und übergewichtige Personen ein unauffälliges viszerales Fettkompartiment. Bei der Risikobewertung im untergewichtigen Bereich ist zu beachten, dass ein stabiles Untergewicht bezüglich kardiovaskulärer Risiken weniger riskant ist als ein schneller Gewichtsverlust. Weiterhin ist zu berücksichtigen, dass eine Zunahme des Wasserkompartiments, zum Beispiel bei Ödemen, Untergewicht verschleiern kann.

Für Kinder und Adoleszente ist es sinnvoll, BMI-Perzentiltabellen zu verwenden, die in den meisten Lehrbüchern der Pädiatrie enthalten oder auf Internetseiten verfügbar sind. Bei Kindern und Jugendlichen wird als Richtwert für das Zielgewicht mindestens die 10. Altersperzentile angestrebt. Der mittlere BMI bei Wiedereinsetzen der Menstruation bei adoleszenten Patientinnen mit Anorexia nervosa liegt bei der 27. Perzentile, bei 50 % der Probandinnen setzt die Menstruation zwischen der 14. und 39. Perzentile wieder ein (Golden et al., 2008). Bei Kindern und Jugendlichen sollte der Pubertätsstatus nach der Tanner-Klassifikation erhoben werden.

Herzfrequenz, Blutdruck und Orthostasetest

Eine Bradykardie mit einer Herzfrequenz von unter 40/Minute, eine Tachykardie mit einer Herzfrequenz von über 110/Minute in Ruhe, ein Blutdruck von unter 90/60 mmHg, ein Abfall des Blutdrucks von > 20 mmHg oder ein Anstieg von > 20 der Herzfrequenz im Orthostasetest sind Gefährdungsindikatoren, bei denen die Notwendigkeit einer stationären Behandlung überprüft werden sollte. Etwa 43 % der Patientinnen mit einer Anorexia nervosa haben eine Herzfrequenz von weniger als 60/Minute, etwa 17 % von weniger als 50/Minute (Miller et al., 2005).

Körpertemperatur

Bei bis zu 22 % der Patientinnen mit Anorexia nervosa besteht eine Hypothermie mit weniger als 36,0°C (Miller et al., 2005). Eine zentral gemessene Körpertemperatur von 36,0 °C oder niedriger stellt einen Gefährdungsindikator dar und sollte veranlassen, die Notwendigkeit einer stationären Behandlung zu überprüfen.

Thorax
Bei Anorexia nervosa besteht gehäuft ein Mitralklappenprolaps. Spezifische therapeutische Konsequenzen lassen sich allerdings hieraus nicht ableiten. Arrhythmogene Effekte eines Mitralklappenprolaps stellen bei ausgeprägt untergewichtigen Patienten einen zusätzlichen Gefährdungsfaktor dar.

Abdomen
Häufig bei allen Formen von Essstörungen sind Veränderungen der gastrointestinalen Motilität. Selten tritt ein akutes Abdomen, beispielsweise bei akuter Magendilatation, auf, das eine akute vitale Gefährdung darstellt.

Gefäßstatus
Häufig bei Anorexia nervosa ist eine Akrozyanose. Diese Patientinnen sind bei Kälteexposition erhöht durch Erfrierungen gefährdet.

Mundhöhle, Speicheldrüsen
Insbesondere Patientinnen, die erbrechen, haben häufiger Zahnschäden mit charakteristischen Mustern von Erosionen, Veränderungen der Mundschleimhaut sowie Vergrößerung der Ohr- und Zungengrundspeicheldrüsen. Die Konzentration der Speichel-Amylase im Serum ist bei Patientinnen mit einer Essstörung in Abhängigkeit von der bulimischen Symptomatik erhöht. Die Betroffenen benötigen regelmäßige zahnärztliche Kontrollen, Behandlung und eine gezielte Beratung zur Zahnpflege. Die ausgeprägten Zahnschäden können eine schwerwiegende lebenslange gesundheitliche Belastung darstellen. Die Vergrößerung der Ohr- und Zungengrundspeicheldrüsen ist ein wichtiges Element der Blickdiagnostik bei Essstörungen.

Hautoberfläche
Trockene Haut, Haarausfall, Akne, Störungen der Hautpigmentierung, Gelbfärbung der Haut bei Hyperkarotinämie, Petechien, neurodermitische Veränderungen, Livedo-Vaskulitis, Intertrigo, generalisierter Juckreiz, Hautinfektionen und Striaedistensae werden bei allen Formen von Essstörungen beobachtet. Bei untergewichtigen Patientinnen besteht häufig eine typische Lanugo-Behaarung. Patientinnen, die Erbrechen induzieren, können Schwielen am Handrücken der dominanten Hand aufweisen (Russell's Sign). Häufig stellen die Betroffenen keine Beziehung zwischen der Essstörung und den Hautveränderungen her; manchmal werden die Hautveränderungen als »Allergien« gedeutet. Hieraus abgeleitete Diäten können die Essstörung verschlimmern.

Knochendichte
Die Knochendichte ist bei Anorexia nervosa frühzeitig erheblich vermindert. Eine routinemäßige Untersuchung der Knochendichte kann nicht empfohlen werden, da sich hieraus keine spezifischen weiteren diagnostischen oder therapeutischen Konsequenzen ergeben. Die Indikation ergibt sich aus Spontanfrakturen.

Neuropsychologie

Höhere kortikale Funktionen (z. B. Gedächtnis, Rechnen, Praxie) sind auch bei ausgeprägtem Untergewicht typischerweise unauffällig. Die eher subtilen neuropsychologischen Veränderungen in Form von verminderter kognitiver Flexibilität (Tchanturia et al. 2005) oder die veränderte Qualität von Entscheidungsprozessen (Tchanturia et al., 2012) bilden sich in klinischen Standarduntersuchungen nicht ab.

Neurologische Untersuchung

Eine neurologische Standarduntersuchung mit Untersuchung von Stand und Gang, Hocktest, Untersuchung der Hirnnerven, des motorischen Systems, der Feinbewegungen und der Koordination, der Sensibilität, der Muskeleigenreflexe und des autonomen Nervensystems wird empfohlen. Auffälligkeiten in diesen Systemen lassen sich aus einer Essstörung nicht ableiten, sind als Hinweis auf differenzialdiagnostisch zu erwägende neurologische Erkrankungen oder auf neurologische Komplikationen von Mangelernährung zu bewerten. Ein pathologisches Ergebnis des Hocktests mit Unfähigkeit, aus der Hocke ohne Hilfe aufzustehen, ist ein Hinweis auf einen lebensbedrohlichen Verlust an Muskulatur.

Bildgebende Untersuchungen des Gehirns

Häufige Befunde bei Anorexia nervosa und Bulimia nervosa sind Erweiterungen der äußeren und inneren Liquorräume. Eine routinemäßige bildgebende Untersuchung des Gehirns (CT oder MRT) kann nicht empfohlen werden, da sich hieraus keine spezifischen weiteren diagnostischen oder therapeutischen Konsequenzen ergeben. Die Indikation ergibt sich aus Auffälligkeiten des neurologischen Befundes.

5.4.3 Technische Untersuchungen (empfohlene Untersuchungen)

Folgende technische Untersuchungen sollten Bestandteil jeder Eingangsuntersuchung sein:

Elektrokardiogramm

Ein verlängertes QTc-Intervall kann bei Patienten mit Essstörung im Zusammenhang mit durch Erbrechen und andere Formen von Purging-Verhalten ausgelöste Elektrolytstörungen vorkommen. Plötzliche Todesfälle aufgrund von Arrhythmien machen einen erheblichen Anteil der Mortalität bei Essstörungen aus. Beobachtet werden AV-Block, ektope Erregungsbildung und vorzeitige Kammerkomplexe, am bedrohlichsten ist eine pathologische Verlängerung des QTc-Intervalls. Eine Verlängerung des QTc-Intervalls ist ein Risikofaktor für ventrikuläre Arrhythmien und findet sich bei allen Formen von Essstörungen. Sie steht insbesondere in Zusammenhang mit Hypokaliämie. Auch psychopharmakotherapeutische Interventionen können zu QTc-Verlängerung beitragen. Das Phänomen ist aufgrund des Zusammenhangs zwischen QTc-Verlängerung und plötzlichem Herztod relevant. Eine Bradykardie mit einer Herzfrequenz von < 40/Minute ist ein Gefährdungsindikator, die Notwendigkeit einer stationären Behandlung sollte überprüft werden. Da sich intrazelluläre Störungen der Elektrolytkonzentrationen und die sich daraus ergebenden Veränderungen von Elektrolytgradienten in Laboruntersuchungen möglicherweise nur unvollständig abbilden, gehört ein Elektrokardiogramm auch bei unauffälligen Elektrolytwerten zur obligatorischen initialen Diagnostik. Bei gefährdeten Patientinnen sollten entsprechend dem Ausmaß der Gefährdung auch regelmäßige Kontrolluntersuchungen durchgeführt werden.

Blutbild
Bei etwa 34 % der anorektischen Patientinnen besteht eine milde Leukopenie (Miller et al. 2005), selten findet sich eine ausgeprägte Leukopenie. Eine Thromozytopenie besteht bei etwa 5 %. Hämatokrit und mittleres korpuskulares Volumen (MCV) liegen meist im unteren Referenzbereich.

Blutkörperchensenkungsgeschwindigkeit oder C-reaktives Protein
Ein erhöhter CRP-Wert deutet auf entzündliche Komplikationen hin. Hohes CRP ist auch mit Übergewicht und metabolischem Syndrom assoziiert.

Elektrolyte (Natrium, Kalium, Kalzium, Magnesium, Phosphat)
Ausschluss von Elektrolytungleichgewicht; unter intensivem Erbrechen, aber auch bei Wiederernährung können rasche Veränderungen der Elektrolytkonzentrationen auftreten. Insbesondere bei Dehydratation kann der Serum-Kalium-Wert im Referenzbereich liegen, das intrazelluläre Kalium aber erheblich vermindert sein. Etwa 20 % der Patientinnen mit einer Essstörung weisen eine Hypokaliämie auf, etwa 7 % eine Hyponatriämie und etwa 6 % eine niedrige Kalzium-Konzentration (Miller et al. 2005). Hypophosphatämie tritt vor allem bei parenteraler Wiederernährung auf, kann aber auch Folge von hohem Kohlenhydratkonsum nach einer längeren Fastenphase sein. Ähnliche Zusammenhänge gelten auch für Hypomagnesämie.

Blutglukose
Bei ausgeprägter Mangelernährung liegt der Blutglukose-Wert meist im unteren Referenzbereich. Im Zusammenwirken mit anderen Faktoren, wie Infektionskrankheiten oder Intoxikationen, können lebensbedrohliche Hypoglykämien auftreten.

Nierenstatus (Kreatinin, Urinstreifentest)
Aufgrund der verminderten Muskelmasse liegt die Kreatinin-Konzentration bei Anorexia nervosa typischerweise im niedrigen Referenzbereich. Chronische Hypokaliämie, insbesondere bei andauerndem Erbrechen und Laxanzienmissbrauch, kann bei einzelnen Patientinnen mit einer Essstörung zu Nierenversagen durch hypokaliämische Nephropathie führen.

Leberstatus (z. B. GGT)
Etwa 12 % der Patientinnen weisen erhöhte Konzentrationen von Leberenzymen auf (Miller et al. 2005). Eine akute schwere Schädigung der Leber kann bei Anorexia nervosa auftreten (De Caprio et al., 2006), weist aber meist auf toxische oder infektiöse Einflüsse hin.

Amylase
Die Serum-Amylase ist bei Patientinnen mit Essstörung häufig erhöht und korreliert mit der Intensität der bulimischen Symptomatik. Eine lebensbedrohliche Pankreatitis ist eine seltene Komplikation von Essstörungen.

Schilddrüsenscreening (TSH)
Die TSH-Konzentration ist bei Essstörungen im Regelfall unauffällig. Niedrige Konzentrationen von TSH können durch Missbrauch von Schilddrüsenhormonen bedingt sein. Bei restriktivem Essverhalten sind die Konzentrationen von Trijodothyronine (T3) regelhaft niedrig, eine spezifische therapeutische Konsequenz ergibt sich jedoch nicht.

Fakultative technische Untersuchungen

Folgende Untersuchungen sollten in Kooperation mit den entsprechenden Facharztkollegen und nur bei spezifischer Indikation erfolgen:

Magnetresonanztomografie oder Computertomografie Schädel
Empfehlenswert bei Auffälligkeiten in der neurologischen Untersuchung zum Ausschluss einer neurologischen Erkrankung und bei ungewöhnlichen Präsentationen einer Essstörung (siehe oben).

Häufige Befunde bei Anorexia nervosa und Bulimia nervosa sind Erweiterungen der äußeren und inneren Liquorräume. Dieser Befund ist ohne spezifische therapeutische Konsequenz. Als Untersuchungsstandard ist die Durchführung eines kranialen CT oder MRT bei neurologisch unauffälligen Patientinnen nur eingeschränkt ökonomisch.

Knochendichtemessung (Dual-Energy X-Ray Absorptiometry)
Die Knochendichte ist bei Anorexia nervosa häufig erheblich vermindert. Ausschließlich die Normalisierung von Ernährung und Gewicht stellen eine geeignete Therapie dar. Hormontherapien haben keine gut nachgewiesene Wirksamkeit (Fazeli, 2019). Für die Behandlung der Osteoporose in der Menopause zugelassene Medikamente sind bei Essstörungen nicht ausreichend erprobt und können deshalb nicht empfohlen werden. Spezifische, aus der Untersuchung ableitbare Interventionen fehlen insofern, deshalb ist die Untersuchung der Knochendichte nur eingeschränkt ökonomisch.

Körperzusammensetzung (z. B. Bioimpedanzmessung)

- Nützlich zur Bestimmung der mageren Körpermasse (Muskelmasse) und der Fettmasse
- Aufgrund der eingeschränkten Präzision nur bedingt zur Veränderungsmessung geeignet

Grundumsatz

- Nützlich zur Bestimmung des Energieverbrauchs
- Spezifische, aus der Untersuchung ableitbare Interventionen fehlen, deshalb nur eingeschränkt ökonomisch

Echokardiogramm
Bei Auffälligkeiten in Auskultation und EKG sowie bei Verdacht auf Perikarderguss

Sonografie Abdomen
Bei Auffälligkeiten im Nierenstatus, Leberstatus oder bei abdominellen Schmerzen

Gastroenterologisches Workup (z. B. Gastroskopie)
Bei Anämie, blutigem Erbrechen, obstruktiven Symptomen oder chronischen Diarrhoen

Endokrinologisches Workup
Z. B. Ausschluss von Störungen der Funktion des HPA-Systems (Addison-, Cushing-Syndrom) nur bei spezifischen Hinweisen aus der körperlichen Untersuchung oder dem Routinelabor. Reproduktionshormone wie Östradiol, Progesteron, LH oder FSH sind bei Anorexia nervosa regelmäßig und bei Bulimia nervosa häufig im Sinne eines hypothalamischen Hypogonadismus verändert. Eine Dokumentation dieser Veränderung ist ohne spezifische therapeutische Konsequenzen und insofern nur eingeschränkt ökonomisch.

Gynäkologische Untersuchung
Bei neu aufgetretener Amenorrhö oder Dysmenorrhoe

Zahnärztliche Untersuchung
Bei Zahnschäden

Drogenscreening
Bei Verdacht

Röntgen-Thorax
Bei Verdacht auf pulmonale Erkrankung

5.4.4 Differenzialdiagnostische Überlegungen bei Essstörungen

Die Diagnose einer Essstörung ist nur selten eine Ausschlussdiagnose. Anorexia nervosa ist die häufigste Ursache von ausgeprägtem Untergewicht in der Adoleszenz und im jungen Erwachsenenalter in der westlichen Gesellschaft. Eine Schwierigkeit besteht in der Abgrenzung von Anorexia nervosa mit leichtgradigem Untergewicht zu konstitutionellen Formen von Untergewicht. Bei konstitutionellem Untergewicht fehlen die psychologischen Merkmale einer Essstörung, die endokrinologischen Funktionen sind unauffällig, es besteht insbesondere keine Amenorrhö. Schwierig ist die Abgrenzung der Binge-Eating-Störung von nicht durch eine Essstörung bedingtem Übergewicht. Hierbei ist darauf zu achten, ob die im DSM geforderten psychologischen Merkmale der Essanfälle tatsächlich vorhanden sind. Weiterhin sollte untersucht werden, welche Risikofaktoren für die Entwicklung von Adipositas vorhanden sind (z. B. geringe körperliche Aktivität, Nahrungsqualität, Substanzgebrauch, medizinische Faktoren). Neurologische oder endokrinologische Erkrankungen, die die körperlichen und psychologischen Merkmale einer bulimischen Essstörung imitieren, sind selten.

Bei untergewichtigen Patienten sind differenzialdiagnostisch zu erwägen:

- Tumorerkrankungen (Gehirn, Magen, Pankreas, Lunge, Lymphome, Leukämie)
- Endokrine Erkrankungen (Diabetes, Hyperthyreose, Nebenniereninsuffizienz)
- Gastrointestinale Erkrankungen (Sprue, zystische Fibrose, Oesophagusstenose, chronische Okklusion der Arteria mesenterica superior, Morbus Crohn, Colitis ulcerosa)
- Infektiöse Erkrankungen (Tuberkulose, Parasitosen, systemische Pilzerkrankungen, HIV)
- andere psychische Störungen, welche die Nahrungsaufnahme beeinträchtigen können (Depression, Angst- und Zwangsstörungen, somatoforme Störungen, Schizophrenie)
- Drogen- und Substanzmissbrauch (Polytoxikomanie, Heroin, Amphetamine)

Bei Patienten mit Erbrechen sind differenzialdiagnostisch zu erwägen:

- Tumorerkrankungen des Gehirns (insbesondere hypothalamische Tumoren)
- Endokrine Erkrankungen (Diabetes, Schwangerschaftserbrechen)
- Gastrointestinale Erkrankungen (Magen- oder Duodenalulcera, chronische Pankreatitis, intestinale Parasitosen, Bindegewebsstörungen mit Beteiligung des Gastrointestinaltrakts wie Sklerodermie)

Bei den genannten Erkrankungen tritt allerdings nur selten ein ähnliches Verhaltensmuster mit Erbrechen auf wie bei einer typischen Essstörung.

Bei Patienten mit Übergewicht sind differenzialdiagnostisch zu erwägen:

- Bewegungsmangel, sitzender Lebensstil, große Zahl von Stunden vor einem Bildschirm
- Schlechte Nahrungsqualität, zuckerhaltige Getränke, fettreiche Ernährung
- Konsum von Alkohol, Cannabis oder anderen appetitsteigernden Substanzen
- Endokrine Erkrankungen (Cushing-Syndrom, Hypothyreose, Insulinome)
- Neurologische Störungen (Schädigung des medialen Hypothalamus, Kraniopharyngeom)
- Genetische Syndrome

6 Nützliches medizinisches Hintergrundwissen in der Behandlung von Essstörungen

6.1 Energiestoffwechsel bei Mangelernährung

Eine wichtige metabolische Besonderheit des Menschen ergibt sich aus seinem großen Gehirn. Obwohl es nur 1 bis 2 % der Körpermasse ausmacht, verbraucht das menschliche Gehirn jeden Tag etwa die Hälfte der aufgenommenen Kohlenhydrate, nämlich etwa 144 g Glukose (Cahill, 1970; Peters et al., 2004) (▶ Abb. 11). Eine weitere Besonderheit des Gehirns ist die Substratspezifität der Energieversorgung. Unter normalen Umständen verbraucht es ausschließlich Glukose, während beispielsweise die Muskelzelle mit einer Vielzahl von Substraten arbeiten kann. Unter Bedingungen der Mangelernährung kann das Gehirn seine Energieversorgung teilweise auf Ketonkörper umstellen: ß-Hydroxybutyrat und Acetoacetat. Diese Substrate stehen jedoch nicht sofort bereit, sondern benötigen eine Übergangszeit, bis sie von der Leber bereitgestellt werden können. Deshalb wird bei akuter Mangelernährung zunächst etwa 75 g Protein aus der Muskulatur abgebaut und zur Herstellung von Glukose verwendet. Eine weitere Quelle von Glukose bei akuter Mangelernährung sind die Glykogenspeicher in Leber und Muskulatur. Bei langzeitigem Fasten werden dann jeden Tag 150 g Triglyceride aus dem Fettgewebe für die Herstellung von Ketonkörpern bereitgestellt (▶ Abb. 12). Diese dienen dann den Organen (Gehirn, Herz, Niere), die sonst auf Glukose angewiesen sind als (teilweiser) Ersatzstoff. Dadurch kann der Abbau von Muskelgewebe zur Glukoneogenese auf 20 g pro Tag zurückgefahren werden. Weiterhin wird durch die endokrinologischen Veränderungen der Energieverbrauch um ca. 20 % heruntergefahren. Die Anpassung an Mangelernährung wird vor allem durch das Hypothalamus-Hypophysen-Nebennieren-System (Cortisol-Sekretion) und das autonome Nervensystem gesteuert. Die Regulation der Schilddrüse und des Gonadensystems liefert einen Beitrag zum niedrigen Energieverbrauch (Pirke et al., 1985; Schorr und Miller, 2017).

Bedeutung für die Behandlung von Essstörungen

Im Unterschied zu Lebewesen mit einem kleineren Gehirn ist Mangelernährung beim Menschen immer mit 1) Verlust von Muskeleiweiß und 2) chronischem Hypercortisolismus verbunden. Das gilt auch für Patientinnen, die sich im Stadium einer stabilen Anorexie befinden, beispielsweise langjährig einen BMI von 16 aufrechterhalten. Dies bedeutet, dass in jedem Fall die mit Anorexia nervosa verbundenen körperlichen Risiken wie plötzlicher Herztod oder Osteoporose fortlaufend

Energiestoffwechsel bei kurzzeitigem Fasten
Verbrauch ca. 1.800 kcal

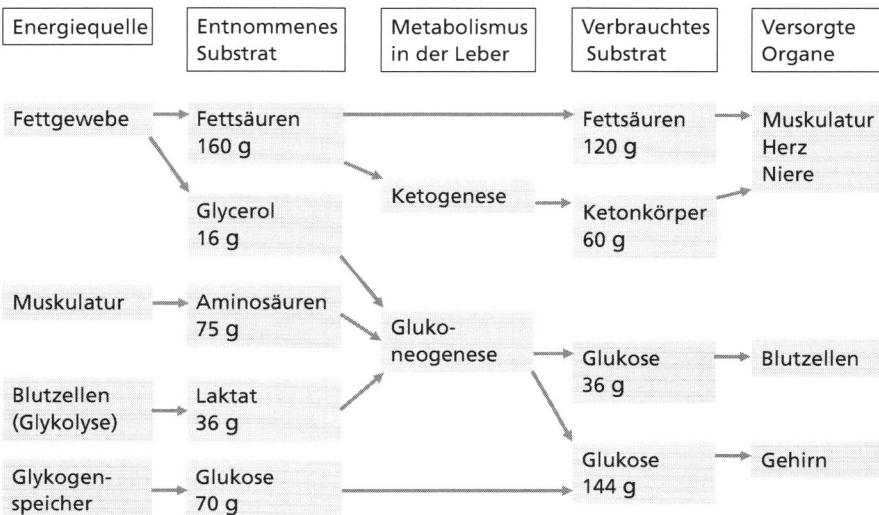

Abb. 11: Wichtige metabolische Pfade bei kurzzeitigem Fasten (ca. 24 Std). Die Schätzungen zu den Substratmengen sind Cahill (1970) entnommen.

Energiestoffwechsel bei langzeitigem Fasten (ca. 4 Wochen)
Verbrauch ca. 1.500 kcal

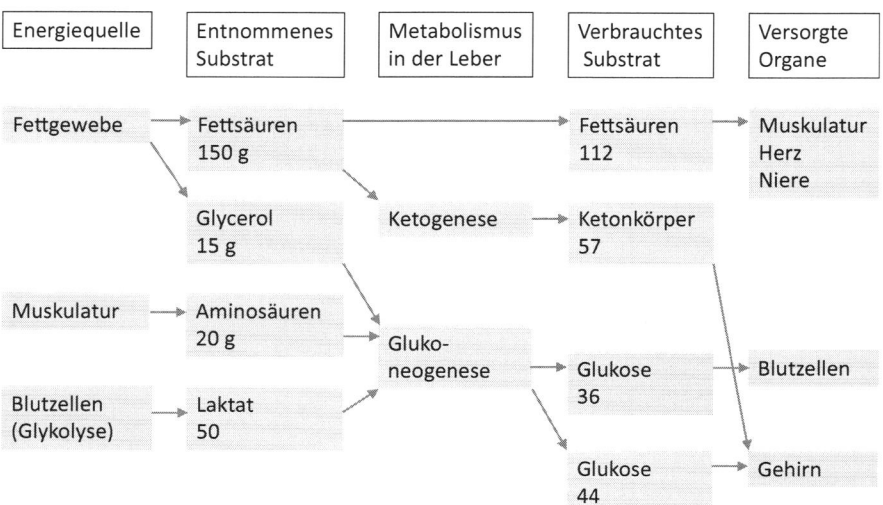

Abb. 12: Wichtige metabolische Pfade bei langfristigem Fasten (ca. 4 Wochen). Die Schätzungen zu den Substratmengen sind Cahill (1970) entnommen.

zunehmen. Der chronische Hypercortisolismus stellt ein erhebliches Risiko für depressive Störungen dar. Der einzige Ausweg ist hier die Rückkehr zu einem stabilen Gewicht im Normalbereich. Bei Patientinnen mit Bulimia nervosa, die sich intermittierend im Zustand der Mangelernährung befinden, findet ebenfalls eine Anpassung an Mangelernährung statt, die allerdings nicht so ausgeprägt ist wie bei Bulimia nervosa.

6.2 Hypercortisolismus

Die Beziehung zwischen dem Körpergewicht und der Konzentration von Cortisol folgt einer U-förmigen Kurve: Niedrige Werte zwischen einem BMI von 20 und 30, sehr hohe Werte unterhalb von 20 und etwas erhöhte Werte oberhalb eines BMI von ungefähr 35 (Schorr et al., 2015). Es handelt sich jeweils um eine Anpassung an die metabolische Situation, d. h. eine Blockade der Sekretion von Cortisol hätte gefährliche Folgen. Die Sekretion von Cortisol hat eine Schlüsselrolle für die Versorgung des Gehirns mit Glukose bei Mangelernährung. Stress spielt für diesen Zusammenhang eine nachrangige Rolle. Der adaptive Charakter schützt allerdings nicht vor Folgen des Hypercortisolismus: Verlust an Knochenmasse, Depression und emotionale Labilität (Schorr and Miller, 2017). Die für das Cushing Syndrom typischen Veränderungen der Körperform und der Haut bleiben bei Anorexia nervosa allerdings aus, da die hierfür erforderlichen Wachstumsfaktoren fehlen.

6.3 Niedriges-T3-Syndrom

Patientinnen mit Anorexia nervosa und Bulimia nervosa haben typischerweise Konzentrationen von Thyreoida-stimulierendem Hormon (TSH) im Referenzbereich. Bei der Betrachtung der beiden wichtigsten Schilddrüsenhormone Thyroxin (Tetrajodthyronin T4) und Trijodthyronin kann man häufig Werte von T3 im unteren Referenzbereich oder unterhalb davon beobachten. T3 hat bei Anorexia nervosa signifikant niedrigere Konzentrationen als Vergleichsgruppen (Onur et al., 2005). Bei Bulimia nervosa sind einzelne Personen betroffen. T3 ist metabolisch deutlich wirksamer als T4. T3 hat eine deutliche Korrelation mit dem Grundumsatz. Niedriges T3 ist einer der wichtigsten Mechanismen der Anpassung an Mangelernährung. Substitution oder bei manchen Patientinnen auch missbräuchlicher Einsatz von Schilddrüsenhormonen sollte nicht erfolgen, da sie zu einem erhöhten Verlust von Proteinen und zu einem erhöhten kardialen Risiko bei Patientinnen mit Anorexia nervosa führt. Trotz der wichtigen adaptiven Wirkung bleiben die Nebenwirkungen nicht aus: Niedriges T3 führt häufig zu Antriebslosigkeit, Müdigkeit, Kälteempfindlichkeit, Verstopfung und Konzentrationsproblemen.

6.4 Sexualhormone bei Essstörung

Patientinnen mit Anorexia nervosa haben typischerweise eine hypothalamische Amenorrhoe mit verminderter pulsatiler Sekretion von Gonadotropin Releasing Hormon (GnRH) auf hypothalamischer Ebene und Luteinisierungshormon (LH) auf der Ebene der Hypophyse. In der Folge bestehen niedrige Konzentrationen von Östradiol und Progesteron, ausbleibende Ovulation und eine sekundäre Amenorrhoe (Morrison et al., 2020). Bei präpubertärem Beginn der Anorexia nervosa kann auch eine primäre Amenorrhoe bestehen. Bei Bulimia nervosa kann man ein breites Spektrum des Schweregrads der Veränderung der Sekretion von Sexualhormonen beobachten. Es gibt Patientinnen mit normaler Funktion, mit einer Störung der Lutealphase, Anovulation oder ebenfalls hypothalamischer Amenorrhoe. Die Reduktion der Sekretion von Sexualhormonen spielt eine wesentliche adaptive Rolle in der Bewältigung von Mangelernährung. Verzicht auf Eisprung, Lutealphase und Menstruation spart etwa 200 kcal pro Tag. Weiterhin ist es unter evolutionärer Perspektive sinnvoll, in Zeiten von Mangelernährung die verfügbare Energie an lebenswichtige Funktionen zu allozieren und nicht für Reproduktion aufzuwenden. Nebenwirkungen der niedrigen Konzentration von Sexualhormonen sind: Verminderung der Knochenmasse, verminderter Antrieb, in der Adoleszenz Verlangsamung oder Beeinträchtigung der psychosexuellen Entwicklung.

6.5 Essstörung und Infertilität

Patientinnen mit Essstörung haben ein erhöhtes Risiko von Infertilität (Boutari et al., 2020; Schweiger et al., 2018). Die Infertilität entsteht bei Anorexia nervosa überwiegend durch hypothalamische Amenorrhoe, bei Bulimia nervosa durch hypothalamische Amenorrhoe, Anovulation und Lutealphaseninsuffizienz. Bei Bulimia nervosa oder Binge Eating Störung in Verbindung mit Übergewicht ist Infertilität durch das Syndrom der Polycystischen Ovarien (PCO) häufig. Hinzu kommen bei allen Gruppen sexuelle Funktionsstörungen. Das Vorhandensein einer Essstörung wird von Frauen, die eine Behandlung wegen Infertilität aufsuchen, häufig nicht erwähnt, da sie annehmen, dies wäre irrelevant oder würde dazu führen, dass sie keine Behandlung erhalten. Tatsächlich befördern psychotherapeutische Interventionen die Wirksamkeit von assistierter reproduktionsmedizinischer Behandlung (Domar et al., 2011). Bei einer bestehenden Essstörung ist eine Normalisierung des

Essverhaltens von hoher Priorität, um die Wahrscheinlichkeit einer erfolgreichen Behandlung der Infertilität zu erhöhen.

6.6 Essstörung und Schwangerschaft

Frauen, die gegenwärtig oder in der Vergangenheit an einer Anorexia nervosa leiden oder litten, haben bei einer Schwangerschaft ein erhöhtes Risiko von Totgeburt, von Frühgeburt, niedrigem Geburtsgewicht oder Geburt eines Kindes, das für sein Gestationsalter zu klein ist (Ante et al., 2020; Mantel et al., 2020). Während der Schwangerschaft ist Schwangerschaftserbrechen häufiger, nach der Geburt postpartale Depressionen. Intensive psychotherapeutische Betreuung in dieser kritischen Lebensphase hat eine sehr große Bedeutung für die Gesundheit von Mutter und Kind.

6.7 Anorexia nervosa und Wachstumsfaktoren

Mangelernährung in einer kritischen Entwicklungsphase kann das Längenwachstum beeinträchtigen. Besonders betroffen sind Frauen, die vor der Menarche oder im Jahr nach der Menarche erkranken (Modan-Moses et al., 2021). Der kritische endokrine Faktor scheint ein Mangel des Wachstumsfaktors Insulin-like growth factor 1 (IGF-1) zu sein. Gewichtszunahme kann zu einem Aufholen des Wachstums führen. Häufig bleibt aber die Endgröße trotzdem etwas hinter dem erwarteten Wert zurück.

6.8 Anorexia nervosa und Knochendichte

Etwa 90 % der Patientinnen mit Anorexia nervosa haben eine Knochendichte, die mindestens eine Standardabweichung unterhalb der von Vergleichsgruppen liegt (Fazeli, 2019). Damit ist ein erhebliches, im Vergleich zur Allgemeinbevölkerung etwa um das Zweifache erhöhtes Frakturrisiko verbunden (Frolich et al., 2020). Besonders häufig sind Frakturen der Wirbelkörper, des Oberarms und der Hüfte. Bei Patientinnen mit Bulimia nervosa und Binge Eating Störung gibt es kein signifikantes Risiko. Mit erfolgreicher Behandlung der Anorexia nervosa geht das Frakturrisiko deutlich zurück. Es gibt bisher keine etablierte pharmakologische Behandlungsstrategie für die erniedrigte Knochendichte bei Anorexia nervosa. Östrogensubstitution hat sich leider in kontrollierten Studien als nicht wirksam erwiesen.

6.9 Bulimisches Verhalten, Zähne und Speicheldrüsen

Bulimisches Verhalten kann mit einer erheblichen Beeinträchtigung der Zahngesundheit verbunden sein. Es finden sich Karies und Zahnerosionen aufgrund der Exposition der Zähne gegenüber Säure sowie eines herabgesetzten Speichelflusses (Rosten and Newton, 2017). Weiterhin sind die Ohrspeicheldrüsen und Zungengrundspeicheldrüsen häufig geschwollen. Eine wesentliche Ursache hierfür ist, dass die Ausführungsgänge der Speicheldrüsen nicht durch Klappen gegen Reflux geschützt sind und so beim Erbrechen Säure in den Drüsenkörper eindringt und dort zu einer Entzündung führen kann. Zur Verhinderung von Zahnschäden ist es wichtig, regelmäßig den Zahnarzt aufzusuchen und ihn über die Situation zu informieren, regelmäßige Anwendung von Zahnseide und Fluoriden ist empfohlen. Innerhalb einer Stunde nach dem Erbrechen sollten die Zähne auf keinen Fall geputzt werden, sondern der Mund mit Wasser oder einer fluoridhaltigen Mundspüllösung ausgespült werden.

6.10 Essstörung, hämatologische Komplikationen und Infektionskrankheiten

Eine Studie fand bei schwerkranken Patientinnen mit Anorexia nervosa mit einem BMI unter 15 bei 64 % eine Leukopenie, bei 47 % eine Anämie und bei 20 % eine Thrombozytopenie (Gibson et al., 2020). Diese Phänomene sind unter Wiederernährung reversibel. Sowohl Untergewicht als auch Übergewicht sind mit einem erhöhten Risiko von Infektionskrankheiten verbunden (Dobner and Kaser, 2018). Die Patientinnen selbst berichten im Zustand der Anorexia nervosa über eine erheblich geringere Häufigkeit von Bagatellinfektionen. Bei schwerkranken Patientinnen mit Leukopenie ist zu beachten, dass sich schwerwiegende Infektionen wie eine Pneumonie zunächst ohne Fieber und Leukozytose präsentieren können, C-reaktives Protein ist dagegen als unspezifischer Entzündungsparameter nicht beeinträchtigt.

6.11 Essstörung und das Herz

Patientinnen mit Anorexia nervosa leiden häufig unter niedrigem Blutdruck, eine erhöhte Gefährdung wird unterhalb von 90/60 mmHg angenommen. Häufig besteht eine Bradykardie (Gefährdungsgrenze unterhalb von 40/min) und ein Orthostasesyndrom. Selten findet sich ein Perikarderguss. Patientinnen mit Anorexia nervosa, insbesondere die Patientinnen, die zusätzlich eine bulimische Symptomatik zeigen, sind in erheblichem Ausmaß von plötzlichem Herztod bedroht. Bereits bei im Mittel leichtgradiger Erkrankung steigt das Risiko um etwa den Faktor 15 (Frederiksen et al., 2018). Das Risiko ergibt sich aus mikrostrukturellen Veränderungen des Herzens, aus den Veränderungen im Elektrolytstoffwechsel und aus den Veränderungen im autonomen Nervensystem (Giovinazzo et al., 2019). Plötzlicher Herztod ist die führende Todesursache bei dieser Patientengruppe. Nur 1 bis 2 % der Patientinnen mit Anorexia nervosa haben eine relevante QTc-Verlängerung (Krantz et al., 2020). Die meisten dieser Patienten haben auch eine relevante Hypokaliämie oder nehmen Medikamente ein, welche die QTc-Zeit verlängern. Die regelmäßige Erfassung der QTc-Zeit und die Messung der Kaliumkonzentration im Serum sind wichtige Maßnahmen, um die kardiale Gefährdung von Patienten mit Untergewicht oder bulimischer Symptomatik einzugrenzen. Bei der Bewertung der QTc-Zeit ist zu beachten, dass die automatische EKG-Auswertung, die in vielen Geräten vorhanden ist, die QTc-Zeit in Gegenwart einer durch Hypokaliämie bedingten U-Welle fehlerhaft als zu lang ausgeben kann.

6.12 Essstörung und Elektrolytstörungen

Die häufigste Elektrolytstörung bei Essstörungen ist die Hypokaliämie. Ein wichtiger Mechanismus, der zu Hypokaliämie führt, ist der Verlust von Protonen mit der Magensäure beim Erbrechen. Hierdurch entsteht eine metabolische Alkalose, die in der Niere durch die zusätzliche Ausscheidung von Kalium und Rückresorption von Protonen ausgeglichen wird. Ein zweiter Faktor ist restriktives Essverhalten. Insgesamt können erhebliche Defizite im Gesamtkörperkaliumbestand entstehen, der häufig durch die Bestimmungen von Kalium im Serum nur unzureichend wiedergegeben wird. Hypokaliämie ist ein wichtiger Risikofaktor für Störungen der Funktion des Herzens und der Niere bei Essstörung. Angesichts der typischerweise bestehenden metabolischen Alkalose ist eine Substitution mit Kaliumchlorid erfolgversprechender als eine Substitution mit Kaliumcitrat. Man sollte sich jedoch bewusst sein, dass alleine durch Substitution die Defizite im Gesamtkörperkaliumbestand nur sehr langsam und unvollständig zu beheben sind.

Eine Hypophosphatämie findet sich bei etwa 18 % der schwerkranken Patientinnen mit Anorexia nervosa (BMI < 15) (Richardson et al., 2021). Bei Mangelernährung kommt es zu einem Verlust dieses intrazellulär gespeicherten Mineralstoffs.

Bei Wiederernährung steigt dann plötzlich der Bedarf an Phosphat stark an, da insbesondere der Kohlenhydratstoffwechsel energiereiche Phosphate benötigt. In der Folge können die Blutkonzentrationen von Phosphat stark abfallen. Man spricht vom Refeeding-Syndrom (De Silva and Nightingale, 2020). Hierbei kann es zu einem Multiorganversagen, Delir und Tod kommen. Besonders hoch ist das Risiko, wenn Kohlenhydrate parenteral zugeführt werden. Aber auch bei oraler Gabe von leicht resorbierbaren Kohlenhydraten ist ein Refeeding-Syndrom möglich. Am sichersten ist eine Wiederernährung mit Vollkornprodukten, Milchprodukten, Gemüse und Nüssen sowie Nahrungsmitteln, die große Mengen von Phosphat und anderen Mineralstoffen enthalten. Strittig ist, wie vorsichtig bei den Hochrisikopatientinnen mit Gewicht unterhalb eines BMI von 15 und geringer oder fehlender Nahrungszufuhr in den letzten 5–10 Tagen die Kalorienzufuhr begonnen und dann gesteigert werden kann. Ein vernünftiger Weg kann ein Start mit 20 kcal pro Kg Körpergewicht pro Tag sein. Innerhalb von fünf Tagen kann dann auf eine Kalorienmenge gesteigert werden, die den Grundbedarf sichert, danach sollte die Menge so gesteigert werden, dass eine Gewichtsnormalisierung möglich wird. Bei Hochrisikogruppen sollten in den ersten Tagen tägliche Blutentnahmen erfolgen, um eine beginnende Hypophosphatämie rechtzeitig zu erkennen. Gegebenenfalls sollte auch eine orale oder parenterale Substitution von Phosphat erfolgen.

Eine Hyponatriämie findet sich bei etwa 16 % der schwerkranken Patientinnen mit Anorexia nervosa. Hyponatriämie mit schwerer Ausprägung ist ein seltenes, aber lebensbedrohliches Ereignis, das häufig in Verbindung mit einer Wasserintoxikation, das heißt der gezielten Aufnahme von mehreren Litern Wasser vorkommt. Für die Komplikationen der Hyponatriämie kann sowohl das schnelle Absinken der Natriumkonzentration wie auch eine zu schnelle Korrektur verantwortlich sein. Es kann dann zu einer pontinen Myelinolyse kommen, einer potenziell lebensbedrohlichen neurologischen Erkrankung, bei der die Umhüllung von Nervenfasern im Hirnstamm geschädigt wird und es zu Bewusstseinstrübung, Koma und Lähmungen kommen kann. Ebenfalls möglich ist eine Rhabdomyolyse, eine Schädigung der Muskelzellen mit nachfolgender Schädigung der Nieren.

6.13 Essstörung und Niere

Etwa 15–20 % der Patientinnen mit Anorexia nervosa haben eine hypokaliämische Nephropathie (Bouquegneau et al., 2012). Akutes und chronisches Nierenversagen ist eine seltene, aber sehr bedeutsame Komplikation, die bei chronischer Anorexia nervosa im Langzeitverlauf bis zu 5 % der Patientinnen betrifft. Ein Teil dieser Patientinnen benötigt eine Dialysebehandlung. Zur Prophylaxe dieser Komplikation einer Essstörung ist eine rasche Behandlung der Hypokaliämie durch verhaltensbezogene und medikamentöse Maßnahmen hilfreich.

6.14 Ödeme beim Beendigen von Purging Verhalten

Viele Patientinnen machen die Erfahrung, dass sie, wenn sie das Erbrechen einstellen oder keine wassertreibenden oder abführenden Medikamente mehr einnehmen, plötzlich erhebliche Ödeme (Wassereinlagerungen) entwickeln, die auch zu einer deutlichen Gewichtszunahme führen können. Die genauen Ursachen hierfür sind noch unzureichend erforscht. Es ist davon auszugehen, dass die Beendigung von Erbrechen zu einer metabolischen Umstellung führt, die zu einer vorrübergehenden vermehrten Sekretion von antidiuretischen Hormonen und dadurch zu einer Störung der Osmoregulation führt. Die Ödembildung kann Tage bis viele Wochen anhalten. Eine problematische Schlussfolgerung aus dieser Erfahrung wäre: »Ich kann mein Gewicht nur durch Erbrechen stabil halten!« Tatsächlich ergibt sich aus der Störung der Osmoregulation für viele Patientinnen eine schwierige Übergangszeit. Akzeptanz, Nichtstun und auf das natürliche Ende dieses Phänomens zu warten, ist meistens die Vorgehensweise der Wahl.

7 Essstörung und Komorbidität

Die Essstörung kann als isolierte Erkrankung beobachtet werden, sie kann aber auch zusammen mit anderen psychischen oder medizinischen Erkrankungen auftreten (Komorbidität). Traditionelle europäische Klassifikationssysteme haben häufig versucht, die Erkrankung und Symptomatologie einer Person in einer – möglichst ätiologisch begründeten – Hauptdiagnose zusammenzufassen, was schon angesichts des fehlenden Konsensus über die Ätiologie psychischer Störungen zu einer enormen Heterogenität in der Diagnostik führte. Das deskriptive, an operationalisierten Kriterien orientierte, amerikanische DSM-System lässt dagegen – wenn die entsprechenden Ein- und Ausschlusskriterien erfüllt sind – eine Vielzahl von gleichzeitig bestehenden Diagnosen psychischer Störungen zu. Das DSM-System der Komorbidität ist zurzeit der am besten etablierte und konsensusfähigste Weg, um die Heterogenität psychischer Störungen zu beschreiben.

Komorbide Erkrankungen sind keine seltenen Ausnahmen. So wurden in der National Comorbidity Survey (NCS) bei 52 % der Teilnehmer keine, bei 21 % eine, bei 13 % zwei und bei 14 % der Teilnehmer drei oder mehr psychische Störungen diagnostiziert (Kessler et al., 1994). Wichtig ist, dass sich bei diesen letzten 14 % mehr als die Hälfte aller Lifetime-Diagnosen der Gesamtpopulation konzentrierten und hier auch der größte Teil der schweren Störungen zu finden war. Auch in der NCS-Replikationsstudie wurde der Zusammenhang zwischen Komorbidität und Krankheitsschwere bestätigt. Während bei den Patienten mit nur einer psychischen Störung 22 % als ernsthaft krank eingestuft wurden, waren es bei drei oder mehr Diagnosen 50 % (Kessler et al., 2005). Dieser Befund steht in Einklang mit der Beobachtung, dass Patientinnen mit mehreren Störungen in vielen Behandlungszentren die große Mehrheit der stationär Behandelten ausmachen.

Das Phänomen der Komorbidität ist nicht nur von akademischem Interesse, vielmehr wirkt es sich erheblich auf die Behandlung aus. Grundsätzlich gilt die Evidenzbasierung von Therapiemethoden nur für die jeweils in den entsprechenden kontrollierten Studien definierten Populationen. Wie in der pharmakotherapeutischen Forschung werden allerdings auch in den meisten Psychotherapiestudien komorbide Patienten ausgeschlossen. Demnach lassen sich streng genommen die Schlussfolgerungen aus solchen Studien nicht auf komorbide Populationen übertragen. Wenn eine Psychotherapie X bei (monomorbiden) Patienten mit einer Essstörung in mehreren kontrollierten Studien als wirksam befunden wurde, dann lassen sich die Schlussfolgerungen zur Wirksamkeit dieser Behandlung nicht zwangsläufig auch auf Patienten ausdehnen, die an einer Essstörung plus einer Borderline- oder einer selbstunsicheren Persönlichkeitsstörung leiden.

Die Schwierigkeit, eine Evidenzbasierung der Behandlung für die komorbiden Gruppen zu finden, besteht in der großen Zahl der möglichen Permutationen in der Kombination psychischer Störungen. In der NCS-Replikation wurden beispielsweise 19 Diagnosen erhoben, was bereits eine erhebliche Reduktion der über 300 möglichen Diagnosen im DSM darstellt. Bereits aus diesen 19 Diagnosen ergeben sich 524.288 mögliche Permutationen, von denen in der Studie tatsächlich 433 beobachtet wurden. Es besteht noch kein Konsens über einen Ausweg aus dieser wissenschaftlich und klinisch unbefriedigenden Situation. Grundsätzlich kann ein völlig neues Diagnosesystem diskutiert werden, das auf empirisch gebildeten Symptomklassen aufbaut. Bis dahin erscheint es sinnvoll, ausgewählte, klinisch häufige oder bedeutsame komorbide Konstellationen gezielt zu betrachten.

7.1 Epidemiologie von Komorbidität bei Essstörung

7.1.1 Essstörung und depressive Störung

Je nach Auswahl der Stichprobe und dem eingeschlossenen Zeitfenster haben zwischen 31 und 97 % der Patienten mit einer Essstörung auch die Diagnose einer Major Depression oder einer Dysthymie. Bereits subklinische Ausprägungen einer Essstörung sind mit einem erhöhten Risiko für eine komorbide depressive Störung behaftet. Die Punktprävalenz depressiver Störungen ist höher, wenn eine akute Essstörungssymptomatik besteht, in Langzeitstudien zeigen Patientinnen, die nicht mehr die Kriterien einer Essstörung erfüllen, auch eine geringere Häufigkeit von depressiven Störungen. Die Prävalenz komorbider depressiver Störungen ist tendenziell höher bei bulimischen Essstörungen und bei Patienten, die eine Essstörung und eine Persönlichkeitsstörung aufweisen. In der zeitlichen Entwicklung geht die Essstörung der depressiven Störung meist voraus.

7.1.2 Essstörung und Angststörung

Etwa 35 bis 70 % aller Patientinnen mit einer Essstörung haben auch eine Angststörung. Weiterhin besteht als verwandter Persönlichkeitszug häufig ein ausgeprägter Perfektionismus. Auf diagnostischer Ebene besteht am häufigsten die Lebenszeitdiagnose einer Zwangsstörung (etwa 40 %) oder einer sozialen Phobie (etwa 20 %), während die posttraumatische Belastungsstörung (etwa 15 %) und die Panikstörung (etwa 10 %) seltener vorkommen. Die posttraumatische Belastungsstörung tritt bei Patientinnen mit bulimischer Symptomatik etwas häufiger auf. Einige Studien finden die Zwangsstörung häufiger bei Patientinnen mit restriktiver Anorexia nervosa. Die Zwangsstörung und die soziale Phobie gehen in der zeitlichen Abfolge der Essstörung häufig voraus, während die posttraumatische Belastungsstörung und die Panikstörung bei einer Mehrheit erst im weiteren Verlauf der Erkrankung so ausgeprägt sind, dass die Diagnosen gestellt werden können. Die Symptombelastung durch Angst und Perfektionismus ist während der aktiven Essstörung am höchsten, liegt aber auch nach der Remission der Essstörung in einem erhöhten Bereich. Patientinnen mit der Kombination aus Ess- und Angststörung haben ein erhöhtes Risiko für Selbstverletzungen.

7.1.3 Essstörung und Substanzgebrauch

Die Prävalenz von komorbidem Substanzgebrauch ist in Abhängigkeit von der untersuchten Population sehr unterschiedlich. Etwa 3 bis 52 % aller Patientinnen mit einer Essstörung leiden an Substanzmissbrauch oder -abhängigkeit. Am seltensten betroffen sind Patientinnen mit einer restriktiven Anorexia nervosa, am häufigsten Patientinnen mit einer Bulimia nervosa ohne Anorexia nervosa in der Vorgeschichte. Patientinnen mit der Kombination Essstörung und Substanzmissbrauch zeigen auch mit größerer Häufigkeit weitere psychische Störungen der Achse I sowie Persönlichkeitsstörungen. Die primäre Erkrankung ist häufiger die Essstörung als der Substanzmissbrauch.

7.1.4 Essstörung und sexuelle Störung

Zur Komorbidität mit einer sexuellen Störung liegen keine Studien vor, die auf diagnostischen Interviews basieren. Eine Mehrheit von untergewichtigen Patientinnen mit Anorexia nervosa beschreibt sexuelle Funktionsstörungen. Während einer anorektischen Phase verschlechtert sich das psychosexuelle Funktionsniveau meist erheblich. Patientinnen mit Bulimia nervosa ziehen sich von sexuellen Aktivitäten zurück, wenn sie sich als zu dick und unattraktiv bewerten, ansonsten unterscheiden sie in ihrem psychosexuellen Funktionsniveau nicht von Vergleichsgruppen.

7.1.5 Essstörung und Persönlichkeitsstörung

Etwa 20 bis 80 % der Patientinnen mit einer Essstörung erfüllen auch die Kriterien einer oder mehrerer Persönlichkeitsstörungen (Sansone & Levit, 2006). Die häufigsten Persönlichkeitsstörungen sind die vermeidend-selbstunsichere, die zwanghafte und die Borderline-Persönlichkeitsstörung. Patientinnen mit einer Persönlichkeitsstörung haben ein erheblich erhöhtes Risiko, gestörtes Essverhalten zu entwickeln (Johnson et al., 2006). Das Vorliegen einer Persönlichkeitsstörung ist mit einer geringeren Wahrscheinlichkeit einer Remission der Essstörung verbunden. Die Intensität der Persönlichkeitsstörungssymptomatik nimmt aber ab, wenn eine Remission der Essstörung eintritt (Ro et al., 2005). Zur Häufigkeit einer Komorbidität mit Essstörung bei Persönlichkeitsstörungen liegen vor allem Zahlen zur Borderline-Persönlichkeitsstörung vor. Hier leiden 50 bis 70 % zusätzlich an einer Essstörung (Kroger et al., 2006; Zanarini et al., 2010). Auch Patienten mit einer vermeidenden oder einer zwanghaften Persönlichkeitsstörung leiden überzufällig häufig an einer komorbiden Essstörung.

7.1.6 Clusteranalysen zu komorbiden Störungen bei Essstörung

Interessanterweise führen Clusteranalysen bei Gruppen von essgestörten Patienten zu einer Einteilung in drei Gruppen, von denen die größte Gruppe durch das Fehlen wesentlicher Komorbidität gekennzeichnet ist. Die zweite Gruppe lässt sich am ehesten durch die Komorbidität mit einer Cluster-C-Persönlichkeitsstörung charakterisieren. Bei ihr besteht eine Funktionseinschränkung mittlerer Ausprägung. Die am stärksten belastete Gruppe lässt sich durch die Komorbidität mit einer Borderline-Persönlichkeitsstörung beschreiben (Thompson-Brenner & Westen, 2005; Wonderlich et al., 2005).

7.1.7 Modelle zu Pathomechanismen der Interaktion zwischen Essstörung und anderen psychischen Störungen

Komorbide Störungen als spezifischer Risikofaktor für eine Essstörung

Substanzbezogene Störungen, depressive Störungen, Angst- oder Persönlichkeitsstörungen können das Risiko für die Entwicklung einer Essstörung erhöhen, wobei hinsichtlich der zugrunde liegenden Mechanismen verschiedene Modelle existieren. Die genannten Erkrankungen, vor allem substanzbezogene Störungen und die Borderline-Persönlichkeitsstörung, können zu einer Labilisierung der Verhaltenskontrolle im Allgemeinen führen und damit insbesondere bulimische Symptomatik begünstigen. Die mit einer depressiven Störung assoziierte Appetitlosigkeit kann sich in einem bestimmten Kontext durch operante Lernprozesse verselbstständigen. Insbesondere ist zu berücksichtigen, dass gestörtes Essverhalten kurzfristig psychische Symptome günstig beeinflussen kann. Bulimisches Essverhalten kann eine ausgeprägte Reduktion von Angst und Anspannung herbeiführen. Restriktives Essverhalten kann durch die Aufmerksamkeitsfokussierung auf nahrungsbezogene Themen intrusive Gedankeninhalte antagonisieren und so zu einer erheblichen Reduktion von subjektivem Leiden führen, weiterhin kann kurzfristig ein breites Spektrum von Emotionen abgeschwächt werden. Erfolgreiche Kontrolle über das Essverhalten kann darüber hinaus zu einer wesentlichen Stütze des durch andere Erkrankungen beeinträchtigten Selbstvertrauens werden (Fairburn et al., 1999). Alle diese kurzfristig günstigen, die Anspannung und subjektives Leiden reduzierenden Effekte können zu einer negativen Verstärkung von Essstörung führen.

Komorbide Störungen als Komplikation einer Essstörung

Aufgrund der mit einer Essstörung verbundenen Heimlichkeit sowie des hohen Zeit- und Geldaufwandes kann die Essstörung langfristig zu einer Zunahme von unangenehmen interpersonellen Erfahrungen, Misserfolgserlebnissen, finanziellen Notlagen und zu einem Rückgang sozialer Unterstützung führen. Weiterhin führt eine chronische Essstörung häufig dazu, dass die Patientinnen von der Teilnahme am Leben der Gleichaltrigen ausgeschlossen sind und dadurch automatisch Defizite in Bezug auf ihre soziale Kompetenz erwerben.

Dies wiederum sind wichtige Bedingungen für die Entwicklung komorbider psychischer Störungen, insbesondere von depressiven Störungen, Angst- und Persönlichkeitsstörungen.

Weiterhin ist es wahrscheinlich, dass neurochemische Mechanismen für komorbide Störungen eine wichtige Rolle spielen. Kontinuierliche oder intermittierende Mangelernährung, die für alle Formen einer Essstörung charakteristisch ist, greift in Neurotransmitter- und Neuropeptidsysteme ein. Besonders gut beschrieben sind Veränderungen im serotonergen und noradrenergen System sowie im Limbisch-Hypothalamischen-Hypophysen-Nebennieren-(LHPA-)System, dem Stresshormon- und Allokationssystem. Systeme, die Nahrungszufuhr und Allokation von metabolischer Energie zum Gehirn und den verschiedenen Organfunktionen regeln, und Systeme, die für die Regulation von Stimmung und Befinden verantwortlich sind, überlappen sich vielfach. Dies ist einerseits adaptiv und evolutionspsychologisch sinnvoll, denn nur wenn metabolische Dysregulation mit aversiven Stimmungsveränderungen verbunden sind, besteht eine ausreichende Motivation zu Verhalten, dass geeignet ist, ein metabolisches Gleichgewicht wiederherzustellen. Andererseits kann hierin eine wesentliche Quelle von affektiven Komplikationen einer Essstörung gesehen werden.

Gemeinsame Risikofaktoren für Essstörung und komorbide Störungen

Verschiedene genetische und epigenetische Faktoren, Umwelteinflüsse oder psychologische Variablen sind hypothetische Risikofaktoren sowohl für die Entwicklung von Essstörungen wie von komorbiden Störungen. Beispielsweise können Veränderungen im serotonergen System sowohl Dysregulation von Essverhalten und Stimmung als auch zwanghaftes oder selbstunsicheres Verhalten begünstigen. Ebenso können psychologische Variablen wie Neurotizismus, Perfektionismus, Störungen der Interozeption oder geringes Selbstvertrauen das Risiko für ein ganzes Spektrum psychischer Störungen erhöhen. Bei diesem Spektrummodell wird davon ausgegangen, dass verschiedene psychische Störungen Ausdruck quantitativer Variationen bei identischer Ätiologie und Pathophysiologie darstellen. Die genaue Ausgestaltung der Psychopathologie wird in diesem Modell durch unterschiedliche Intensität der zugrundeliegenden pathophysiologischen Prozesse, Wechselwirkungen zwischen den verschiedenen Subprozessen und durch kulturelle Faktoren (Pathoplastie) bedingt.

7.2 Besonderheiten der Therapie bei Essstörung und Komorbidität

Es gibt bisher nur wenige Studien, die den Einfluss von Komorbidität auf den Therapieprozess bei Essstörung systematisch berücksichtigen. Insgesamt scheinen komorbide Störungen das Ausmaß der Symptomreduktion bei einer indikationsspezifischen Essstörungsbehandlung nicht systematisch zu beeinflussen. Patientinnen, bei denen eine komorbide Erkrankung besteht, zeigen aber ein erhöhtes Ausmaß allgemeiner Symptombelastung und psychosozialer Beeinträchtigung, das durch indikationsspezifische Behandlungen zwar reduziert wird, aber im Vergleich zu nicht-komorbiden Populationen auf erhöhtem Niveau verbleibt. Insgesamt ergibt sich hieraus nach Therapie ein erheblich schlechteres psychosoziales Funktionsniveau in den komorbiden Populationen. Modifikationen von Behandlungsmethoden für Patientinnen mit Essstörung und Komorbidität sind zwar beschrieben, bezüglich der einzelnen Elemente aber nicht evaluiert. Bei der Therapieplanung sind verschiedene Vorgehensweisen denkbar, um mit dem Problem von Komorbidität umzugehen. Eine nahe liegende Möglichkeit ist die Addition von Therapiemethoden. Patientinnen mit einer Essstörung und einer vermeidenden Persönlichkeitsstörung erhalten beispielsweise eine essstörungsspezifische Behandlung, die um ein Selbstsicherheitstraining und kognitive Interventionen ergänzt wird. Eine Alternative ist die Konzentration auf einen strategisch wichtigen gemeinsamen Risikofaktor, in diesem Fall steht – wie in diesem Manual beschrieben – die Überwindung der Störung der Emotionsregulation im Zentrum der therapeutischen Anstrengungen. Wichtige ungelöste Fragen sind hierbei: Bauen Veränderungen in verschiedenen Problembereichen aufeinander auf oder müssen sogar notwendigerweise in einer bestimmten Abfolge erfolgen? Generalisieren erfolgreiche Problemlösungen in bestimmten Bereichen automatisch in andere Bereiche oder muss die Generalisierung therapeutisch unterstützt werden? Zur Hierarchisierung von Therapiezielen gibt es pragmatische Überlegungen, die besagen, dass Verhaltensweisen, welche die Therapie gefährden, Lernprozesse behindern oder die Umsetzung anderer Therapieelemente gefährden, zuerst adressiert werden sollten. Beispielsweise würde einer komorbiden Abhängigkeit von Benzodiazepinen eine hohe Priorität zugesprochen werden, da diese Substanzgruppe geeignet ist, Lernprozesse erheblich zu verlangsamen.

Literatur

Anderson, L. M., Berg, H., Brown, T. A., Menzel, J., and Reilly, E. E. (2021). The Role of Disgust in Eating Disorders. Curr Psychiatry Rep 23, 4.
Ante, Z., Luu, T. M., Healy-Profitos, J., He, S., Taddeo, D., Lo, E., and Auger, N. (2020). Pregnancy outcomes in women with anorexia nervosa. The International journal of eating disorders 53, 403–412.
Barlow, D. H., Farchione, T. J., Fairholme, C. P., Ellard, K. K., Boisseau, C. L., Allen, L. B., and Ehrenreich-May, J. (2017). Unified protocol for transdiagnostic treatment of emotional disorders, (Oxford: Oxford University Press).
Barrett, L. F. (2017). How Emotions are made, (Boston: Houghton Mifflin Harcourt).
Blythin, S. P. M., Nicholson, H. L., Macintyre, V. G., Dickson, J. M., Fox, J. R. E., and Taylor, P. J. (2020). Experiences of shame and guilt in anorexia and bulimia nervosa: A systematic review. Psychol Psychother 93, 134–159.
Bohus, M., and Wolf, M. (2018). Interaktives Skills Training für Borderline Patienten, (Stuttgart: Schattauer).
Bouquegneau, A., Dubois, B. E., Krzesinski, J. M., and Delanaye, P. (2012). Anorexia nervosa and the kidney. Am J Kidney Dis 60, 299–307.
Boutari, C., Pappas, P. D., Mintziori, G., Nigdelis, M. P., Athanasiadis, L., Goulis, D. G., and Mantzoros, C. S. (2020). The effect of underweight on female and male reproduction. Metabolism 107, 154229.
Cahill, G. F. (1970). »Starvation in man.« New England Journal of Medicine 282: 668–675.
Chozen-Bays, J. (2009). Achtsam essen, (Freiburg: Arbor Verlag).
Christensen, K. A., and Haynos, A. F. (2020). A theoretical review of interpersonal emotion regulation in eating disorders: enhancing knowledge by bridging interpersonal and affective dysfunction. J Eat Disord 8, 21.
Davidson, T. L., Jones, S., Roy, M., and Stevenson, R. J. (2019). The Cognitive Control of Eating and Body Weight: It's More Than What You »Think«. Frontiers in psychology 10, 62.
De Silva, A., and Nightingale, J. M. D. (2020). Refeeding syndrome : physiological background and practical management. Frontline Gastroenterol 11, 404–409.
Dobner, J., and Kaser, S. (2018). Body mass index and the risk of infection - from underweight to obesity. Clin Microbiol Infect 24, 24–28.
Domar, A. D., Rooney, K. L., Wiegand, B., Orav, E. J., Alper, M. M., Berger, B. M., and Nikolovski, J. (2011). Impact of a group mind/body intervention on pregnancy rates in IVF patients. Fertility and sterility 95, 2269–2273.
Fairburn, C. (2011). Kognitive Verhaltenstherapie und Essstörungen, (Stuttgart: Schattauer).
Fazeli, P. K. (2019). Low bone mineral density in anorexia nervosa: Treatments and challenges. Clin Rev Bone Miner Metab 17, 65–76.
Fichter, M. M. (1989). Bulimia nervosa. Grundlagen und Behandlung, (Stuttgart: Enke Verlag).
Frederiksen, T. C., Krogh Christiansen, M., Charmoth Ostergaard, P., Hove Thomsen, P., Graff, C., Clausen, L., and Kjaerulf Jensen, H. (2018). QTc Interval and Risk of Cardiac Events in Adults With Anorexia Nervosa: A Long-Term Follow-Up Study. Circ Arrhythm Electrophysiol 11, e005995.
Frolich, J., Winkler, L. A., Abrahamsen, B., Bilenberg, N., Hermann, A. P., and Stoving, R. K. (2020). Fractures in women with eating disorders-Incidence, predictive factors, and the impact of disease remission: Cohort study with background population controls. The International journal of eating disorders 53, 1080–1087.

Gibson, D., Watters, A., Cost, J., Mascolo, M., and Mehler, P. S. (2020). Extreme anorexia nervosa: medical findings, outcomes, and inferences from a retrospective cohort. J Eat Disord 8, 25.
Giovinazzo, S., Sukkar, S. G., Rosa, G. M., Zappi, A., Bezante, G. P., Balbi, M., and Brunelli, C. (2019). Anorexia nervosa and heart disease: a systematic review. Eat Weight Disord 24, 199–207.
Gross, J. J. (2014). Emotion regulation: conceptual and empirical foundations. In Handbook of emotion regulation, J.J. Gross, ed. (New York: Guilford).
Gull, W. W. (1997). Anorexia nervosa (apepsia hysterica, anorexia hysteria) (Nachdruck der Publikation von 1873). Obesity Research 5, 498–502.
Hames, J. L., Hagan, C. R., and Joiner, T. E. (2013). Interpersonal processes in depression. Annual review of clinical psychology 9, 355–377.
Hayes, S. C., Strohsahl, K. D., and Wilson, K. G. (2016). Acceptance and Commitment Therapy, (New York: Guilford).
Hayes, S. C., Villatte, M., Levin, M., and Hildebrandt, M. (2011). Open, aware, and active: contextual approaches as an emerging trend in the behavioral and cognitive therapies. Annual review of clinical psychology 7, 141–168.
Herpertz, S., Fichter, M., Herpertz-Dahlmann, B., Hilbert, A., Tuschen-Caffier, B., Vocks, S., and Zeeck, A. (2019). S3 Leitlinie Diagnostik und Behandlung der Essstörungen, (Berlin: Springer).
Hirko, K. A., Kantor, E. D., Cohen, S. S., Blot, W. J., Stampfer, M. J., and Signorello, L. B. (2015). Body mass index in young adulthood, obesity trajectory, and premature mortality. American journal of epidemiology 182, 441–450.
Hofmann, S. G., and Hayes, S. C. (2018). Process-Based CBT: The Science and Core Clinical Competencies of Cognitive Behavioral Therapy, (Oakland: New Harbinger).
Kabat-Zinn, J. (2020). full catastrophe living, (London: Piatkus).
Kanfer, F. H., Reinecker, H., and Schmelzer, D. (2011). Selbstmanagementtherapie, (Berlin: Springer).
Kanfer, F. H., and Saslow, G. (1965). Behavioral Analysis: An Alternative to Diagnostic Classification. Archives of general psychiatry 12, 529–538.
Khema, A. (1988). Meditation ohne Geheimnis, (Zürich: Theseus).
Krantz, M. J., Blalock, D. V., Tanganyika, K., Farasat, M., McBride, J., and Mehler, P. S. (2020). Is QTc-Interval Prolongation an Inherent Feature of Eating Disorders? A Cohort Study. Am J Med 133, 1088–1094 e1081.
Lasegue, C. H. (1997). On hysterical anorexia (Nachdruck der Publikation von 1873). Obesity Research 5, 492–497.
Linehan, M. M. (2014). DBT Skills Training Manual, (New York: Guilford).
Mantel, A., Hirschberg, A. L., and Stephansson, O. (2020). Association of Maternal Eating Disorders With Pregnancy and Neonatal Outcomes. JAMA psychiatry. Chicago, Ill 77, 285–293.
Masters, R. K., Powers, D. A., and Link, B. G. (2013). Obesity and US mortality risk over the adult life course. American journal of epidemiology 177, 431–442.
McCullough, J. P. (2006). Psychotherapie der chronischen Depression. Cognitive Behavioral Analysis System of Psychotherapy - CBASP. München, Urban & Fischer
McCullough Jr, J. P., Schweiger, U., Sipos, V., Demmert, A., and Klein, P. (2012). Therapeutische Beziehung und die Behandlung chronischer Depression, (Heidelberg: Springer).
McKay, M., Wood, J. C., and Brantley, J. (2019). The dialectical behavior therapy skills workbook, (Oakland: New Harbinger).
Mitchison, D., Morin, A., Mond, J., Slewa-Younan, S., and Hay, P. (2015). The bidirectional relationship between quality of life and eating disorder symptoms: a 9-year community-based study of Australian women. PloS one 10, e0120591.
Modan-Moses, D., Yaroslavsky, A., Pinhas-Hamiel, O., Levy-Shraga, Y., Kochavi, B., Iron-Segev, S., Enoch-Levy, A., Toledano, A., and Stein, D. (2021). Prospective Longitudinal Assessment of Linear Growth and Adult Height in Female Adolescents With Anorexia Nervosa. The Journal of clinical endocrinology and metabolism 106, e1–e10.

Morrison, A. E., Fleming, S., and Levy, M. J. (2020). A review of the pathophysiology of functional hypothalamic amenorrhoea in women subject to psychological stress, disordered eating, excessive exercise or a combination of these factors. Clin Endocrinol (Oxf).

Munsters, M. J., and Saris, W. H. (2012). Effects of meal frequency on metabolic profiles and substrate partitioning in lean healthy males. PloS one 7, e38632.

Ohkawara, K., Cornier, M. A., Kohrt, W. M., and Melanson, E. L. (2013). Effects of increased meal frequency on fat oxidation and perceived hunger. Obesity (Silver Spring) 21, 336–343.

Oldershaw, A., Lavender, T., and Schmidt, U. (2018). Are socio-emotional and neurocognitive functioning predictors of therapeutic outcomes for adults with anorexia nervosa? Eur Eat Disord Rev 26, 346–359.

Peters, A., and McEwen, B. S. (2015). Stress habituation, body shape and cardiovascular mortality. Neuroscience and biobehavioral reviews 56, 139–150.

Peters, A., Pellerin, L., Dallman, M. F., Oltmanns, K. M., Schweiger, U., Born, J., and Fehm, H. L. (2007). Causes of obesity: looking beyond the hypothalamus. ProgNeurobiol 81, 61–88.

Peters, A., Schweiger, U., Pellerin, L., Hubold, C., Oltmanns, K. M., Conrad, M., Schultes, B., Born, J., and Fehm, H. L. (2004). The selfish brain: competition for energy resources. Neuroscience and biobehavioral reviews 28, 143–180.

Pirke, K. M., J. Pahl, U. Schweiger und M. Warnhoff (1985). »Metabolic and endocrine indices of starvation in bulimia: a comparison with anorexia nervosa.« Psychiatry Research 15: 33–39.

Pirke, K. M., Ploog, D., Wurtman, R. J., und Wurtman, J. J. (1986). Psychobiology of anorexia nervosa. In Nutrition and the Brain, (New York: Raven), pp. 167–198.

Polk, K. L., Schoendorff, B., Webster, M., Olaz, M., and Ackermann, K. (2019). Praxishandbuch ACT Matrix, (Berlin: Springer).

Prefit, A. B., Candea, D. M., and Szentagotai-Tatar, A. (2019). Emotion regulation across eating pathology: A meta-analysis. Appetite 143, 104438.

Richardson, C., Huniewicz, P., and Paslakis, G. (2021). Retrospective analysis of hypophosphatemia rates and other clinical parameters in patients with eating disorders. Eur Eat Disord Rev 29, 193–203.

Roca, P., Vazquez, C., Diez, G., Brito-Pons, G., and McNally, R. J. (2021). Not all types of meditation are the same: Mediators of change in mindfulness and compassion meditation interventions. J Affect Disord 283, 354–362.

Rosten, A., and Newton, T. (2017). The impact of bulimia nervosa on oral health: A review of the literature. Br Dent J 223, 533–539.

Russell, G. (1979). Bulimia nervosa: an ominous variant of anorexia nervosa. Psychological medicine 9, 429-448.

Schmidt, U., Startup, H., and Treasure, J. (2019). A cognitive interpersonal therapy workbook for treating anorexia nervosa, (New York: Routledge).

Schorr, M., Lawson, E. A., Dichtel, L. E., Klibanski, A., and Miller, K. K. (2015). Cortisol Measures Across the Weight Spectrum. The Journal of clinical endocrinology and metabolism 100, 3313–3321.

Schorr, M., and Miller, K. K. (2017). The endocrine manifestations of anorexia nervosa: mechanisms and management. Nat Rev Endocrinol 13, 174–186.

Schweiger, U., Schweiger, J. U., and Schweiger, J. I. (2018). Mental disorders and female infertility. Archives of Psychology 2.

Segal, Z. V., Williams, M. G., and Teasdale, J. D. (2018). Mindfulness-based cognitive therapy for depression, (New York: Guilford).

Shank, L. M., Tanofsky-Kraff, M., Kelly, N. R., Jaramillo, M., Rubin, S. G., Altman, D. R., Byrne, M. E., LeMay-Russell, S., Schvey, N. A., Broadney, M. M., et al. (2019). The association between alexithymia and eating behavior in children and adolescents. Appetite 142, 104381.

Sloterdijk, P. (2010). Du musst dein Leben ändern: Über Anthropotechnik, (Berlin: Suhrkamp).

Smidt, K. E., and Suvak, M. K. (2015). A brief, but nuanced, review of emotional granularity and emotion differentiation research. Current opinion in psychology 3, 48–51.

Spitzer, R. L. (1991). Nonpurging bulimia nervosa and binge eating disorder. American Journal of Psychiatry 148, 1097.

Swithers, S. E. (2013). Artificial sweeteners produce the counterintuitive effect of inducing metabolic derangements. Trends Endocrinol Metab 24, 431–441.

Varady, K. A. (2016). Meal frequency and timing: impact on metabolic disease risk. Current opinion in endocrinology, diabetes, and obesity 23, 379–383.

Vocks, S., Schweiger, U., Hilbert, A., Hagenah, U., and Tuschen-Caffier, B. (2019). Diagnostik von Essstörungen. In S3-Leitlinie Diagnostik und Behandlung der Essstörungen, S. Herpertz, M. Fichter, B. Herpertz-Dahlmann, A. Hilbert, B. Tuschen-Caffier, S. Vocks, and A. Zeeck, eds. (Berlin: Springer), pp. 19–52.

Wells, A., Schweiger, U., Schweiger, J., Korn, O., Hauptmeier, M., and Sipos, V. (2011). Metakognitive Therapie bei Angst und Depression, (Weinheim: Beltz).

Wonderlich, S. A., Petersen, C. B., Smith, T. L., Klein, M. H., Mitchell, J. E., and Crow, S. J. (2015). Integrative Cognitive-Affective Therapy for Bulimia Nervosa: A Treatment Manual (New York: Guilford).

Zheng, H., Tumin, D., and Qian, Z. (2013). Obesity and mortality risk: new findings from body mass index trajectories. American journal of epidemiology 178, 1591–1599.

Stichwortverzeichnis

A

Achtsames Essen 73
Achtsamkeit 59, 237
Achtsamkeit auf Emotionen 105
Achtsamkeit im Alltag 66
Achtsamkeitsübungen 63
ACT-Matrix 54
Aggressives Verhalten 162
Aktivitäten 172
Allokationssystem 98–99
Ambulante Einzeltherapie 189
Angst 113
Angststörung 279
Annäherungsverhalten 31
Anspannung 168, 248
Appetit 89
Ärger 109
Atem-Meditation 67
Aufmerksamkeitstraining 70

B

Bestrafung 41
Bewegung 91
Body-Checking 93
Body-Scan 69

C

Chaining 41
Commitment 42, 228
Cortisol 271

D

Defusionsübungen 72
Depressive Störung 279
Diagnostik 253
Dialektische Betrachtungsweise 29
Dialektische Dilemmata 37
Differenzialdiagnose 267

E

Eifersucht 118
Einsamkeit 122
Einzeltherapie 185
Ekel 121
Elektrokardiogramm 275
Emotionale Feinkörnigkeit 100, 134
Emotionale Labilität 132
Emotionen 96, 240
Emotionsgetriebenes Verhalten 107
Emotionsregulation 213
Emotionsvermeidung 106
Energiestoffwechsel bei Mangelernährung 269
Entgegengesetztes Handeln 107, 245
Ernährungsgrundwissen 88
Ernährungsprotokoll 43, 226
Essanfälle 24
Essstörung
– operationalisierte Diagnostik 258
Exposition 234

F

Freude 128
Fünf-Sinne-Übungen 64
Furcht 111
Furchtlosigkeit 25
Fusion 73

G

Gedanken an Nahrungsmittel 22
Gegensteuerndes Verhalten 24
Geh-Meditation 68
Gesundes Essverhalten 84
Gewichtskurve 87
Gewohnheit 31–32
Grundhaltung des Therapeuten 216
Gruppentherapie 185

H

Herz 275
Hierarchie der Therapie 224
Hoffnung 131
Hoffnungslosigkeit 125

I

Infektionskrankheiten 274
Infertilität 272
Interpersonelle Emotionsregulation 142
Interpersonelle Fertigkeiten 144, 245

K

Kalium 275
Kettenanalyse 46, 227
Kognition 99
Kognitive Techniken 235
Kommunikation 144
Komorbidität 26, 235, 278–279, 283
Konflikt 145
Konfliktbewältigung 163
Körperliche Gefährdung 25
Körperliche Untersuchung 261
Körperliches Training 91
Kränkung 124

L

Längenwachstum 273
Lebensqualität 26
Lerntheorie 40, 220
Leukopenie 274
Liebe 126
Löschen 41

M

Meditation 67–68, 71
Medizinische Diagnostik 260
Misstrauen 119
Mitgefühl 108
Mitgefühl-Meditation 71

N

Natrium 276
Negative Verstärkung 40, 42
Niere 276
Non-Suizid-Entschluss 228
Notfallplan 183

O

Ödem 277
Operantes Lernen 234

P

Perfektionismus 93
Persönlichkeitsstörung 280
Phosphat 275
Planung 36, 39
Plötzlicher Herztod 275
Positive Verstärkung 40
Problemlösen 233
Prozessmodell der Emotionsregulation 100
Psychoedukation 222
Psychopathologie 251

R

Radikale Akzeptanz 83
Rahmenbedingungen der Therapie 217
Restriktives Essverhalten 23

S

Sattheit 89
Sättigung 89
Schädigende Beziehungen 163
Scham 114
Schilddrüsenhormone 271
Schlaf 91
Schuld 117
Schwangerschaft 273
Screening 252
Selbstbehauptung 145
Selbstbewertung 94
Selbstunsicheres Verhalten 162
Selbstverpflichtung 42–43
Setpoint 98
Sexualhormone 272
Sexuelle Störung 280
Shaping 41
Sicherer Ort 182
Speicheldrüsen 274
Spiegel 93
Sport 91, 169
Stationäres Intensivprogramm 185
Stimuluskontrolle 234
Stolz 129
Stresstoleranz 167, 248
Substanzgebrauch 280
Symptom 21

T

Technische Untersuchung   264
Theory of Constructed Emotions   101
Therapeutische Beziehung   219, 221
Therapieziel   217
Trauer   116

U

Übergewicht   22, 87
Umgang mit Emotionen   96
Unterbringungsgesetz   217
Untergewicht   22, 87

V

Validierung   80, 230

Veränderung   30
Verhaltensanalyse   48, 227
Verhaltensexperiment   234
Vermeidungsverhalten   31

W

Waage   92
Werte   33, 232
Werteorientierte Aktivität   172
Wut   110

Z

Zahngesundheit   274
Ziel   33, 232
Zwischenmenschliche Probleme   144